此以自勉，亦以勉人：

博学之，审问之，慎思之，明辨之，笃行之。有弗学，学之弗能，弗措也；有弗问，问之弗知，弗措也；有弗思，思之弗得，弗措也；有弗辨，辨之弗明，弗措也；有弗行，行之弗笃，弗措也。人一能之，己百之；人十能之，己千之。果能此道矣，虽愚必明，虽柔必强。

《礼记·中庸》

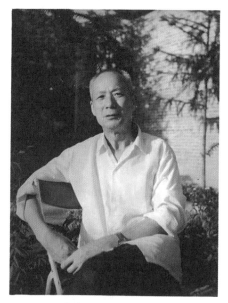

我的老师张双善先生

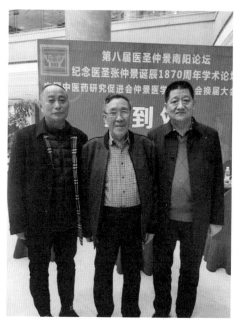

和宋红旗(右)与刘景源老师(中)在南阳

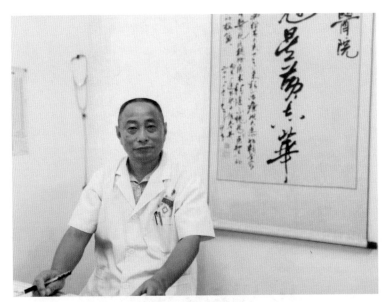

在南阳市中医院门诊

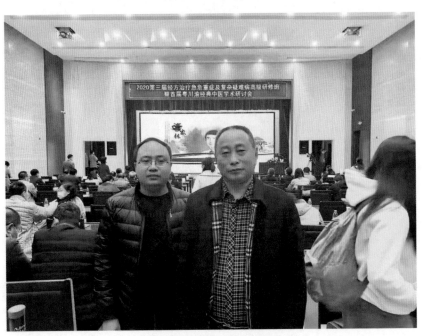

与李士旭（左）游学广州

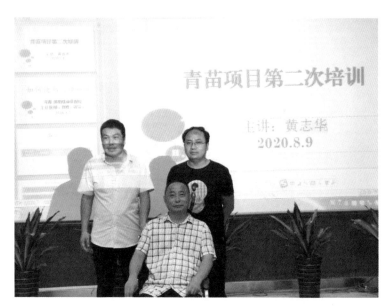

和李士旭（后排右）、单化孜（后排左）医师在一起

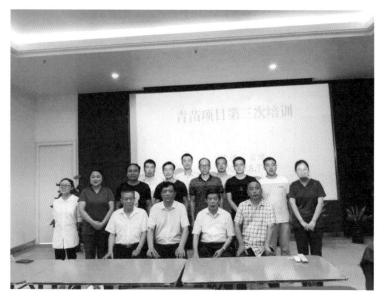

南阳市青苗培训讲座合影

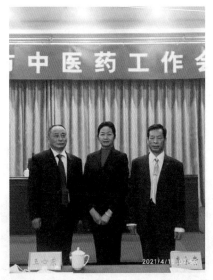

和老同学陈宇飞(中)、李永贵(右)在一起

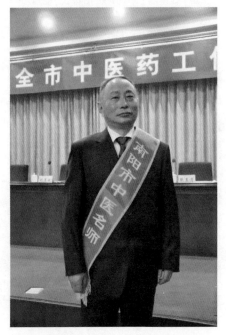

在南阳市中医十大名师颁奖会上

中医跟师传承录

黄志华　主编

中国纺织出版社有限公司

内 容 提 要

本书是河南省中医药青苗人才培养项目指导老师、全国优秀中医临床人才黄志华主任医师带教项目的成果总结。内容包括临证医案、学习心得、跟师月记及总结和医论医话四篇，集中展示了黄志华主任医师善用经方、精准辨证、中西合参的诊疗特点，并对其求学、跟师、行医、带教历程进行了全面回顾，可为中医后学成长提供有益借鉴。

本书可供中医药高等院校师生、中医和中西医结合临床工作者、中医爱好者阅读与参考。

图书在版编目（CIP）数据

中医跟师传承录 / 黄志华主编. -- 北京：中国纺织出版社有限公司，2021.12
ISBN 978-7-5180-9222-2

Ⅰ. ①中… Ⅱ. ①黄… Ⅲ. ①中医学临床—经验—中国—现代 Ⅳ. ①R249.7

中国版本图书馆CIP数据核字（2021）第264952号

责任编辑：樊雅莉　　责任校对：高 涵　　责任印制：王艳丽

中国纺织出版社有限公司出版发行
地址：北京市朝阳区百子湾东里A407号楼　邮政编码：100124
销售电话：010—67004422　传真：010—87155801
http://www.c-textilep.com
中国纺织出版社天猫旗舰店
官方微博 http://weibo.com/2119887771
北京通天印刷有限责任公司印刷　各地新华书店经销
2021年12月第1版第1次印刷
开本：710×1000　1/16　印张：12.75　插页：4
字数：229千字　定价：88.00元

编委会

主　　编

黄志华

副 主 编

李士旭　单化孜

编　　委

王　新　赵书瑜　黄　琛

宋艳艳　庞建国

主　　审

赵青春

名誉主编

陈少禹　蔡　文

前　言

　　2018年8月,河南省中医药青苗人才培养项目正式启动。根据项目实施方案,培养目标是遴选一批有丰富独到学术经验和技术专长的中医药专家为指导老师,选配具有相当专业理论和一定实践经验的中青年业务骨干为他们的传承人,采取师承方式进行培养,造就一批热爱中医药事业、中医理论深厚、中医药技术精湛、品德优良、医德高尚的中医药传承创新型人才。

　　遴选条件要求指导老师同时具备如下三项:①受聘主任医师、主任药师等正高级职称的老中医药专家;②有丰富独到的学术经验和技术专长,医德高尚,在群众中享有盛誉,得到同行公认;③身体健康,坚持临床(实践),能够保证每周不少于1.5个工作日的带教时间,保证教学计划和带教任务的完成。传承人应同时具备下列条件:①年龄40岁及以下;②爱岗敬业,品学兼优,有志于传承和研究老中医药专家学术经验并勇于创新;③从事中医药工作,受聘担任主治医师、主管药师等中级职称;④具有大学本科及以上学历,获得硕士、博士学位者可优先遴选;⑤从事中医临床(实践)专业工作累计满3年;⑥与指导老师所从事的专业基本对口;⑦身体健康,能够保证传承工作教学计划与任务的完成;⑧传承人与指导老师一般应在同一单位,或者在指导老师所在辖区的县级及以下医疗卫生机构。

　　按照公平、公正、公开原则,为1名指导老师配备3名传承人,其中至少1名传承人来自县级及以下医疗卫生机构。根据双向选择意愿,通过个人申请、初审推荐、考核公示、审核公布等遴选程序,最后确定人选,启动项目培养工作。

按照上述程序和标准,我也忝列指导老师名单。我的传承人:南阳市中医院李士旭、杨金凤,邓州市中医院单化孜。李士旭、杨金凤都是中医肾病专业的硕士,并且与我同在肾病科,单化孜已于2020年晋升副主任中医师,同时还是国医大师唐祖宣的入门弟子。其中杨金凤因工作调动于2019年退出项目,所以,我的传承人就为李士旭、杨金凤两位医师。

事实证明,他们的确优秀。两位医师话都不多,敦厚敏讷,他们富于春秋,富于激情,富于热爱,富于执着。在近3年的学习过程中,他们克服本职工作繁忙、家庭生活事务等困难,严格按照青苗方案的要求,读经典,勤临床,集经验,思教训,脚踏实地,实事求是,出门诊,写医案,录心得,记月记,认真从事,不走过场。他们的文字通过电子版或纸质版交给我,我每篇每节都仔细欣赏、察看、批改、写按,遇有疑问的地方,集中在一起协商、厘清、探讨、甄别。辛苦操持,苦中作乐,乐在其中,个中苦乐,当局者自知。所以,与其说我作为指导老师,参与带教,不如说是我们互相学习,共同提高。

之所以把本书命名为中医跟师传承录,寓有中医事业后继有人,有才;跟师,现在是传承人跟我,当年我也曾跟师。谓之得失,其实就是既有得,复有失,得者经验,失者教训,经验可供汲取,教训可资借鉴,所谓前车之师,观者绕过,少走弯路,未必不是好事。总之,虽然我们反复切磋,再三修改,但深知挂漏难免,贻笑易存。诚望阅者不吝直指,以为修正准绳,功莫大焉。

因本书涉及中医辨证论治,故对于普通读者而言,请务必在医生的指导下使用,切不可盲目选方,自行使用。

黄志华

2021 年 6 月

于南阳市中医院

目　录

上篇　临证医案

中篇　学习心得

下篇　跟师月记及总结

上篇 临证医案

第一章　肾系疾病

八正散治疗尿路感染案

患者郭某,女,45 岁,南阳人。2019 年 2 月 24 日就诊。

主诉:尿频、小便不畅 1 周,恶心、呕吐 3 天。

现病史:1 周前感冒后出现尿频、小便短涩不畅,伴有小腹部胀满,未予重视。3 天前无明显诱因出现恶心、呕吐,门诊治疗效果不佳,今为求进一步系统治疗前来我院。现症:尿频、小便不畅 1 周,恶心、呕吐 3 天,精神差,恶心、呕吐,尿频、尿急,小便量正常,色黄,纳差,口干、口苦,大便稍干,舌红,苔黄,脉细数。

既往病史:既往体健。

体格检查:T 38.0℃,P 82 次/分,R 17 次/分,BP 120/70mmHg。双肺呼吸音粗,心浊音界向左下扩大。

中医诊断:淋症;证型:湿热下注。

中医治则:清热利湿。

中医方药:八正散加减,具体方药如下。

栀子 15g,滑石 15g(包煎),瞿麦 15g,萹蓄 12g,通草 10g,车前子 15g(包煎),泽泻 10g,牡丹皮 15g,大黄 6g,薏苡仁 30g,丹参 15g,厚朴 12g,甘草 6g。

7 剂,每天 1 剂,水煎取 400mL,分早晚温服。

方中滑石善能滑利窍道,清热渗湿,利水通淋;萹蓄、瞿麦、车前子清热利水通淋;栀子清泻三焦;大黄荡涤邪热;通草利尿通淋;泽泻渗湿利水;牡丹皮清热凉血;丹参活血凉血;厚朴理气;薏苡仁清热利湿;甘草调和诸药。

二诊:神志清,精神差,诉恶心、纳差,尿频、小便不畅,乏力,余无明显不适,舌淡黯,苔白,脉沉细。查体:体温、脉搏、呼吸均无异常,血压 130/80mmHg,心肺听诊无明显异常,腹部柔软,无压痛及反跳痛,双下肢无水肿。依据四诊情况中医辨病为淋证,辨证为湿热下注,治疗以清热利湿为法,方用猪苓汤加减,具体方药如下。

猪苓 10g,茯苓 15g,泽泻 12g,滑石 18g(包煎),薏苡仁 30g,乌梅 12g,乌药

12g,瞿麦 12g,萹蓄 15g,焦三仙各 15g,白芍 10g,甘草 10g。

7 剂,每天 1 剂,水煎取 400mL,分早晚温服。

方中猪苓、茯苓利水渗湿;泽泻泄浊;滑石清热利湿;薏苡仁清热利湿;乌梅、乌药行气;瞿麦、萹蓄清热利湿泄浊;焦三仙消食和胃;白芍滋阴柔肝;甘草调和诸药。

7 剂尽,患者小便利,呕恶消失,未诉其他不适。

按语:淋证初起多属实证,主要病机在于湿热蕴结下焦,肾与膀胱气化不利,故以八正散清热利湿通淋。二诊时患者热证已消,尚有水湿蕴结于下焦,故以猪苓汤治之,收效满意。

犀角地黄汤治疗系统性红斑狼疮案

患者陈某,女,38 岁,南阳淅川人。2019 年 3 月 22 日就诊。

主诉:发现面部红斑 1 周,乏力 3 天。

现病史:1 周前无明显诱因出现面部蝶形红斑,呈黯红色,伴有瘙痒,阳光照射后皮疹加重,继而出现颈部红斑。3 天前无明显诱因出现乏力,关节酸困不适,在当地医院检查后诊断为系统性红斑狼疮,建议住院治疗,患者为求系统诊治前来我院。现症:发现面部红斑 1 周,乏力 3 天,面部蝶形红斑,呈黯红色,有瘙痒感,颈部绕衣领周围可见黯红色皮疹,乏力,四肢关节酸困,睡眠一般,易醒,饮食尚可,小便量正常,多泡沫,双下肢轻度水肿,大便正常,舌黯红,苔白,脉沉细。患者发病以来无发热、明显脱发、龋齿、雷诺现象、怕光流泪等,平素易出现口腔溃疡。

既往病史:平素体健。

体格检查:T 36.7℃,P 62 次/分,R 17 次/分,BP 110/80mmHg。双肺呼吸音粗,心浊音界向左下扩大,双下肢轻度水肿。

中医诊断:斑疹;证型:瘀热水互结。

西医诊断:系统性红斑狼疮。

中医治则:活血化瘀,凉血解毒,利水消肿,健脾补肾。

中医方药:犀角地黄汤加减,具体方药如下。

水牛角 30g(先煎),生地黄 15g,牡丹皮 18g,赤芍 18g,女贞子 18g,旱莲草 18g,紫草 18g,半枝莲 15g,白花蛇舌草 30g,蝉蜕 5g,丹参 30g,酸枣仁 20g,焦三仙各 15g,黄芪 15g,党参 15g,白术 15g,生甘草 10g。

7 剂,每天 1 剂,水煎取 600mL,分早晚两次温服。

方中水牛角清热凉血解毒;生地黄、牡丹皮、赤芍清热凉血活血;女贞子、旱莲草滋阴;紫草凉血活血;半枝莲、白花蛇舌草清热解毒;蝉蜕疏风清热,引药达表;丹参活血;酸枣仁养心安神;焦三仙消食和胃;黄芪、党参、白术健脾益气;生甘草清热解毒兼调和诸药。

同时给予耳穴压豆以调补脾肾、清心宣肺。

西医治疗以激素、羟氯喹抑制免疫治疗为主,配合补钙、护胃、抗凝等综合对症治疗。

经治 1 周余,患者病情稳定,要求出院,嘱按时服药,不适随诊,定期复查。

按语:水肿首辨阳水、阴水,患者为瘀水互结之阴水证,且见血热妄行、瘀毒互结之证,故速以犀角地黄汤加减治之,旨在活血化瘀、凉血解毒、利水消肿、健脾补肾。收效佳。

四君子汤加味治疗糖尿病肾病案

患者李某,男,73 岁,南阳人。2019 年 4 月 19 日就诊。

主诉:双下肢水肿 1 周。

现病史:1 周前出现双下肢水肿,面色萎黄,视物模糊,饮食一般,睡眠差,夜尿 4 次,小便多泡沫,大便时干时溏,双下肢无力且有明显麻木冷感,舌黯淡,苔白,脉寸弦尺弱。

既往病史:既往有糖尿病、高血压、腰椎间盘突出、肝损伤病史。

体格检查:T 36.2℃,P 78 次/分,R 18 次/分,BP 160/80mmHg。双肺呼吸音粗,心浊音界向左下扩大,双下肢水肿。辅助检查:心电图示窦性心律,心率 78 次/分,部分导联 T 波改变。

中医诊断:水肿;证型:脾肾亏虚,气滞血瘀。

中医治则:健脾补肾,活血化瘀利水。

中医方药:四君子汤加减,具体用药如下。

太子参 30g,生、炒白术各 15g,白芍 10g,茯苓 15g,茯苓皮 30g,泽泻 30g,鬼箭羽 10g,赤芍 10g,苍术 10g,陈皮 10g,砂仁 6g,桔梗 6g,白花蛇舌草 30g,丹参 30g。

7 剂,每天 1 剂,水煎取 400mL,分早晚温服。

方中太子参、白术、茯苓健脾益气,由于生白术易致便溏,故生、炒白术用量各半以调理大便;茯苓皮、泽泻利水消肿;鬼箭羽活血化瘀散结;赤芍清热凉血;苍术燥湿健脾;陈皮行气;砂仁和胃宽中;桔梗宣肺利水;白花蛇舌草清热解毒;丹参活血化瘀;白芍滋阴养血。

同时给予中药灌肠治疗以活血化瘀、通络祛湿,方药如下。

麻黄 18g,制附子 12g(先煎),细辛 6g,络石藤 30g,鸡血藤 30g,威灵仙 30g,葛根 30g,钩藤 30g(后下),红花 18g,桃仁 18g,黄芪 60g,桂枝 30g。

7 剂,每天 1 剂,灌肠用。

方中麻黄、制附子、细辛辛温散寒;络石藤、鸡血藤、葛根通络活血;红花、桃仁活血化瘀;黄芪益气;桂枝温通。

7剂尽,患者水肿减轻。嘱按时服药保护肾功能,不适随诊,定期复查。

按语:《素问·至真要大论》:"诸湿肿满,皆属于脾。"患者脾肾两虚,水液代谢失常而见水肿,治疗以四君子汤加减,旨在补气以祛湿行水。另以活血化瘀温通之品灌肠,助肾行水。故取速效。

五苓散治疗水肿案

患者席某,女,78岁,南阳内乡人。2019年7月19日就诊。

主诉:颜面及双下肢水肿半月余。

现病史:半月前无诱因出现颜面及双下肢水肿,在当地医院给予利尿消肿治疗后症状缓解,停药后症状再次加重,伴有纳差、腹痛。1周前在当地医院查胸部正位片示肺部感染、心脏增大、胸腔积液;心脏彩超示:右心增大,三尖瓣返流,肺动脉压增高,主动脉瓣返流,右心功能减退;尿常规示:蛋白+,尿胆原++,给予药物治疗效果不佳,今为系统治疗前来我院。现症:颜面及双下肢水肿半月余,精神差,胸闷、憋气,纳差、恶心,上腹部不适,小便量少,大便干,舌质淡黯,苔白水滑,脉沉细。

既往病史:既往体质一般,曾因头痛长期服用阿咖酚散以止痛。

体格检查:T 36.7℃,P 90次/分,R 20次/分,BP 140/90mmHg,双肺呼吸音粗,可闻及干、湿性啰音,心浊音界向左下扩大。腹部凹陷,腹肌无紧张,无压痛及反跳痛。双下肢中度水肿。

辅助检查:胸部正位片示肺部感染、心脏增大、胸腔积液;心脏彩超示:右心增大,三尖瓣返流,肺动脉压增高,主动脉瓣返流,右心功能减退;尿常规示:蛋白+,尿胆原++。

中医诊断:水肿;证型:脾肾亏虚、气滞血瘀。

中医治则:活血化瘀,化气行水。

中医方药:五苓散加减,具体方药如下。

茯苓30g,泽泻12g,猪苓15g,白术12g,桂枝12g,丹参30g,金樱子30g,芡实15g,车前子30g(包煎),冬瓜皮30g,益母草20g,知母12g,甘草10g。

3剂,每天1剂,水煎取400mL,分早晚两次温服。

方中茯苓、猪苓助泽泻利水渗湿;白术健脾运化水湿;桂枝温阳化气行水;丹参活血化瘀;金樱子、芡实补肾固精;车前子、冬瓜皮、益母草清热利水;知母清热泻火,滋阴润燥;甘草调和诸药。

二诊:神志清,精神差,面红,纳差,乏力,夜间烦躁不安,睡眠差,小便量少,大便未排,舌红,苔白水滑,脉沉弦。查体:血压 140/80mmHg,双肺呼吸音粗,可闻及干、湿性啰音,心脏听诊多个瓣膜杂音,腹部凹陷,上腹部压痛,无明显反跳痛,颜面及双下肢水肿。胸部 CT 示:肺部感染,双侧胸腔积液,肺动脉高压。腹部平片示:肠管积气,未见明显气液平面。患者目前水肿原因不明确,依据目前检查结果考虑为心功能不全引起,治疗以左氧氟沙星抗感染、单硝酸异山梨酯扩张冠状动脉、奥美拉唑护胃、呋塞米利尿消肿、莫沙比利促进胃肠蠕动、联苯双酯保肝退黄等综合对症治疗。依据患者四诊情况中医辨病为水肿,辨证为脾肾亏虚、痰液内停、气滞血瘀,治疗以健脾补肾、利水消肿、行气活血为法,方用五苓散和真武汤加减,具体方药如下。

茯苓 30g,猪苓 18g,泽泻 15g,白术 30g,苍术 15g,桂枝 10g,白芍 20g,制附子 9g(先煎),麻黄 12g,生石膏 40g(先煎),人参 12g,炙甘草 10g,陈皮 15g,大腹皮 15g,连翘 20g,焦三仙各 15g,八月札 15g。

7 剂,每天 1 剂,水煎取 400mL,分早晚温服。

方中茯苓、猪苓、泽泻利水消肿;白术、苍术健脾和胃;桂枝、制附子温阳化气利水;麻黄配石膏利水清热;人参补中益气;陈皮行气;大腹皮利水;连翘通利三焦;八月札疏肝理气和胃;焦三仙消食和胃;炙甘草补中,调和诸药。

同时配合耳针取穴脾、胃、肾、肝、三焦、心、肺,以健脾补肾和胃,通利三焦。

7 剂尽,患者胸部 CT、心脏彩超、尿常规均显示好转;水肿减轻,精神较前好转,小便量约 1500mL,大便 1 次,咳嗽、咳痰、憋气现象明显好转,余无明显不适。患者经治疗病情稳定,嘱按时服药控制血压,保护肾功能,改善心功能,不适随诊,定期复查。

按语:患者高龄,脾肾亏虚,水湿停聚,泛溢肌肤,发为水肿,方用五苓散合真武汤加减,以健脾补肾、利水消肿、行气活血。另配合耳针,取穴脾、胃、肾、肝、三焦、心、肺,以健脾补肾和胃,通利三焦,遂取良效。

猪苓汤治疗尿路感染案

戴某某,女,42 岁,方城人。

主诉:尿痛、尿频、尿热十余天。

病史:十余天前无明显诱因出现尿痛、尿频、尿热,伴小腹不适,腰酸心烦口渴等症。静脉滴注头孢西丁治疗 3 天效果不佳,尿常规有少量白细胞和红细胞。舌红,脉细数。

中医诊断:淋证;证型:少阴阳明合病,阴虚湿热。

中医治则:滋阴清热利湿。

中医方药:猪苓汤加减,具体方药如下。

猪苓 20g,柴胡 15g,黄芩 10g,半夏 9g,茯苓 20g,泽泻 20g,连翘 20g,生薏苡仁 30g,栀子 10g,滑石 20g(包煎),甘草 6g,乌药 15g。

7 付,每天 1 剂,水煎取 400mL,分早晚温服。

二诊:患者诉症状全无,查尿常规白细胞、红细胞均未见。

按语:胡希恕前辈常用猪苓汤加大黄、生薏苡仁治疗急性尿路感染,此患者应用胡老之经验结合患者情况应用滋阴清热、枢利气机的方法达到与抗生素相媲美的疗效。

益气养阴活血方治疗糖尿病肾病案

患者李某,女,61 岁,南阳社旗人。2018 年 11 月 23 日就诊。

主诉:口干、口渴、头蒙 2 天。

现病史:2 天前患者无明显诱因出现严重口干、口渴,伴头蒙,患者未诊疗,今为进一步系统诊治,就诊于我院。现症:神志清,精神差,口干,口渴,乏力,头蒙,双下肢重度水肿,发病以来,纳眠一般,二便可,近期体重无明显改变。

既往病史:2 型糖尿病,病史 20 余年,既往有高血压病史 2 年。

体格检查:T 36.6℃,P 84 次/分,R 20 次/分,BP 180/90mmHg。两肺听诊呼吸音粗,未闻及干、湿啰音。双侧足背动脉搏动减弱,双下肢重度水肿。

中医诊断:糖尿病肾病;证型:气阴两虚,兼有瘀证。

中医治则:益气养阴,活血通络。

中医方药:选用自拟益气养阴活血方,具体用药如下。

党参 12g,麸炒白术 15g,茯苓 15g,麸炒山药 15g,广藿香 12g,葛根 15g,麦冬 15g,竹茹 15g,生山楂 15g,瓜蒌 15g,赤芍 20g,牡丹皮 20g,百合 20g,首乌藤 20g,制远志 15g,合欢皮 15g,当归 15g,麸炒枳实 15g。

7 剂。每天 1 剂,首煎加水 800mL,武火煮沸,文火煎 20 分钟,取汁 200mL,二煎同前,两煎混匀,取汁 400mL,早晚饭前温服 200mL。

方中党参、葛根、麦冬益气养阴;麸炒白术、茯苓、麸炒山药健脾益气;广藿香利湿;生山楂、竹茹清热利湿;赤芍、牡丹皮、当归活血化瘀;首乌藤、制远志、合欢皮、百合宁心安神;麸炒枳实理气运脾。

7 剂尽,患者口干渴及头蒙明显减轻。随机血糖值明显下降,继续服用药物控制血压、血糖,保护肾功能,嘱按时服药,不适随诊,定期复查。

按语:糖尿病的病机主要在于阴津亏损,燥热偏盛。患者气阴两虚,阴虚则血燥,气虚则血行不畅,久而成瘀,故以益气滋阴活血汤治之,数剂起效。

萆薢分清饮治疗慢性肾炎案

患者刘某,女,45 岁,南阳人。2019 年 1 月 7 日就诊。

主诉:双下肢水肿 1 个月余,眼睑水肿 4 天。

现病史:1 个月前无明显诱因出现双下肢水肿,在我院查尿常规示:蛋白＋＋＋,潜血＋＋,门诊诊断为慢性肾炎,给予中药口服后水肿减轻,之后间断服用中药。4 天前劳累后眼睑水肿,在我院门诊查尿常规示:蛋白＋＋,潜血＋＋。现症:双下肢水肿 1 个月余,眼睑水肿 4 天。乏力,怕冷,无汗,口干,眼眶痛,饮食、睡眠尚可,小便量正常,多泡沫,大便干,舌黯,苔白,脉沉弦。

既往病史:既往体健,先天性孤肾,有高血压病史 1 个月。

体格检查:T 36.7℃,P 61 次/分,R 17 次/分,BP 160/102mmHg。心浊音界向左下扩大,双下肢轻度水肿。

中医诊断:水肿;证型:脾肾亏虚,瘀水互结。

中医治则:活血化瘀,化气行水。

中医方药:萆薢分清饮加减,具体方药如下。

麻黄 18g,白术 60g,苍术 30g,生石膏 60g(先煎),丝瓜络 30g,当归 15g,赤芍 15g,川芎 12g,茯苓 60g,泽泻 12g,萆薢 12g,桃仁 12g,红花 10g,甘草 9g。

7 剂,每天 1 剂,水煎取 400mL,分早晚温服。

方中麻黄宣肺利水;白术健脾利水;苍术燥湿;石膏清里热;丝瓜络通络祛风,解毒化痰;当归活血补血;赤芍清热凉血;川芎行气;茯苓、泽泻利水泄浊;萆薢分清泄浊;桃仁、红花活血化瘀;甘草调和诸药兼益气。

7 剂尽,患者水肿减轻。嘱按时服药保护肾功能、控制血压,不适随诊,定期复查。

按语:水肿发病不外乎肺失通调、脾失转输、肾失开阖。患者真元不足、下焦虚寒,故以萆薢分清饮温肾利湿、分清化湿,且合宣降肺气之麻黄、石膏;合健脾利湿之白术、苍术;合活血化瘀之桃仁、红花,故能三焦并调、津液得化、气血得行而取效。

藿香正气散治疗肾功能衰竭案

患者张某,女,46 岁,南阳人。2019 年 7 月 10 日就诊。

主诉:肾功能异常 4 年,胸闷、憋气 4 天。

现病史:4 年前因乏力在当地医院检查发现血肌酐升高,诊断为慢性肾功能衰竭,给予保护肾功能、纠正贫血等对症治疗后病情稳定,之后长期在我院门诊服用中药及进行中药灌肠治疗,期间病情相对稳定。4 天前受寒后出现双下肢肌肉痉挛,服用钙片后出现胸闷、憋气,不能平卧,今为求进一步系统诊治前来我院。现症:胸闷、憋气 4 天,面色萎黄,乏力,不能平卧,大便溏,每天 4 次,小便量正常,双下肢无水肿,舌淡,苔白,脉细弱无力。

既往病史:既往体健。

体格检查:T 36.7℃,P 69 次/分,R 18 次/分,BP 130/84mmHg。双肺呼吸音粗,心率 69 次/分,心律不齐。双下肢无水肿。

辅助检查:床旁心电图示窦性心律不齐,心率约 69 次/分,偶发房性早搏,部分导联 ST-T 改变。

中医诊断:肾功能衰竭病;证型:脾肾亏虚,气滞血瘀,浊毒阻滞。

中医治则:化湿泄浊排毒,益气养血。

中医方药:藿香正气散加减,具体用药如下。

藿香 30g,紫苏叶 15g,半夏 15g,茯苓 30g,苍、白术各 15g,砂仁 6g,白豆蔻仁 6g(后下),生、炒薏苡仁各 30g,焦三仙各 30g,制大黄 6g,乌贼骨 60g,龙骨、牡蛎各 30g(先煎),当归 10g,黄芪 50g,大黄炭 30g,大枣 15g,生姜 15g。

7 剂,每天 1 剂,水煎取 600mL,分早晚温服。

方中藿香、苏叶降浊;半夏降逆止呕;茯苓、苍术、白术健脾燥湿;砂仁、白豆蔻仁温中和胃;生、炒薏苡仁利湿;焦三仙消食;制大黄、大黄炭活血清热;乌贼骨敛酸和胃;龙骨、牡蛎重镇安神;当归、黄芪益气养血;大枣建中;生姜和胃止呕。

同时配合泄浊排毒中药灌肠治疗,方药如下。

大黄 30g,制附子 6g(先煎),槐花 30g,六月雪 30g,蒲公英 30g,土茯苓 30g,萆薢 30g,牡蛎 60g(先煎),红花 18g。

7 剂,每天 1 剂,水煎取 600mL,每天 1 次,中药灌肠治疗。

方中大黄化湿泄浊排毒,制附子温阳散寒,槐花、六月雪、蒲公英清热凉血解毒,萆薢、土茯苓分清泄浊,牡蛎软坚散结,红花活血化瘀。

7 剂尽,患者胸闷明显减轻,精神可,余无明显不适。嘱按时服药保护肾功能、控制血压,不适随诊,定期复查。

按语:患者脾肾亏虚,复因外感风寒、内伤湿滞,出现胸闷、便溏等症,故以藿香正气散加减,解表化湿、理气和中,因患者气虚较甚,又合黄芪益气固表。另以化瘀解毒之中药灌肠治疗,诸法兼施而获良效。

归脾汤治疗肾功能衰竭案

患者杜某,女,52岁,南阳人。2019年7月16日就诊。

主诉:发热、头晕、乏力6天。

现病史:6天前无明显诱因出现发热、头晕、乏力,体温38.5℃左右,在当地医院住院查血常规示白细胞$21×10^9$/L,肾功能示血肌酐$1100\mu mol$/L,给予抗感染等治疗发热好转,血肌酐无明显下降,面色萎黄,头晕、乏力不减。饮食一般,睡眠尚可,尿量正常,大便正常,双下肢无明显水肿,舌黯红,苔白,脉沉细。

既往史:4年前无明显诱因出现双下肢水肿,在当地医院检查发现肾功能异常(血肌酐约$300\mu mol$/L左右),诊断为慢性肾功能衰竭,进行中西医结合治疗,期间在多家医院住院治疗,病情相对稳定。有高血压4年,慢性乙型病毒性肝炎病史,动、静脉内瘘吻合术后。

体格检查:T 36.7℃,P 82次/分,R 20次/分,BP 140/90mmHg。胸廓对称无畸形,无胸膜摩擦音,双肺呼吸音粗,心前区无隆起,未触及震颤,心浊音界向左下扩大,心率82次/分,律齐,各瓣膜听诊区未闻及杂音。腹部平坦,腹肌无紧张,无压痛及反跳痛,肝脾肋下未触及,肝—颈静脉返流征(一),墨菲征(一),双肾区无叩击痛,移动性浊音(一),肠鸣音正常。脊柱四肢无畸形,双下肢无水肿。

中医诊断:肾功能衰竭;证型:脾肾亏虚,气滞血瘀。

中医治则:补益脾肾,行气活血化瘀,利湿化浊。

中医方药:归脾汤加减,具体方药如下。

党参15g,白术15g,茯苓15g,熟地黄12g,山药15g,山茱萸15g,泽泻10g,牡丹皮15g,水蛭6g,薏苡仁30g,丹参15g,厚朴12g,甘草6g,焦三仙各15g。

3剂,每天1剂,水煎取400mL,分早晚餐前温服。

方中党参、白术、茯苓、甘草益气健脾,取培土生金之意补脾益肺;熟地黄补肾益精,山药平补三焦,山茱萸补养肝肾,三药配合,肾肝脾三阴并补;牡丹皮清泄虚热,并制山茱萸之温涩;泽泻利湿而泻肾浊;薏苡仁清热利湿;水蛭逐瘀通络;丹参清热活血;厚朴宽胸理气;焦三仙消食以助胃气。

2019年7月19日二诊:神志清,精神一般,诉乏力、气短,余无明显不适,舌淡,苔白,脉细弱无力,查体:血压130/86mmHg,心肺听诊无明显异常,腹部柔软,无压痛及反跳痛,双下肢无水肿。依据四诊情况中医辨病为虚劳,辨证为脾肾亏虚、浊毒内蕴,给予百令胶囊口服以补益脾肾,海昆肾喜胶囊口服以化湿泄浊,中药汤剂以益气养血、化湿泄浊为法,方用归脾汤加减,具体方药如下。

党参 15g,茯苓 15g,白术 30g,当归 12g,黄芪 20g,龙眼肉 15g,远志 12g,木香 10g,陈皮 12g,升麻 6g,柴胡 12g,萹蓄 15g,土茯苓 30g,焦三仙各 15g,炙甘草 12g。

3 剂,每天 1 剂,水煎取 400mL,分早晚温服。

方中党参、茯苓、白术健脾益气,当归、黄芪益气养血,龙眼肉、远志交通心肾,木香、陈皮行气宽中,升麻升阳,柴胡疏肝,萹蓄、土茯苓化湿泄浊,焦三仙消食和胃,甘草调和诸药。

3 剂尽,患者自觉乏力头晕大减。余慢性病治疗方案不变,嘱按时服药,定期复查。

按语:患者平素肝肾亏虚,复因外感愈后正虚更甚,辨为气阴两虚,兼气滞血瘀,方用六君子汤合六味地黄汤加减,气阴并补。再诊患者气阴得复,再以归脾汤益气养血,合用土茯苓、萹蓄等化湿泄浊,以固根本而获效。

六君子汤治疗肾功能衰竭纳差案

患者杨某,男,66 岁,南阳人。2018 年 9 月 14 日就诊。

主诉:纳差、恶心、乏力 4 天。

现病史:4 天前无明显诱因出现纳差、恶心、乏力,未予重视,在当地医院检查电解质示:血钾 3.25 mmol/L,给予补钾治疗后症状无明显改善,为求系统治疗前来我院。现症:乏力、纳差、汗出明显,气短懒言,尿少,舌红少津,苔白,脉沉细无力。既往因慢性肾衰竭尿毒症行规律血液透析治疗。

体格检查:T 36.7℃,P 82 次/分,R 20 次/分,BP 140/90mmHg。

中医诊断:肾衰病虚劳;证型:脾肾亏虚,气滞血瘀。

中医治则:补益脾肾,活血化瘀,利湿化浊。

中医方药:六君子汤和六味地黄汤加减,具体方药如下。

党参 15g,白术 15g,茯苓 15g,熟地黄 12g,山药 15g,山茱萸 15g,泽泻 10g,牡丹皮 15g,水蛭 6g,薏苡仁 30g,丹参 15g,厚朴 12g,甘草 6g,焦三仙各 15g。

3 剂,每天 1 剂,水煎取 400mL,分早晚餐前温服。

方中党参、白术、茯苓、甘草益气健脾,取培土生金之意补脾益肺;熟地黄补肾益精,山药平补三焦,山茱萸补养肝肾,三药配合,肾肝脾三阴并补;牡丹皮清泄虚热,并制山茱萸之温涩;泽泻利湿而泻肾浊;薏苡仁清热利湿;水蛭逐瘀通络;丹参清热活血;厚朴宽胸理气;焦三仙消食以助胃气。

2018 年 9 月 17 日二诊:神志清,精神好转,纳差、恶心稍有好转,乏力减轻,全身肌肉不自主震颤,汗出明显,尿少,便溏,余无明显不适,舌淡红,苔白腻,脉沉细无力。查体:血压 140/90mmHg,心肺听诊无明显异常,腹部柔软,无压痛及反跳痛,双下肢无明显水肿。依据四诊情况中医辨病为虚劳,辨证为脾肾亏虚、气滞血瘀,治疗以益气固表、宽中和胃、行气活血为法,方用桂枝加龙骨牡蛎汤加减,具体用药如下。

桂枝 15g,白芍 15g,制附子 9g(先煎),龙骨 30g(先煎),牡蛎 30g(先煎),八月札 15g,焦三仙各 15g,茯苓 30g,白术 18g,黄芪 15g。

7 剂,每天 1 剂,水煎取 400mL,分早晚温服。

方中桂枝、白芍调和营卫;龙骨、牡蛎敛汗重镇安神;八月札疏肝理气和胃;焦三仙消食和胃;茯苓、白术健脾利水;黄芪益气固表。

7 剂后,患者纳差、乏力明显改善。

按语:虚劳之辨,以气血阴阳为纲,以五脏为别。患者首诊病机在气阴两虚,病位在于脾肾,故以六君子汤合六味地黄汤加减以益气养阴、肝肾并补。再诊时患者津液得复,仍有多汗,故以桂枝加龙骨牡蛎汤加减以益气固表,遂阴阳气血得补而获效。

逍遥散治疗水肿案

患者刘某某,女,35 岁,南阳人。2018 年 8 月 16 日就诊。

主诉:双下肢水肿 1 个月余。

现病史:患者因经济原因,致使郁郁寡欢,嗳气叹息,经前乳房胀痛,易生气动怒,1 个月来,双下肢水肿不退,化验尿 PRO(+),舌质红,苔薄微黄,脉弦。

中医诊断:水肿;证型:肝失疏泄,脾失健运。

中医治则:疏肝解郁,健脾化湿。

中医方药:方用逍遥散加减,具体方药如下。

柴胡 10g,白芍 10g,当归 10g,炒白术 10g,茯苓 12g,薄荷 30g(后下),木瓜 30g,生薏苡仁 30g,醋香附 12g。

6 剂,每天 1 剂,水煎取 400mL,分早晚温服。

8 月 22 日二诊:患者服药后双下肢水肿明显减轻。服药期间,月经如期而至,乳房胀痛大减,舌脉同前。效不更方,继守上方继服 6 剂,心情舒畅,经前乳房胀痛消失,双下肢水肿全消而愈,尿蛋白好转。

按语:本例以平素郁郁寡欢,经前乳房胀痛伴双下肢水肿为辨证依据,以肝失疏泄为主要病机,治当疏肝化湿,故水肿之肝失疏泄,水气失运者,应以疏肝解郁化湿为治,不可拘泥于水肿属肺脾肾之说。抓住病机,治法即出。

知柏地黄汤治疗水肿案

患者冯某某,女,50 岁,卧龙区清华镇人。2018 年 8 月 23 日就诊。

主诉:全身水肿 3 个月余。

现病史:患者近半年来月经紊乱,经来量少,腰酸沉困,未予重视。3 个月前出现全身水肿,晨起面浮眼肿,下肢水肿,起初肿势不甚,继之加重,尤以下肢为著,活动一天后足踝部肿胀,按之凹陷不起。尿常规未见异常,彩超探查泌尿系统未见明显异常,肝肾功能正常。给予呋塞米片每天 1 片,安体舒通片每次 1 片,每天 3 次,服药后尿量增多,水肿消退,但停药后水肿如故,伴双下肢无力。来诊时患者面色红润,颜面浮肿,双下肢水肿,按之凹陷,少顷复起,自觉全身憋胀,心情郁闷。月经量少,但夹有少许紫黯色血块。舌质淡红,苔薄黄,脉沉细。

中医诊断:水肿;证型:肾虚血瘀水停。

中医治则:补肾化瘀行水,兼清郁热。

中医方药:知柏地黄汤加减,具体方药如下。

巴戟天 15g,淫羊藿 15g,知母 10g,黄柏 10g,当归 15g,黄芪 30g,三棱 10g,莪术 10g,泽泻 30g,泽兰 10g,木瓜 15g,红花 6g,茯苓皮 30g,陈皮 10g,砂仁 6g(后下)。

7 剂,每天 1 剂,水煎取 400mL,分早晚温服。

8 月 30 日二诊:水肿已消大半,自觉全身轻松,腰酸沉困及憋胀感明显减轻,舌脉无明显改变。效不更方,继用上方继服 7 剂。

9 月 6 日三诊:水肿退尽,自诉腰酸困,心情郁闷等症状也消失,患者要求继续巩固治疗,审其病机,按上方稍做调整,继服 7 剂以巩固治疗。

按语:女子年七七,天癸渐衰,实乃肾气向竭,此其根本。随之而现血瘀、水停而肿,又呈本虚标实之象,其治当标本兼治。以补肾益气治本,化瘀行水治标。女子以血为本,故以三棱、莪术化瘀,意在血脉畅通,水道之闭亦决,其肿亦消。水肿当分阴水、阳水,但标实本虚,虚实错杂者常见。要点是分辨标本,轻重主次或先标或兼顾。

增液汤合济川煎治疗癃闭案

患者杜某某,男,71 岁,南阳人。2018 年 9 月 6 日就诊。

主诉:小便点滴不通 1 个月余。

现病史:患者 9 个月前因肠道肿瘤手术后复发,再次行直肠造瘘,但时有造瘘口不通畅。3个月前出现小便滴沥不畅,欲解不能。彩超探查示:前列腺增生肥大。严重时小便点滴不通,痛苦不堪,需要留置导尿管,但拨出导尿管后癃闭如前。来诊时,患者形体消瘦,纳呆,时有嗳气,上腹微隆,大便不通,小便点滴而出,舌质淡紫色,舌苔黄厚腻,脉弦细数。患者因高龄肾气衰竭,阴阳俱虚,肠道术后腑气不通,久则瘀热内生。

中医诊断:癃闭;证型:肾虚血瘀。

中医治则:补肾化瘀,通腑决闭。

中医方药:增液汤和济川煎加减,具体方药如下。

生地黄15g,玄参15g,麦冬10g,生大黄6g,枳实10g,厚朴10g,当归15g,牛膝20g,泽泻30g,肉桂6g,石韦30g,水蛭6g,肉苁蓉15g,车前子15g(包煎)。

5剂,每天1剂,水煎取400mL,分早晚温服。

同时,嘱咐患者如果大便通利较甚,则暂时停药,稍后继续服用。

9月11日二诊:家属告知,药物服用后大便畅通,小便畅运,食量较前大增。患者自诉服药后嗳气和矢气交替,小腹温微胀,继而二便通畅。要求继续以前方再服用,以上方改生大黄为制大黄3g,5剂。

9月16日三诊:自诉服药以来,纳增便畅,诸多症状消失,查舌质淡紫,舌苔薄白,脉细。以五苓散合增液承气汤滋阴增液、化气行水巩固善后。

茯苓15g,泽泻15g,猪苓15g,桂枝10g,白术15g,生地黄15g,麦冬10g,玄参10g,牛膝30g,水蛭6g,当归10g,白及10g,肉苁蓉15g,鸡内金10g。

5剂,每天1剂,水煎取400mL,分早晚温服。

按语:老年癃闭,肾气气化无权为主要原因,但肠腑不通,务必增液通腑,尤其老年患者,考虑遵守祛邪而不伤正,中病即止的原则。老年患者,滋水行舟,也可谓塞因塞用。

六味地黄汤治疗尿频案

患者杨某某,男,8岁,卧龙区人。2018年9月13日就诊。

主诉:尿频1个月余。

现病史:患儿自8月上旬起出现尿频,每半小时需要排尿1次,每次10~20mL,排尿时不哭不闹,尿色清不黄,白天明显,夜间不显著,无尿床。尿常规、尿液镜检均无异常发现。查尿道口无红肿,无包皮过长及积垢,指纹淡红,舌尖红,苔薄白。

中医诊断:尿频;证型:肾气不足。

中医治则:补肾宁心。

中医方药:六味地黄汤加减,具体方药如下。

熟地黄 6g，山药 6g，山茱萸 8g，牡丹皮 5g，茯苓 6g，泽泻 5g，肉桂 1g，桑螵蛸 6g，党参 6g，石菖蒲 8g，覆盆子 6g，益智仁 6g，远志 5g，女贞子 5g，灯心草 2g，龙骨 8g（先煎）。

7 剂，每天 1 剂，水煎取 400mL，分早晚温服。

嘱咐患者家长患儿穿裤适宜棉软、宽松，保持龟头清洁，教育其勿玩弄生殖器。

9 月 20 日二诊：仍然尿频，但已无先前次数多，其母补诉，用药之前患者常有入睡后四肢惊动，服药后偶有发作。前方去女贞子，加钩藤 6g（后下）。7 剂，煎服法同前。

9 月 27 日三诊：其母诉睡着后四肢惊动已完全消失，尿频现象偶尔出现，舌脉无明显变化。继续用前方服用 7 剂。

10 月 3 日四诊：患者尿频已经完全控制，遵医嘱停药观察。2 周后其母来院告知，一直未复发，病告痊愈。

按语：小儿稚阳之体，肾气未充，气化权微，心火欲亢，也是心肾不交之候，非成人方特有，立法以补肾宁心，兼顾清火平肝，守法而效。心肾不交者，滋水降火，交通心肾。

八正散治疗淋证案

患者李某某，女，51 岁，银行工作人员。2018 年 9 月 20 日就诊。

主诉：尿频、尿急 1 个月余。

现病史：患者既往有糖尿病病史十余年，经中西医结合治疗，尿糖、血糖均控制在理想范围。1 个月前出现尿频、尿急，尿常规示尿白细胞（＋＋），给予抗感染药物治疗，病情有所好转，但仍有尿频、尿急，伴见腰部困重疼痛。彩超探查示双侧肾盂积水，尿检显示轻度泌尿系感染。舌质红，苔薄黄腻，脉弦细。

中医诊断：淋证；证型：湿热下注，肾脉瘀阻。

中医治则：清利湿热，化瘀通络。

中医方药：八正散加减，具体方药如下。

苍术 10g，牛膝 30g，木瓜 30g，郁金 15g，当归 15g，赤芍 15g，水蛭 6g，滑石 30g（包煎），萹蓄 30g，瞿麦 30g，车前子 30g（包煎），通草 10g，黄柏 15g，丹参 30g，白花蛇舌草 30g，山药 15g。

7 剂，水煎服，每日 1 剂，分 2 次服。

9 月 27 日二诊：自诉服药后尿频、尿急明显减轻，腰部困重疼痛消失，舌脉未见明显变化。前方去山药，加肉桂 6g，7 剂。

10月4日三诊:复查尿常规未见明显异常,彩超示双肾积水消失。尿流畅利。舌质淡,苔薄白,脉弦细。诸症解除,考虑其原有糖尿病阴虚燥热之病机,以滋阴利湿善后,方用猪苓汤加减。

猪苓30g,茯苓15g,泽泻15g,阿胶10g(烊化),滑石18g(包煎),沙参15g,麦冬10g,生地黄15g,山药15g,五味子20g,杜仲15g,黄精15g,白花蛇舌草30g。

7剂,每天1剂,水煎取400mL,分早晚温服。

按语:淋证日久,湿热兼瘀,给予清利化瘀之剂,善后勿忘养阴扶正。

参苓白术散合五苓散治疗肾病综合征案

患者王某某,男,30岁,机关干部,南阳人。2018年10月11日就诊。

主诉:全身水肿20天,加重3天。

现病史:9月下旬无明显诱因出现眼睑及颜面水肿,并迅速蔓延,9月28日出现双下肢及阴囊水肿,伴胸闷腹胀、呕恶纳呆,在某医院化验尿PRO(++++),BLD(+++),无发热恶寒、咽喉肿痛。彩超示胸腔积液,少量腹水,血常规无异常。经过使用利尿剂、输液等治疗,水肿一度消退。10月5日因停药3天,水肿再次加重,阴囊肿大明亮,行走困难。查形体肿胀,面色苍白,乏力气短,舌质淡胖,苔薄白腻,脉细。

中医诊断:水肿;证型:脾肾两虚,水湿泛滥。

西医诊断:肾病综合征。

中医治则:补脾健中,化气行水。

中医方药:参苓白术散合五苓散加减,具体方药如下。

党参15g,焦白术15g,茯苓30g,白扁豆30g,陈皮10g,桔梗10g,山药15g,砂仁6g(后下),泽泻30g,桂枝10g,猪苓30g,泽兰10g,大腹皮30g,当归15g,焦三仙各10g,鸡内金10g。

7剂,每天1剂,水煎取400mL,分早晚温服。

嘱咐其卧床休息,少盐饮食。强的松片(泼尼松)60mg,每天1次。

10月18日二诊:水肿已消大半,胸闷、腹胀明显减轻,阴囊水肿也减轻。知饥欲食,但食后偶尔有腹胀,便溏,乏力、气短稍有改善。前方去泽兰、大腹皮,加黄芪30g。7剂。

10月25日三诊:尿PRO(++),BLD(++)。全身水肿基本消退,食欲正常,食量倍增。气短、乏力仅在剧烈活动后出现,时有腰酸膝软、畏寒怕冷。此为阳虚征象,拟健脾益肾,补阳填精。

熟地黄24g,山药15g,山茱萸15g,杜仲15g,茯苓15g,牡丹皮12g,泽泻30g,

怀牛膝 30g,巴戟天 15g,淫羊藿 15g,水蛭 6g,薏苡仁 15g,当归 15g,太子参 30g,砂仁 6g(后下)。

7 剂,每天 1 剂,水煎取 400mL,分早晚温服。

12 月 25 日四诊:畏寒怕冷及腰膝酸软明显减轻,乏力少气很少出现。尿检示 PRO(+),余未见异常。拟守方继续治疗。

按语:患者为年轻男性,突发水肿迅速泛溢,但无外感征兆,综合全身症状及舌脉表现,以脾肾两虚为主,治疗以补脾运中为主法,旨在顾护中州,勿损正气。标本兼顾,同时随症化裁,使补脾、补肾在不同阶段有所偏倚,以扣合其病机。故水肿之脾肾两虚者,以补脾运脾为主,兼以化气行水。其要在于顾其中州,慎防伤正。起病迅猛,变化多端,肿势渐退,以健脾培本为首务,脾肾功能得修复,才可循序渐进,继续综合施治。

四君子汤合金匮肾气丸治疗尿频案

患者蒋某某,男,78 岁。2018 年 11 月 15 日就诊。

主诉:夜尿增多 2 个月余。

现病史:平素尚健,9 月初出现腰酸困,乏力,夜间尿多,自晚上 9 点至次日早晨达 7～9 次,纳减,呕恶,易疲乏,傍晚时足踝部水肿,次晨可自消,白天尿少。尿常规示 PRO(+),脓细胞少许;血 CR 194μmol/L,HB115g/L,血糖、血脂、血清蛋白均正常。彩超示双肾弥散性损伤,体积大致正常。舌质淡紫,苔薄白润,脉沉细。

中医诊断:尿频;证型:脾肾气虚,血瘀水停。

西医诊断:慢性肾功能衰竭。

中医治则:益肾健脾,化瘀行气。

中医方药:四君子汤合金匮肾气丸加减,具体方药如下。

太子参 30g,焦白术 15g,茯苓 30g,陈皮 12g,丹参 15g,黄芪 15g,桔梗 12g,红花 10g,枳实 12g,木香 10g,泽泻 30g,肉桂 4g,白花蛇舌草 30g。

7 剂,每天 1 剂,水煎取 400mL,分早晚温服。

11 月 22 日二诊:述恶心、欲呕减轻,纳食增加,夜尿较前减少,但每夜仍 5～7 次,踝部水肿已轻,精神状态较好。唯近日因家务事怫郁,时有肠鸣、胁胀、太息。脉弦细。守前法出入,兼以疏肝郁,行滞气。

太子参 30g,焦白术 15g,茯苓 30g,陈皮 10g,柴胡 10g,枳壳 15g,木香 3g,黄芪 15g,红花 10g,川芎 10g,泽泻 15g,薏苡仁 15g,白花蛇舌草 30g,薄荷 6g(后下)。

7 剂,每天 1 剂,水煎取 400mL,分早晚温服。

11 月 29 日三诊:一般情况尚可,自觉较前有力,食眠俱佳,夜尿 4～5 次。舌脉无显著变化。尿常规无异常,血 CR 140μmol/L,BUN 12 mmol/L。自述性情急躁,易发火。上方加沙参 30g,14 剂,续服巩固。

按语:脾肾俱虚,水瘀互结,法以平补为要,兼化水瘀,顾护胃气,清泻肺热治疗肾移植术后感染。慢性肾功能衰竭以夜间尿多为主要表现,该案患者年届八十,脾肾俱虚,水瘀互结。治疗以平补为主,兼化水瘀,缓图即可。

龙胆泻肝汤合知柏地黄汤治疗阳痿案

患者张某某,男,23 岁。2018 年 11 月 29 日就诊。

主诉:阴器不能勃起月余。

现病史:患者少时手淫,不能自已,已历近 10 年。自诉经常夜间易出汗,睡眠不佳,口苦、口臭,胡梦颠倒,耳鸣如蝉,会阴部潮湿,五心烦热,腰膝酸软,白天则头晕乏力。现结婚 1 个月余,阴器不能勃起,始终交合不能。在当地以肾虚给予壮阳药数种,反致咽痛、目红,阳痿却无起色。女方拟与之分道扬镳。追问病史,现仍有夜间自行勃起。即便婚后交合不能,但手淫则仍可使阴茎勃起、射精。来诊时患者形体消瘦,舌质红,苔薄黄腻,脉弦细数。

中医诊断:阳痿;证型:肝胆湿热,相火旺盛。

中医治则:治宜清热利湿,泻火滋阴。

中医方药:龙胆泻肝汤合知柏地黄丸加减,具体方药如下。

龙胆草 10g,黄芩 10g,柴胡 10g,栀子 10g,生地黄 15g,车前子 30g(包煎),泽泻 30g,当归 30g,甘草 10g,知母 10g,黄柏 15g,牡丹皮 12g,山药 15g,木香 6g,薄荷 10g(后下)。

7 剂,每天 1 剂,水煎取 400mL,分早晚温服。

嘱其暂时分居,每日以温水清洗会阴部,夜间入睡前两手心各握持芒硝 5g,取侧卧位。同时做好女方思想工作,勿再埋怨而加重其思想负担。

12 月 6 日二诊:自诉服药后夜间出汗减轻,可入睡,耳鸣好转,阴部潮湿大减,夜间自行勃起 1~3 次,舌质红,若薄白,脉弦细。既已见效,守前方去薄荷、栀子,加丝瓜络、路路通各 10g。7 剂。嘱其继续分居,手持芒硝而卧。

12 月 13 日三诊:诉二诊方服至 5 剂时,夜间频勃,违诫而合,合而成功双方满意。

按语:阳痿需分年龄、虚实,不可盖以虚证治之,务需详细观察。证属湿热者,需祛其邪,其阳事自举。本例患者青年新婚而阳痿,比较少见。审因察症,幼时手淫固然是因,但湿热、相火旺盛是根本,不可一概以虚证治之。阳痿之治,分清虚实,是其首务。未必俱是虚证,尤其青壮年者,湿热蕴结肝胆者并非少数。

归脾汤合真武汤治疗水肿案

患者梁某某,男,28 岁,农民,南阳人。2019 年 7 月 2 日就诊。

主诉:面黄、水肿、乏力 3 个月余。

现病史:3 个月前因面黄、水肿、乏力、鼻孔出血在某医院就诊,血常规示全血细胞减少,继行骨髓穿刺,髓象显示三系均重度增生不良,诊为再生障碍性贫血。给予输血、雄性激素、补血剂治疗,无明显好转。渐至气短乏力,面色苍白,动则气喘吁吁,双下肢水肿,按之凹陷,纳呆呕恶,目光无神。赴省某三级医院治疗半月,仍无显著好转。复因经济压力大,出院返故里姑息治疗,每周输血 200mL。现症:目无神,但欲寐,舌及眼睑结膜几无血色,苔光几净,脉沉细弱。

中医诊断:水肿;证型:气血俱虚,阳虚水泛。

中医治则:气血双补,温阳利水。

中医方药:归脾汤合真武汤加减,具体方药如下。

党参 30g,黄芪 30g,制附子 10g(先煎),白芍 15g,茯苓 30g,焦白术 15g,当归 15g,炙甘草 10g,远志 10g,泽兰 15g,泽泻 15g,牛膝 30g,砂仁 10g(后下),陈皮 10g,生姜 10g。

7 剂,每天 1 剂,水煎取 400mL,分早晚温服。

7 月 9 日二诊:上方服后双下肢水肿明显减轻,乏力较前略有好转,纳食见增。舌脉仍同前诊。既见好转迹象,当守方更进。前方再予 7 剂。

7 月 16 日三诊:双下肢水肿消退,按之无凹陷,但时有双小腿抽筋。舌质淡,苔薄白滑,脉细弱。水湿既去,气血仍亏虚至甚。下一步行补气养血之法,应着重培补后天,以资化源;同时肾元之亏,亦当兼顾,以期气血化生,先后天互资,缓而求效。

黄芪 50g,党参 15g,当归 15g,白术 15g,茯苓 15g,陈皮 10g,巴戟天 15g,淫羊藿 15g,肉桂 4g,砂仁 6g(后下),白芍 15g,炙甘草 10g,太子参 15g,龙眼肉 15g,木香 10g。

30 剂,每天 1 剂,水煎取 400mL,分早晚温服。

7 月 22 日四诊:自诉服前方后纳食大增,水肿未再发作,较前精神明显好转,面虽苍白,已略见滋润有神。改每周输血 1 次为每 2 周 1 次。舌质淡,苔薄白,脉弦细。投方平和而效,嘱其守方缓图,再予前方 30 剂。必要时仍不定期给予小量输血配合。

按语:再生障碍性贫血用补法,宜据其有无病理产物而定。本案虚而水湿泛滥,故起初气血双补与温阳利水并施。待水湿俱除,补气养血与温阳益肾同治,更时刻顾护胃气,后天得滋,方有生机。然毕竟顽症深重,一则缓以图效,二则配合小量输血很有必要。故再生障碍性贫血,有病理产物时,扶正务必邪去大半,施补之时,宜先后天兼顾,保持中州之运健行。

真武汤治疗腰酸案

患者陈某某,男,33岁。2019年4月19日就诊。

主诉:腰酸沉8年余,胸闷4个月。

现病史:患者来诊时诉腰酸沉8年,曾排除腰椎间盘突出、腰肌劳损等疾病,一直治疗,效差。曾服方药:清半夏30g,黄芩10g,黄连3g,干姜12g,黄芪60g,白术15g,防己20g,制附子12g(先煎),甘草20g。服药100余剂腰酸沉减轻,但胸闷不好转。现腰酸沉又发作,下肢酸,脚心不可名状之不适,背发紧,肩胛内侧沉,头蒙,饮水多,喜热水。大便不成形,每天3～4次,小便黄,尿浊,阴囊潮湿,性欲减退。舌黯红,苔根黄厚腻,脉沉滞略数。

中医诊断:少阴病;证型:少阴阳衰,水气内盛。

中医治则:温补肾气,振奋胸阳。

中医方药:真武汤加减,具体方药如下。

茯苓15g,生白芍10g,炒白术10g,制附子15g(先煎),桂枝10g,鹿角霜10g,炙甘草6g,生姜10g。

15剂,每天1剂,水煎取400mL,分早晚温服。

按语:《伤寒论》云:"少阴病,二三日不已,至四五日,腹痛,小便不利,四肢沉重疼痛,自下利者,此为有水气,其人或咳或小便不利……真武汤主之。"结合此案而言,患者腰腿酸沉,背部沉,大腿部湿,此水湿内停之证,再结合其性能力差,可知此为少阴阳衰,水气内盛,故投以真武汤,加桂枝以振奋胸阳而解胸闷,鹿角霜以通督脉而补肾,经方之运用识证尤为重要!

八正散治疗热淋案

患者乔某某,女,55岁。2019年3月1日就诊。

主诉:小便刺痛1个月余。

现病史:小便刺痛,小腹至尿道疼痛,小便灼热感,不黄,大便成形,排不净感。左下腹胀。舌红,苔厚白腻,脉细。

中医诊断:淋证;证型:湿热下注。

中医治则:清热利湿通淋。

中医方药：八正散加减，具体方药如下。

栀子 10g，当归 10g，生白芍 15g，赤茯苓 15g，生黄芪 15g，瞿麦 30g，海金沙 15g（包煎），石韦 30g，乌药 6g，生甘草 6g。

10 剂，每天 1 剂，水煎取 400mL，分早晚温服。

2019 年 3 月 11 日二诊：服上方 30 剂，效可。现症：小便刺痛，小便时小腹坠胀、灼热感减轻，左少腹憋胀感，舌红苔黄厚腻，脉沉滞。

栀子 10g，当归 10g，赤芍 15g，赤茯苓 15g，山茱萸 10g，全瓜蒌 30g，瞿麦 30g，桂皮 3g，怀牛膝 10g，琥珀 3g（冲服），干地龙 10g，生甘草 6g。

10 剂，每天 1 剂，水煎取 400mL，分早晚温服。

按语：《时方歌括》曰："五淋散用草栀仁，归芍茯苓亦共珍，气化原由阴以育，调行水道妙通神。"他医见小便黄赤，小便刺痛或曰心火下移膀胱或曰膀胱湿热，气化不利，而不知肾主二阴，肾阴亏虚，相火旺，也可致膀胱气化不利，而有小便黄赤、刺痛之证。正如陈修园所说"化源不清，非决渎之失职，若以八正、河车、禹功、济川等剂治之，五脏之阴虚，太阳之气化绝矣。而气化原由阴以育，故用归、芍滋肝阴，以安下焦之气，而五脏阴复，则太阳之气自化，膀胱之水洁矣"。复诊时诉灼热感减轻，原则不变，加怀牛膝 10g，琥珀 3g（冲服），地龙 10g。继服 10 剂。

归脾汤治疗尿血案

患者史某某，男，66 岁。2019 年 3 月 7 日就诊。

主诉：小便色红十余年，加重 3 个月。

现病史：小便颜色红，量不多，色鲜红，每 2 天发作 1 次，不觉疼痛。平日小便较频，尿不尽，纳眠可，大便不干，舌淡红，苔白滑，苔根部厚，脉细弱。诉 10 年前无诱因出现小便后色红，曾就诊于某医院，诊为前列腺增生，其余各项检查均无明显异常，曾服中药（不详），症稍减，后未再犯，近 3 个月来又发。

中医诊断：血证，尿血；证型：脾不统血。

中医治则：补中健脾，益气摄血。

中医方药：归脾汤加减，具体方药如下。

党参 10g，生黄芪 30g，炒白术 10g，炒酸枣仁 15g，桑叶 15g，竹茹 15g，地榆炭 20g，小蓟炭 30g，栀子炭 10g，茜草炭 10g，煅乌贼骨 20g（先煎），血余炭 10g，蒲黄炭 10g（包煎），炙甘草 6g。

10 剂，每天 1 剂，水煎取 400mL，分早晚温服。

按语：《濒湖脉学》中言："火犯阳经血上溢，热伤阴络下流红。"热邪主阳，主动，流窜经络血脉则迫血妄行，引发各种出血症状。患者小便后出血属于"下流红"的表现,辨为血淋证,方选归脾汤合十灰散加减治之。十灰散中清热凉血药炒炭用之,既可清泄血分邪热,又因诸寒凉之药炒炭后性偏温和,使血行常道而免其瘀滞。考虑患者病程已久,年事已高,且小便常不畅,虚象已现,用归脾汤之方义,脾气健则统摄有权而使血不妄行,又佐以桑叶、竹茹以及地榆炭,此三味药为余临床喜用药对,以发挥其清通之功。

黄芪甘草汤治疗劳淋案

患者孟某某,男,48岁。2019年3月12日就诊。

主诉:小便不利3年。

现病史:患者每次排尿需用很大力气才能挤出,尿线很细,尿后仍有尿意,西医诊为尿道狭窄,曾扩尿道4次,病仍如故,来诊时六脉乏力,舌苔无大异常,询其小便不黄,但尿道有疼感。

中医诊断:淋证,劳淋;证型:脾肾亏虚。

中医治则:补脾益肾。

中医方药:黄芪甘草汤合芍药甘草汤加减,具体方药如下。

生地黄45g,生白芍30g,怀牛膝15g,地龙9g,琥珀3g(冲服),海金沙15g(包煎),生甘草12g。

7剂,水煎服,每天1剂,水煎取400mL,分早晚温服。

2019年3月19日二诊:上方服7剂,小便顺畅,此邪已去,正气虚,嘱多服下方:生黄芪45g,生甘草12g。

按语:"膀胱者,州都之官,津液藏焉,气化则能出矣"。患者年老气虚,气化无力,又因虚致瘀,水道失调,蕴而化热,故而泾溲不利,且有淋痛之象,此为虚中挟实之候,非八正、五苓辈所能为治,故以黄芪甘草汤合芍药甘草汤峻补其气而益阴缓急,以治其本;牛膝、琥珀、地龙、海金沙活血通络,牛膝、地龙相伍,为治小便淋漓之佳品,清化湿热,只要配伍得当,疗效颇佳。

黄芪甘草汤治疗气淋案

患者,党某某,女,72岁。2019年3月19日就诊。

主诉:劳累后小腹胀、小便急6个月余。

现病史:6个月前因感冒后出现尿路感染,治疗后出现上述症状,站立、走路多以及劳累后小腹胀,小便急、频,口干欲饮,咽干,身疲乏,头晕,眼困不欲睁,后背酸困,大便不干,纳眠可。舌质红,边有齿痕,苔白,脉细。诊断为气淋,属气虚下陷证。气虚气化无力,小便开合失度,频而无力,劳累后加重,但尚有余热不尽。

中医诊断:淋证,气淋;证型:气虚下陷。

中医治则:补气清热。

中医方药:黄芪甘草汤加减,具体方药如下。

生黄芪 30g,生甘草 10g,知母 15g,麦冬 30g,竹叶 10g。

6 剂,每天 1 剂,水煎取 400mL,分早晚温服。

2019 年 3 月 25 日二诊:服上药乏力明显好转,小腹不胀,小便急亦减轻,仍有头不清醒感,目眩,咽干欲饮。舌质红,苔薄白,脉细。原方增养阴清热之品。

上方加菊花 10g(后下),桑叶 10g,地骨皮 10g,生地黄 10g。

10 剂,每天 1 剂,水煎取 400mL,分早晚温服。

2019 年 4 月 4 日以其他疾病来诊,告服上方后,病愈。

按语:患者年过古稀,因感冒导致淋证。劳累或久站后小腹胀,尿急,尿频,但无尿痛,属气虚下陷、气化无力之气淋,口干多饮,咽干,为余热不尽,阴伤之象。故以黄芪甘草汤补气升提,知母、麦冬、竹叶滋阴清热,合导赤散,加知母泻君相之火并滋阴,亦澄其本源。在辨证中注意其"隐",即隐有余热不居之邪,若专主补气升提,恐余热难去,病情迁延。加菊花清其头目,桑叶合地骨皮有泻白散之意,可清水之上源。合导赤散、泻白散意在澄源洁净。总之,治疗本证的着眼点是补其气,滋其阴,清其热。若专主补气或专主清热,皆主其当。

导赤散治疗遗精案

患者,窦某某,男,21 岁。2019 年 3 月 23 日就诊。

主诉:遗精 3 年余。

现病史:患者诉遗精,时频繁,时止。有时 4~5 天 1 次,有时半个月 1 次,若白天劳累或运动,则夜间遗精次数多,遗精后则纳食差,身乏倦怠,腰部空空不适,眠差,多梦易醒,入睡慢,夜尿 2~3 次,发黄有泡沫,大便成形,1 天半 1 次,口干但不欲饮。舌质淡黯,齿痕胖大,苔黄厚,脉较数。既往有手淫之不良习惯。

中医诊断:遗精;证型:心肝郁热。

中医治则:清心,凉肝,固肾。

中医方药:导赤散加减,具体方药如下。

生地黄 15g,竹叶 10g,通草 6g,牡丹皮 10g,生白芍 20g,灯心草 3g,芡实 30g,金樱子 10g,五味子 10g,麦冬 20g,泽泻 10g,盐黄柏 6g,砂仁 3g(后下),生甘草 6g。

10 剂,每天 1 剂,水煎取 400mL,分早晚温服。

按语:此案是较为典型的治疗遗精用药思路的病案之一。遗精者,有因心肝火旺,有因湿热下注,有因劳心过度,有因肾气不固。然而临床患者症状表现往往错综复杂,故治疗时切不能胶柱鼓瑟,以方套病,就本案而言,患者有遗精次数频繁、脉数之症,《黄帝内经》云:"主明则下安,主不明则十二官危。"此久遗且脉数之症,正是心火偏盛,君主不明之象,故以导赤散,以清心火;长期手淫是肝疏太过,以白芍敛之、牡丹皮泄之,同时久遗之病,肾虚不固,方中用水陆二仙丹、封髓丹收涩之,此案中选方要准确,用药要精当,要重视生克乘侮脏腑关系。

补中益气汤治疗阴茎痛案

患者张某,男,47岁。2019年4月11日就诊。

主诉:小腹胀伴生殖器疼痛5个月余。

现病史:肚脐以下不适,难以明言,腰痛,手足指关节痛,生殖器疼痛,体倦乏力,身困,纳可,嗜睡,二便调,口唇色黯红,舌淡红,苔白腻,脉沉滞。患者5个月前因不洁性行为出现小腹胀,生殖器疼痛,在某医院给予抗生素治疗后,上述症状好转,劳累在同房后复发,伴发热(37.2～37.5℃)。2019年2月经另一医院抗生素治疗后效果不明显,2019年3月9日行精索静脉曲张高位结扎术。

中医诊断:阴茎痛;证型:中气不足。

中医治则:补中益气。

中医方药:补中益气汤加减,具体方药如下。

党参15g,生黄芪30g,炒白术6g,当归10g,陈皮10g,升麻6g,柴胡6g,制香附6g,川楝子6g,醋延胡索10g,炙甘草6g,生姜3片,大枣3枚为引。

10剂,每天1剂,水煎取400mL,分早晚温服。

2019年4月21日二诊:服上方10剂,身体困乏已减轻,已不发热但精神困倦,眠差,纳可,二便调。小腹、阴囊、胳膊上筋脉疼痛,颈、背部疼痛,因久用抗生素,已有多种抗生素抗药。舌淡红,苔白厚腻,有齿痕,脉沉滞。

柴胡10g,生白芍10g,当归10g,炒白术10g,茯苓10g,薄荷3g(后下),制香附10g,木瓜30g,生薏苡仁30g,连翘10g,生甘草6g。

10剂,每天1剂,水煎取400mL,分早晚温服。

按语:此系中气下陷,兼有肝气郁滞所致。患者平素体倦乏力、身困,一派气虚之象。每遇房劳、工作后出现发热,小腹坠胀,为脾胃气虚,中气下陷所致。以补中益气汤甘温除热,升阳举陷。补中益气汤是李东垣名方之一,系遵《黄帝内经》"劳者温之,损者益之"之意,为脾胃气虚、中气下陷所致之证而设。李东垣在《脾胃论·饮食劳倦所伤始为热中论》指出"脾胃气衰,元气不足",会导致阴火内生,并提出"惟当以辛甘温之剂,补其中而升其阳,甘寒以泻其火"的治疗原则。生殖器,又称"宗筋",《素问·厥论》:"前阴者,宗筋之所聚,太阴阳明之所合也。"薛己在《明医杂著·卷三》按语中说:"阴茎属肝之经络,盖肝者木也,如木得湛露则森立,遇酷暑则萎悴。"故以补中益气汤温养脾胃,生化气血以濡养,再以制香附、川楝子理气止痛。患者仅服上方十余剂,发热止,诸症减。

四妙散治疗水肿案

患者,胡某某,男,55 岁。2019 年 4 月 9 日就诊。

主诉:双下肢肿胀 10 年。

现病史:双下肢肿胀,活动后加重,下肢静脉曲张,皮肤色素沉着,腹部静脉曲张。平时怕冷,纳可,喜甜,小便经常色黄。患者既往有肝硬化病史 8 年。工作原因长期蹲位,下肢静脉曲张,舌黯淡,苔薄黄,脉沉弦。

中医诊断:水肿;证型:湿热蕴结。

中医治则:清热利湿,利水消肿。

中医方药:四妙散加减,具体方药如下。

益母草 30g,茯苓 15g,牡丹皮 10g,浙贝母 10g,木瓜 30,薏苡仁 30g,赤小豆 30g,白茅根 30g,鸡内金 6g,黄芪 15g,焦栀子 10g,生麦芽 15g。

10 剂,每天 1 剂,水煎取 400mL,分早晚温服。

2019 年 4 月 19 日二诊:双下肢肿胀减轻,按之凹陷不易起。恶心,大便偏稀,小便黄,舌黯胖,苔薄黄,脉沉滞。

炒苍术 10g,黄柏 10g,薏苡仁 30g,木瓜 30g,益母草 30g,白茅根 15g,牡丹皮 10g,赤小豆 30g,黑栀子 10g,鸡血藤 30g,生地黄 30g,通草 3g。

15 剂,每天 1 剂,水煎取 400mL,分早晚温服。

按语:《素问·至真要大论》曰:"诸湿肿满,皆属于脾。"本病为湿热互结并脾气虚,治宜化瘀利水消肿,益气健脾除湿。方中益母草活血化瘀,利水消肿;木瓜、薏苡仁健脾除湿;赤小豆、白茅根清热利湿;黄芪健脾益气,利水消肿;黑栀子凉血止血;鸡内金、炒麦芽健脾消食,以助化源。二诊自述服上方第 4 剂时双下肢肿甚,10 剂全部服完后水肿轻,宗上法,继续以活血化瘀、利水消肿、清热利湿通络之法治之。

胃苓汤治疗水肿案

患者袁某某,男,6 岁。2019 年 5 月 10 日就诊。

主诉:水肿 3 天。

现病史:患儿数天来不明原因从下肢开始水肿,很快全身皆肿,两眼肿得合缝,尿常规仅有 1 个脓球,余皆正常,西医按肾炎给药无效。诊见患儿全身皆肿,尤以面部和下肢为重,腹胀满,叩之如鼓,此乃湿、食、水、热互结之证。

中医诊断:水肿;证型:湿热壅盛。

中医治则:健脾清热燥湿。

中医方药:胃苓汤加减,具体方药如下。

炒苍术 6g,炒白术 6g,大腹皮 9g,泽泻 6g,麻黄 4g,神曲 9g,炒麦芽 9g,炒牵牛子 6g,炒莱菔子 9g(包煎),黄芩 6g。

2 剂,每天 1 剂,水煎取 400mL,分早晚温服。

5 月 12 日二诊:上药服后,肿消大半,腹肿也大减,又以上方 2 剂,后追方痊愈。

按语:《素问·至真要大论》曰:"诸湿肿满,皆属于脾。""诸胀腹大皆属于热。""诸病有声,鼓之如鼓,皆属于热。"患儿不但身肿,腹亦胀满,而且起病较急,又无发热,知非外感,应是湿、食、水、热互结于中之实证。实则泻之,故以健脾、燥湿、消导,佐以清热为治。方中用麻黄宣发肺气,使上焦得宣,中焦得畅,下焦得利。

桂枝汤治疗水肿案

患者,谢某某,男,66 岁。2019 年 5 月 6 日就诊。

主诉:水肿 3 年。

现病史:自述水肿已 3 年,其特点是忽肿忽消,有时上午肿下午消,有时肿数天方消,也可十多天不肿,每遇冷水可引起水肿,水肿时全身有明显的肿浮之象并发胀,但按之不凹陷。曾多次化验检查,未发现异常,多方治疗无效,舌苔厚腻,脉急缓,臂有时发麻,胃纳佳,二便正常。

中医诊断:水肿;证型:营卫不和。

中医治则:调和营卫。

中医方药:桂枝汤加减,具体方药如下。

桂枝 9g,白芍 9g,柴胡 9g,党参 9g,黄芩 9g,半夏 9g,生龙骨 30g(先煎),生牡蛎 30g(先煎),茯苓 15g,木瓜 24g,甘草 6g,生姜 9g,大枣 4 枚。

10 剂,每天 1 剂,水煎取 400mL,分早晚温服。

二诊:上方服 10 剂,至今只肿一次而且很轻,照上方去木瓜,加薏苡仁 30g,5 剂,水煎服,每天 1 剂。后追访已痊愈。

按语:此为营卫不和,三焦气化功能失调之证,故以桂枝汤调和营卫,小柴胡汤和解三焦,加茯苓、木瓜、薏苡仁以疏利之,加龙骨、牡蛎以潜镇之,气化复常,水肿自除。此证临床虽不常见,但亦偶可遇之,既不宜补又不宜攻,只有调和之法,方为正治。

桂枝汤合小柴胡汤治疗水肿案

患者蔡某某,女,32 岁。2019 年 5 月 25 日就诊。

主诉:全身水肿 1 年余。

现病史:全身不定时水肿已 1 年余,劳累后很快全身水肿,但很快消失,每天反复发作无数次,经当地医院检查,未发现异常,西医诊为血管神经性水肿,经中西医治疗无效,某医院诊为血管神经性水肿,用药亦无效,患者抱着一线希望,来我院就诊。患者体质尚可,舌苔薄白,舌质红润,脉稍乏力,饮食、睡眠、二便均正常,每次水肿发作时面色泛红,视其所持各种检查结果均正常,从其所服过的中药处方来看,不外乎健脾利水、行气和补气之类,细思其病之奇,乃首次遇见,从其发病情况看,应是营卫不和,三焦气化失调证。

中医诊断:水肿;证型:营卫不和。

中医治则:调和营卫,通利三焦。

中医方药:桂枝汤合小柴胡汤加减,具体方药如下。

桂枝 9g,白芍 9g,柴胡 9g,黄芩 9g,半夏 9g,党参 9g,生龙骨 30g(先煎),生牡蛎 30g(先煎),生姜 9g,大枣 3 枚。

3 剂,每天 1 剂,水煎取 400mL,分早晚温服。

二诊:上方服 2 剂半(因来诊前尚有一次未服),水肿发作次数大幅减少,在服完第 1 剂时即明显见效,照上方继服 3 剂。

三诊:水肿未再发作,嘱其照此方再服数剂,后患者来告知病情痊愈。

桂枝加葛根汤治疗水肿案

患者华某某,男,33 岁。2019 年 5 月 10 日就诊。

主诉:间断水肿 3 年。

现病史:患者 3 年来全身不能触碰,某处触碰,即在某处肿起,约数分钟自行消失。平时担水则肩肿,走路用力过重则脚肿,与人握手则手肿,跑快了脚即肿,因此,不能参加体力劳动。西医诊断为血管神经性水肿,先后曾到多家医院检查治疗,用过各种抗过敏药物,包括激素均无效,3年来为治疗此病花去不少钱,非常苦恼,失去了治疗信心。现患者抱着一线希望,来我院就治。经患者陈述后,当即在患者皮肤上划一下,又轻轻与他握一下手,该处很快就肿起来了。望其形体,有些虚浮(不是水肿),饮食、睡眠、二便均正常。诊毕之后,思之良久,此为营卫不和、三焦气化失常之候,遂给予桂枝加葛根汤合小柴胡汤。

中医诊断:水肿;证型:营卫不和。

中医治则:调和营卫,通利三焦。

中医方药:方用桂枝加葛根汤合小柴胡汤加减,具体方药如下。

桂枝9g,白芍9g,柴胡9g,黄芩9g,党参9g,姜半夏9g,丹参15g,葛根15g,龙骨30g(先煎),牡蛎30g(先煎),甘草6g,生姜9g,大枣4枚。

10剂,每天1剂,水煎取400mL,分早晚温服。

服至10剂时,已基本痊愈,全身虚浮之象已去,能走路,能干一些活。共服药20剂,现走路、干活都可以,两脚用力也无碍。

按语:本证无寒热,无痛痒,唯搔之则肿起,旋又消失,证候比较典型。小柴胡汤、桂枝汤虽没有这样的主治证,但从病的性质来说,是属营卫不和、三焦气化失调所引起,故用桂枝汤调和营卫,小柴胡汤调整三焦气化,加葛根解肌,丹参活血,龙骨、牡蛎以敛气,诸药合用,共奏阴阳协调,上下通和,表里畅达之功。

缩泉丸治疗遗尿案

患者梅某某,男,16岁。2019年6月15日就诊。

主诉:夜间尿床10年余。

现病史:从小遗尿至现在,夜夜不断,非常苦恼。

中医诊断:遗尿;证型:肾气不固。

中医治则:温肾纳气。

中医方药:缩泉丸加减,具体方药如下。

桑螵蛸20g,五味子12g,枸杞子15g,菟丝子20g,覆盆子20g,党参15g,熟地黄24g,制附子10g(先煎),益智仁15g。

10剂,每天1剂,水煎取400mL,分早晚温服。

上方连服10剂,前5剂效果不著,5剂后效果渐佳,已有10夜未有遗尿,继服上方以巩固之,后未再诊。

按语:遗尿与膀胱失约有密切关系,正如《素问·宣明五气》曰:"膀胱不利为癃,不约为遗溺。"《素问·脉要精微论》曰:"水泉不止者,是膀不藏也。"膀胱与肾相表里,膀胱的气化功能取决于肾气的盛衰,因此,遗尿不仅责之于膀胱,更要责之于肾。本患者年近弱冠,尚夜夜遗尿,知其不足,肾气亏虚,固摄无权所致,非补肾、温肾之剂,不能固其本,止其遗,本方之用,即在于此。

知柏地黄丸治疗精液带血案

患者许某某,男,35 岁。2018 年 11 月 5 日就诊。

主诉:发现精液带血 1 年。

现病史:精液带血,射精痛,阴囊也发炎,同时扁桃体发炎,时愈时止。晨起口黏,口苦,大便时干时稀,小便黄,舌胖大,苔黄厚腻,脉细。曾服中药治疗 2 个月缓解。现扁桃体发炎好转,但精液带血,射精隐痛,已半个月。血压高已 4 年,服药可控制,有高血压家族史。

中医诊断:血证;证型:阴虚火旺。

中医治则:滋阴清热。

中医方药:知柏地黄丸加减,具体方药如下。

生地黄炭 30g,山茱萸 10g,生山药 30g,泽泻 10g,牡丹皮 10g,茯苓 10g,知母 15g,黄柏 10g,地骨皮 30g,萹蓄 15g,瞿麦 15g,桑白皮 15g,生甘草 6g,黑栀子 10g。

10 剂,每天 1 剂,水煎取 400mL,分早晚温服。

2018 年 11 月 15 日二诊:服上药后精液带血较前明显减少,仅有几个针尖样大小的出血点。现扁桃体发炎,咽痛不甚,未发热,晨起口稍苦,纳眠可,二便可。舌质黯淡,舌尖瘀点,苔薄白,脉沉细。

生地黄炭 30g,竹叶 10g,通草 6g,桔梗 10g,金银花 10g,玄参 30g,知母 10g,黄柏 10g,黑栀子 10g,萹蓄 15g,瞿麦 15g,生甘草 6g。

10 剂,每天 1 剂,水煎取 400mL,分早晚温服。

2018 年 11 月 25 日三诊:服上方 10 剂,精液带血明显减少,颜色变黯,扁桃体不痛,偶有脓点,不发热,咽不痛,晨起口黏,稍苦,纳眠可,用药后大便黑色,小便可。舌质红,苔黄厚腻,脉细滞。

萹蓄 30g,瞿麦 30g,滑石 30g(包煎),栀子 10g,白茅根 30g,牡丹皮 10g,茯苓 10g,藿香 10g,竹叶 10g,生甘草 3g。

10 剂,每天 1 剂,水煎取 400mL,分早晚温服。

2018 年 12 月 5 日四诊:服上方 10 剂,效可。现精液带血现象消失,晨起口苦明显,稍黏。服药期间大便稀,色黑,每天 2 次,小便可。舌红,苔黄厚腻,脉细。

生地黄炭 30g,山茱萸 10g,生山药 30g,泽泻 10g,牡丹皮 10g,茯苓 10g,瞿麦 30g,萹蓄 30g,车前子 30g(包煎),桑叶 15g,竹茹 10g,丝瓜络 10g。

10 剂,每天 1 剂,水煎取 400mL,分早晚温服。

2018 年 12 月 15 日五诊:服上方 10 剂,效可。欲服药继续巩固。晨起口黏、稍苦,饮水不多,前胸后背起红色小疹,不痛不痒,二便调,眠可。舌淡红,苔黄厚腻,脉沉有力。

生地黄炭 30g,山茱萸 10g,生山药 30g,泽泻 10g,牡丹皮 10g,茯苓 10g,竹叶 10g,车前子 30g(包煎),瞿麦 30g,萹蓄 30g,栀子炭 10g,知母 10g,桑白皮 10g,地骨皮 10g。

10 剂,每天 1 剂,水煎取 400mL,分早晚温服。

2019 年 1 月 4 日六诊:服上方 10 剂,无明显不适,未再复发。现症:精液质稀,量少,阴囊夜间瘙痒明显,肛门也有瘙痒感,腰不酸痛,不怕冷,纳可,二便可,舌淡红,苔黄厚腻,脉细。

桑白皮 10g,地骨皮 10g,萹蓄 30g,瞿麦 30g,车前子 30g(包煎),滑石 30g(包煎),茯苓 30g,赤小豆 30g,当归 10g,生甘草 6g。

10 剂,每天 1 剂,水煎取 400mL,分早晚温服。

按语:患者主要症状为精液带血,结合扁桃体肿、口黏、口苦和小便黄等症状,可知患者为肝肾阴虚,相火妄动,损伤血络,扰动精室,遂致精液带血。治以滋阴降火,凉血止血,处以知柏地黄丸;又因热郁精室,清精室之热,可遵循《黄帝内经》"其在下者,引而竭之"的大法,用萹蓄、瞿麦、栀子、甘草,取《太平惠民和剂局方》立效散之意,以清泄下焦热结,给热邪以出路;又肺上通咽喉,方中用桑白皮、地骨皮有泻白散之意,且桑叶可降血压,地骨皮清胞中之热,治疗血热出血证,可谓一举三得。生地黄炒炭,栀子炒炭凉血又止血,标本兼治。二诊时患者精液带血已明显减少,咽痛变为主要矛盾,仍以滋阴降火、凉血止血为基础,侧重清热利咽。至四诊时患者已无精液带血症状,咽痛也得以缓解。至 2020 年 1 月回访,精液带血未曾复发。

参苓白术散加减治疗不育案

患者黄某某,男,36 岁。2019 年 4 月 8 日就诊。

主诉:不育 2 年。

现病史:患者 2017 年 3 月查精子活力差,服中药(大补类)后出现上火、口干、尿频、多汗等症,并出现消瘦快,后又查出血糖高,后停药加运动后恢复。现症:查精子活力不稳定,腹胀,纳可,纳后痞满,遗精早泄,眠可。有腹泻史,现大便基本可,小便偏黄。时觉易乏力,眼发干,易上火。既往乙肝病毒携带,脾肿大。2019 年 4 月 1 日查:肝实质回声增粗,胆囊壁毛糙,脾肿大。谷丙转氨酶 40U/L,总胆红素25.3 mmol/L,间接胆红素18.5 mmol/L。2019年4月8日查精子活动率为19.38%,活力不正常。舌质红,苔薄黄,脉细滞。

中医诊断:不育;证型:肝脾亏虚。

中医治则:健脾养肝。

中医方药:参苓白术散加减,具体方药如下。

党参10g,茯苓10g,炒白术10g,炒山药30g,炒白扁豆10g,炒薏苡仁15g,炒莲肉10g,车前子15g(包煎),菊花10g(后下),炒麦芽20g,生甘草6g。

10剂,每天1剂,水煎取400mL,分早晚温服。

2019年4月18日二诊:服上方20余剂,较平稳。现症:纳后稍痞满,上火、口干涩、遗精早泄缓解。眠可,大便可,小便黄。舌红,苔薄黄。

党参10g,北沙参15g,生山药30g,枸杞子12g,牡丹皮10g,赤芍10g,山茱萸10g,生地黄炭15g,郁金10g,醋延胡索10g,菊花10g(后下),金银花10g,生甘草6g。

10剂,每天1剂,水煎取400mL,分早晚温服。

2019年4月28日三诊:胃部隐痛,大便不成形,已不上火。

上方去菊花加炒神曲10g。

2019年5月8日四诊:服上方30余剂,效佳。现症:眼干涩,易红,左侧下牙龈肿痛,口干,近段时间脾气急躁。检查:精子完全液化,精子活动率34.2%,总体状态变好。纳可,眠可,二便可。舌尖边稍红,苔白腻,脉细滞。欲调理要子。

党参10g,炒白术10g,茯苓10g,生山药30g,枸杞子12g,山茱萸10g,生地黄炭15g,郁金10g,醋延胡索10g,桑叶10g,竹茹10g,丝瓜络10g,生白芍10g,生麦芽15g,生甘草6g,乌梅6g,茵陈10g。

10剂,每天1剂,水煎取400mL,分早晚温服。

按语:该患者主诉是不育,但不育原因在哪?细究之,有长期腹泻病史,乙肝病毒携带,脾肿大,肝功能异常。已服过不少补益药,但服补药后上火。又因腹胀,食后痞满,从健脾着手。因为脾气虚,气虚不能受纳,虚不受补,当补脾益气,参苓白术散加减,加菊花清热解毒,车前子利尿通淋,清利下焦湿邪。复诊时仍健脾、养肝、活肝为法。

自拟方治疗阳痿案

患者魏某某,男,49岁。2019年2月就诊。

主诉:乏力,性功能下降3年。

现病史:患者乏力,健忘,腰困,性功能下降,阴囊潮湿,头昏,耳鸣,纳眠少,口苦欲饮,大便黏滞不爽,脉较空豁。患者 10 年来应酬多,饮酒较多,每天 1 斤多,酒后加重,小便频急,时有尿热痛,面色黄黯乏光泽,舌质红。

中医诊断:阳痿;证型:湿热内阻,脾肾亏虚。

中医治则:清利湿热,补肾健脾。

中医方药:自拟方加减,具体方药如下。

苍术 10g,白术 10g,白扁豆 15g,山药 30g,山茱萸 15g,杜仲 10g,怀牛膝 10g,冬瓜仁 30g,薏苡仁 30g,连翘 15g,赤小豆 30g,车前子 30g(包煎),滑石 30g(包煎),生甘草 6g。

10 剂,每天 1 剂,水煎取 400mL,分早晚温服。

二诊:服上方 10 剂,诸症减轻,记忆力增强,大便好转,阴囊潮湿减轻,善太息,偶有心慌,口稍干苦,纳可,小便好转。舌质黯淡,苔中根黄厚腻,脉较空软。

苍术 10g,白术 10g,白扁豆 15g,山药 30g,枸杞子 15g,山茱萸 10g,杜仲 10g,怀牛膝 10g,淫羊藿 10g,党参 10g,黄芪 30g,连翘 10g,赤小豆 30g,陈皮 10g,生甘草 6g,车前子 30g(包煎)。

10 剂,每天 1 剂,水煎取 400mL,分早晚温服。

按语:中医治疗阳痿,多从补肾填精入手,然本案患者病因明确,乃长期过量饮酒所致,湿热内盛,因实致虚,且酒可生湿生热,湿热下注,困阻于脾,发为本病,因而治疗非补之所宜,当以荡涤湿热、去其旧垢为主,方能推陈生新。因此,以涤浊法为主,然病久必虚,故配以补益之品,收效甚好。

柴胡加龙骨牡蛎汤治疗耳鸣案

王某某,女,42 岁,南阳市人。

主诉:耳鸣半年。

病史:半年来不明原因出现两耳鸣响如蝉,伴头晕,心烦意乱,多梦失眠,在我院神经内科及耳鼻喉科诊断为神经性耳鸣,予以甲钴胺等药物治疗无效。苔白,脉弦滑。

中医诊断:耳鸣;证型:阳明、少阳合病兼痰饮。

中医治则:助枢清热化饮。

中医方药:柴胡加龙骨牡蛎汤,具体方药如下。

柴胡 12g,黄芩 10g,清半夏 10g,党参 10g,大黄 3g,龙骨 20g(先煎),牡蛎 20g(先煎),肉桂 10g,茯苓 20g,生姜 3 片,大枣 5 个。

7 剂,每天 1 剂,水煎服。

二诊:心烦有所减轻,耳鸣基本没有明显效果,患者诉噩梦多,偶有恶心,守方加半夏 20g，茯苓 20g，枳实 20g，7 剂，水煎服。

三诊：耳鸣有所减轻，睡眠较以前好。效不更方，再进 7 剂。

上方间断服药约 30 余剂而病愈。

按语：神经性耳鸣，西医治疗多效果不佳。该患者心烦当为阳明热，耳鸣病位在少阳，因此辨病为阳明少阳合病，苔白，脉滑弦为水饮内盛，因此用柴胡加龙骨牡蛎汤加减，二诊加半夏、茯苓以加强其利水化饮之功而获效。

龙胆泻肝汤治疗耳鸣案（一）

李某某，男，36 岁。

主诉：耳鸣，耳聋 2 周。

病史：2 周前因生气后出现耳鸣、听力下降，伴头晕目糊，口苦咽干，五心烦热，易怒，舌苔黄腻，脉细数。

中医诊断：耳鸣；证型：肝肾阴虚，肝胆火盛，热扰清窍。

中医治则：清少阳郁热，滋阴镇下。

中医方药：龙胆泻肝汤加减，具体方药如下。

龙胆草 24g，酒黄芩 24g，生地黄 30g，盐黄柏 24g，熟地黄 30g，生白芍 30g，灵磁石 30g（先煎），生石膏 30g（先煎）。

7 剂，每天 1 剂，水煎服。

二诊：药后诸症减轻，再进 7 剂，耳鸣、耳聋诸症痊愈。半年后随访未复发。

按语：老人耳鸣多虚，成人耳鸣多实，叶天士《临证指南医案卷八·耳部》曰："……肾窍开耳，胆络脉亦附于耳，凡本虚失聪治在肾，邪干窍闭治在胆，乃定例也。"徐灵胎评曰："耳聋之法多端，然大段不过清上镇下。"本例患者耳鸣耳聋，头晕目糊，五心烦热，皆属肾阴亏虚，虚热上扰，患者口苦咽干，易怒，当属肝胆火盛。方中龙胆草、黄芩、生石膏清肝胆郁热，镇静除烦，生地黄、熟地黄、白芍、黄柏、灵磁石滋阴镇下清虚热，灵磁石还有聪耳之功效。诸药合用，清上镇下，药证相符，故取效迅速。

龙胆泻肝汤治疗耳鸣案（二）

患者蒋某某，女，38 岁。南阳人。2018 年 8 月 9 日就诊。

主诉：耳鸣如蝉 6 个月余。

现病史：患者 6 个月来，两耳鸣响如蝉，昼夜不息，夜不得眠，伴眩晕、头重脚轻，烦躁易怒，几近崩溃。在当地医院检查，诊为神经性耳鸣，椎—基底动脉供血不足,给予谷维素、维生素、抗生素等治疗无好转,严重时曾数度以头撞墙。现症:耳鸣如蝉,昼夜不息,夜不得眠,烦躁易怒,头重眩晕,白带量多,黄浊腥臭,小便黄赤,大便秘结。舌质红,苔薄黄腻,脉弦细数。

中医诊断:耳鸣;证型:肝胆湿热。

中医治则:清热利湿,疏利肝胆。

中医方药:龙胆泻肝汤加减,具体方药如下。

龙胆草 12g,黄芩 30g,柴胡 12g,生地黄 30g,当归 30g,泽泻 30g,甘草 10g,栀子 10g,车前子 30g(包煎),黄柏 15g,石菖蒲 30g,白芷 10g,蝉蜕 10g,大黄 10g(后下),牡丹皮 12g,牛膝 30g。

7 剂,每天 1 剂,水煎取 400mL,分早晚温服。

8 月 16 日二诊:耳鸣有所减轻,夜间可入睡 1～2 小时,大便得通,头重、头晕得缓解,白带较前减少,精神转佳。上方去大黄、栀子,加葛根 30g,菊花 15g。7 剂。并嘱每日清洗外阴,注意卫生。

8 月 23 日三诊:耳鸣基本得到控制,夜间可以入睡 4～5 小时。但仍觉头部空虚眩晕,两目干涩,时有腰膝酸软,舌质红,苔薄白,脉细。观其湿热既去,本虚证现,考虑肝肾阴虚为主,故更方以杞菊地黄汤化裁。

熟地黄 24g,枸杞子 15g,山药 15g,山茱萸 15g,泽泻 30g,菊花 15g,牡丹皮 12g,石菖蒲 30g,牛膝 30g,茯苓 15g,丹参 20g,甘草 10g,麦冬 12g。

7 剂,每天 1 剂,水煎取 400mL,分早晚温服。

8 月 30 日四诊:诸症均去,唯余偶尔头晕、目涩,予杞菊地黄丸续服巩固治疗。

按语:耳鸣病机有虚有实,初起以祛实,继以滋肾为治。本例初起以邪实为主,以泻为治,继之本虚证见,滋补获效,终以丸剂巩固缓图。耳鸣因于湿热内蕴者较为常见,但其为标实。症情好转后,仍经审其病因,从根本着手调理。

（黄志华）

六君子汤治疗肾功能衰竭合并肺部感染案

患者王某,女,52岁,南阳人。2019年1月18日就诊。

主诉:反复发热、咳嗽半月余。

现病史:半月前受凉后出现发热(39℃)、咳嗽,门诊给予抗感染、退热、化痰止咳等药物治疗效果不佳,检查发现:鸟肠球菌阳性,氨苄西林、青霉素耐药。万古霉素、替考拉宁、利奈唑胺敏感,红霉素、利福平、庆大霉素、链霉素耐药。胸部正位片示:肺部感染。现症:神志清,精神一般,面色萎黄,咳嗽,咳白痰,气短,纳差,恶心,便溏,小便利,舌红苔黄白相间,脉浮细。既往有慢性肾功能衰竭(尿毒症期)6年,规律血液透析治疗;高血压病史5年余,现未服用药物,透析中频繁出现低血压现象。冠心病病史5年。

体格检查:T 36.8℃,P 84次/分,R 19次/分,BP 105/70mmHg。双下肢轻度水肿。影像诊断(南阳市中医院 2019.01.17):肺部感染。彩色超声诊断(南阳市中医院 2019.01.17):甲状腺两侧叶非对称性肿大,考虑符合结节性甲状腺肿超声改变。

中医诊断:咳嗽;证型:痰浊阻肺。

中医治则:化痰止咳,健脾补肺。

中医方药:六君子汤加减,方药如下。

半夏15g,陈皮15g,茯苓15g,党参18g,白术15g,紫菀15g,冬花15g,山楂15g,神曲12g,麦芽12g,炙甘草10g。

3剂,每天1剂,水煎取400mL,分早晚温服。

方中半夏燥湿化痰;陈皮行气;茯苓健脾利湿;党参、白术健脾;紫菀、冬花化痰止咳;焦三仙消食和胃;甘草调和诸药。

3剂尽,患者咳嗽、气短明显减轻。余慢性病治疗方案不变,嘱按时服药,定期复查。

按语:咳嗽首辨外感、内伤。患者外感后迁延不愈,用药后更致寒凉伏遏、肺气受损,且素体久病,遂转为内伤,辨为痰浊阻肺证,选六君子汤合消食和胃之药,以脾肺并补、燥湿化痰,兼鼓舞胃气。标本兼顾,肺气得复、宣降得益,痰消气顺咳止而获速效。

百合固金汤治疗咳喘案

患者樊某,女,81岁,南阳人。2019年01月30日就诊。

主诉:反复咳嗽、咳痰、气喘1个月余,加重3天。

现病史:1个月前受凉后出现咳嗽、咳痰,伴有胸闷、憋气,服用中药以及化痰解痉平喘、抗感染药物后症状改善,3天前受凉后再次出现咳嗽、咳痰、气喘,今为求进一步治疗来诊。现症:反复咳嗽、咳痰、气喘1个月余,加重3天,口干、口渴,睡眠一般,小便量正常,大便稍干,舌红无苔,脉细数。

既往病史:有肺结核、慢性支气管炎、冠心病、肾萎缩病史。

体格检查:T 36.7℃,P 82次/分,R 17次/分,BP 150/90mmHg。口唇轻度发绀,肺呼吸音粗,两肺底可闻及湿啰音,心浊音界向左下扩大,双下肢轻度水肿。

中医诊断:喘病;证型:气阴亏虚,风寒袭肺,痰湿内蕴。

中医治则:益气养阴,化痰止咳平喘。

中医方药:百合固金汤加减,具体方药如下。

百合30g,白芍15g,玄参15g,麦冬20g,生地黄15g,熟地黄15g,桔梗10g,知母10g,当归12g,茯苓15g,紫菀15g,款冬花15g,炙甘草10g。

7剂,每天1剂,水煎取600mL,分早晚温服。

方中百合、玄参、麦冬、白芍滋阴润肺;生地黄、熟地黄清热凉血滋阴;桔梗宣肺平喘;知母清下焦虚火;当归补血养血;茯苓健脾利水;紫菀、冬花化痰止咳;甘草调和诸药。患者诉门诊中药尚未服完,要求暂不予中药口服。

7剂尽,患者咳嗽气喘明显减轻,续用前方再服7剂巩固疗效,嘱按时服药,不适随诊,定期复查。

按语:喘证病位主要在肺肾,患者肺肾气阴亏虚,气化功能失调,肾气不纳、肺气上逆而成喘证,故以百合固金汤加减,金水相生、肺肾并补而取效。

二陈汤治疗肺部感染案

患者吕某,女,70岁,南阳人。2019年4月23日就诊。

主诉:咳嗽、咳痰、憋气1个月余,加重3天。

现病史:1个月前受凉后出现咳嗽、咳痰,伴有发热,在当地医院住院治疗,诊断为"肺部感染、慢性支气管炎急性发作",给予抗感染、化痰止咳、平喘等治疗后症状好转出院。3 天前受凉，咳嗽、咳痰较前加重，伴有发热、胸闷、憋气、纳差、恶心，为求中西医结合治疗，前来我院。现症：咳嗽、咳痰、憋气 1 个月余，加重 3 天，神志清，精神一般，咳嗽、咳痰，痰白量少，胸闷、憋气不能平卧，活动后加重，发热，纳差，恶心，睡眠差，二便正常，舌黯，苔白如积粉，脉沉弦。

既往病史：有高血压、冠心病、脑梗死病史。

体格检查：T 37.3℃，P 76 次/分，R 19 次/分，BP 130/70mmHg。口唇色黯，双肺呼吸音粗。

中医诊断：咳嗽；证型：痰湿蕴肺，气滞血瘀。

中医治则：宣肺化痰止咳，活血化瘀。

中医方药：二陈汤加味，具体方药如下。

半夏 15g，陈皮 12g，茯苓 15g，苍术 30g，麻黄 10g，杏仁 12g，款冬花 15g，紫菀 15g，苏子 15g，莱菔子 15g（包煎），白芥子 15g，僵蚕 12g，蝉蜕 10g，焦三仙各 15g。

7 剂，每天 1 剂，水煎取 600mL，分早晚温服。

方中半夏、陈皮燥湿化痰；茯苓、苍术健脾利湿；麻黄、杏仁宣肺平喘；款冬花、紫菀化痰止咳；苏子、莱菔子、白芥子降气化痰；僵蚕、蝉蜕抗过敏；焦三仙消食和胃。

7 剂尽，患者咳嗽减轻。嘱避风寒，按时服药控制血压，改善心功能，防止血栓，不适随诊，定期复查。

按语：治咳重在治痰，患者痰湿蕴肺、气滞血瘀，故以治痰要方二陈汤为基础方，佐以理气活血之药，使痰湿得化，气血得行，而取效。

二陈汤合三子养亲汤治疗慢性支气管炎案

患者纺某，女，57 岁，南阳人，2019 年 6 月 18 日就诊。

主诉：反复咳嗽、咳痰、喘息 40 余年，发作 2 个月，加重 1 周。

现病史：40 余年前受凉后出现咳嗽、咳痰、喘息，在当地医院诊断为"慢性支气管炎"，之后遇冷则发作，服用药物效果尚可。2 个月前受凉后出现咳嗽、痰黏难咯，胸闷、憋气，在当地医院给予中西药物（具体药物不详）治疗效果一般。1 周前上述症状加重，药物不能控制，今为求系统治疗前来我院，现症：反复咳嗽、咳痰、喘息 40 余年，发作 2 个月，加重 1 周，精神差，面色晦暗，胸闷、憋气活动后加重，咳嗽、咳痰，痰黏难咯，纳差，腹胀，口干、口苦，大便稍干，舌红，苔黄，脉细数。

既往病史：坐骨结节囊肿术后。

体格检查：T 36.7℃，P 74 次/分，R 17 次/分，BP 140/100mmHg。桶状胸，双肺呼吸音粗，两肺满布干啰音，锁骨上窝、胸骨上窝吸气时凹陷，心前区无隆起，未触及震颤,心浊音界向左下扩大。

辅助检查:床旁心电图示正常窦性心律,心率74次/分,部分导联ST-T改变。

中医诊断:喘证;证型:肺肾亏虚,痰浊淤阻。

中医治则:补益肺肾,宣肺化痰止咳。

中医方药:二陈汤合三子养亲汤加减,具体方药如下。

半夏15g,陈皮18g,茯苓15g,炙麻黄12g,杏仁10g,僵蚕15g,蝉蜕9g,苏子18g,前胡10g,桂枝6g,厚朴15g,当归12g,莱菔子12g(包煎),白芥子9g,延胡索30g,焦三仙各15g,炙甘草9g。

3剂,每天1剂,水煎取400mL,分早晚温服。

方中半夏燥湿化痰降逆;陈皮行气宽中化痰;茯苓健脾利水;麻黄、杏仁宣肺平喘;僵蚕、蝉蜕祛风解痉;苏子、莱菔子、白芥子化痰;前胡宣肺止咳;桂枝温中;厚朴行气;当归补血活血;延胡索活血化瘀;焦三仙消食和胃;炙甘草调和诸药。

二诊:神志清,精神尚可,诉胸闷、憋气现象好转,活动后稍有胸闷,右侧胁肋部胀满,饮食一般,平素易汗出,余无明显不适,舌淡,苔白,脉沉细。查体:双肺呼吸音粗,两肺底可闻及少量干啰音,双下肢无水肿。依据四诊情况辨病为喘证,辨证为肺肾亏虚、气机不利,治疗以补益肺肾、疏肝理气为法,方用补肺汤合苓桂术甘汤加减,具体方药如下。

党参20g,黄芪30g,麦冬15g,熟地黄15g,蝉蜕9g,五味子12g,紫石英10g(先煎),磁石10g(先煎),紫菀10g,款冬花10g,僵蚕15g,茯苓30g,桂枝15g,白术30g,山茱萸15g,山药15g,厚朴15g,焦三仙各15g,甘草10g。

7剂,每天1剂,水煎取400mL,分早晚温服。

方中党参、黄芪益气健脾;麦冬、熟地黄滋养肺阴;蝉蜕、僵蚕解痉平喘;五味子敛肺;紫石英、磁石平喘固脱;紫菀、款冬花化痰止咳;茯苓、桂枝、白术健脾利水;山茱萸、山药补肾填精;厚朴行气;焦三仙消食和胃;甘草调和诸药。

7剂尽,患者症状明显减轻。嘱按时服药控制血压,改善心功能,不适随诊,定期复查。

按语:患者肺肾亏虚、痰浊淤阻而成喘证,急则治其标,故以二陈汤合三子养亲汤先祛痰止咳,使肺气得以宣降,二诊时再以补肺汤合苓桂术甘汤加减以补益肺肾、温阳化饮、健脾利湿而取效。

射干麻黄汤治疗反复咳嗽案

翟某,女,60岁,南阳市人。

主诉:咳嗽1个月余。

病史:咳嗽1个月余,夜间加重,咽喉痒而稍红,痰白不多,胸闷,眠差。患者诉每年均有一到两次这样的反复咳嗽而久治不愈,怕冷明显,手足凉。舌淡苔白,脉沉弦。

中医诊断:咳嗽;证型:太阴虚寒,水饮兼外寒。

中医治则:散寒温中化饮。

中医方药:射干麻黄汤加减,具体方药如下。

射干 10g,麻黄 12g,紫菀 15g,款冬花 15g,干姜 15g,细辛 9g,半夏 18g,五味子 6g。

7 剂,每天 1 剂,水煎,分早晚温服。

二诊:患者诉服上方第 4 天咳嗽就明显减轻,夜间睡眠好转。给予苓甘五味姜辛夏杏汤 5 剂以巩固疗效。

按语:该案咳嗽时间较长,但仍外有怕冷,夜间加重为内有寒饮,符合外寒轻而内寒饮重的射干麻黄汤证,故给予射干麻黄汤 7 剂而获效。抓住"畏寒怕冷"这一主症,得其要领,故识证之际,得其主证主感是其关键。

大柴胡汤治疗咳喘案

王某某,男,70 岁,南阳人。

主诉:反复咳喘 10 年,加重半个月。

病史:10 年前出现咳嗽、咳喘,后逐渐加重,反复住院,给予抗感染、化痰止咳等药物治疗,后逐渐出现咳嗽、咳喘发作次数增多,每次住院时间延长,在多家医院诊断为慢性支气管炎合并肺气肿。此次受凉后出现咳嗽、咳喘、憋气,不能平卧。现症:体格壮实,面红,气喘憋闷,动则加剧。痰不多,无恶寒、心悸等症,便秘。舌黯,苔白,脉弦而有力。

中医诊断:喘证;证型:少阳阳明兼痰瘀。

中医治则:和解少阳,攻下阳明,兼化瘀。

中医方药:大柴胡汤加减,具体方药如下。

柴胡 12g,黄芩 10g,半夏 10g,大黄 6g,赤芍 20g,白芍 20g,肉桂 10g,茯苓 20g,丹皮 10g,桃仁 10g,枳实 20g,干姜 5g,大枣 5 个。

7 剂,每天 1 剂,水煎服。

二诊觉大便稍有好转,余无变化。守方 7 剂。

三诊气喘憋闷有减,大便通畅,食欲可。守上方 7 剂。

患者前后共服用约 30 剂药,咳喘症状明显减轻,自觉胸闷、憋气明显减轻。

按语:大柴胡汤虽然不治咳喘病,方中也没有治疗咳喘的药物,但是辨证应用确有疗效。该案患者长期便秘,肺与大肠相表里,腑气不通则肺气难宣,因此应用大柴胡汤以和解少阳枢机,清阳明里热,腑气通则肺气自宣,不治肺而肺自治。此例提示大家临床千万不可见喘就平喘治喘,当辨清其发喘之根本原因。

小青龙汤治疗咳嗽案

王某,女,46 岁,卧龙区人。

主诉:反复咳嗽两年余。

病史:患者反复咳嗽两年余,自觉腹中有寒气上涌而咳,痰少,痰质稀白,时有发灰,稍饮凉水便可引发咳嗽。纳可,喜热饮,腹部怕凉,大便不爽,曾服三仁汤无效。舌质红,苔微黄腻,脉弦数。

中医诊断:咳嗽;证型:寒饮伏肺,化热作咳。

中医治则:散寒宣肺化痰。

中医处方:小青龙汤加减,具体方药如下。

炙麻黄 3g,桂枝 6g,白芍 15g,五味子 6g,干姜 3g,法半夏 6g,生石膏 15g(先煎),黄芩 10g,杏仁 10g,桔梗 10g,桑白皮 10g,炙甘草 6g,茯苓 12g,浙贝母 10g,知母 10g,炙紫菀 10g。

7 剂,每天 1 剂,水煎服。

二诊:药后咳减,痰多易出,继以此方少佐补益脾胃、培土生金之药治疗 3 周而愈。

按语:小青龙汤乃仲景治疗支饮、溢饮、肺胀等的常用方剂。方中麻黄、桂枝发汗解表,宣肺止咳;白芍配桂枝调和营卫,祛风散邪;干姜温肺暖脾,细辛化饮通痹,二药合用温肺化饮;半夏燥湿祛痰,蠲饮降浊;五味子敛肺,芍药益阴,并为佐制;炙甘草调和诸药。本方在立法上散寒化饮,表里兼治;配伍上采用辛散温通,佐用酸收甘缓,即寓助卫护营于温通发散之中,具有温散而不伤气津的特点。大凡感冒、咳喘,内有寒饮,有表证或者无表证者均可选用,现代常用本方加减治疗慢性支气管炎、支气管哮喘、老年肺气肿等属外寒内饮者。阎艳丽教授临证使用本方常喜用轻剂,盖肺为华盖,其位最高,取"治上焦如羽,非轻不举"之意。

麻杏石甘汤治疗鼻渊案

齐某某,男,38 岁,南阳人。

主诉:头痛,头晕,流黄色脓鼻涕 1 年。

病史:1 年前感冒后出现头痛,头晕,流黄色脓鼻涕,服抗生素等药物减轻,稍有感冒则加重。当地医院诊断为慢性鼻窦炎,服鼻炎宁冲剂无效。形体粗壮,鼻涕黄而黏稠不易出,舌苔黄腻,脉滑数。

中医诊断:鼻渊;证型:肺热鼻窍不通。

中医治则:清肺通窍。

中医方药:麻杏石甘汤加味,具体方药如下。

麻黄 5g,杏仁 10g,生石膏 25g(先煎),黄柏 10g,栀子 10g,连翘 30g,辛夷 20g(包煎),桔梗 10g,甘草 6g。

7 剂,每天 1 剂,水煎服。

二诊,头痛鼻塞好转,涕转清易出,守上方续服 7 剂。

三诊,鼻塞无、头痛、头晕无,脓鼻涕消失。

按语:麻杏石甘汤为《伤寒论》之清热平喘方。以此方合栀子柏皮汤、桔梗甘草汤治疗那些流黄色脓涕的鼻窦炎,只要符合肺热、肺气不宣者皆有良效。

半夏泻心汤治疗喘证案

患者冯某,男,52 岁,南阳人。2018 年 10 月 8 日就诊。

主诉:纳差、乏力 1 个月余,胸闷、气喘、憋气 6 小时。

现病史:1 个月前因纳差、乏力,在当地医院检查发现肾功能异常,后转入我院建立临时透析通路,规律血液透析(每周 3 次)。患者 6 小时前无明显诱因出现胸闷、憋气,逐渐加重,家属紧急将患者送入我院。现症:胸闷,气喘,纳差,乏力,尿少,大便干,舌红少津,脉沉。

既往病史:有糖尿病、高血压、脑梗死病史。

体格检查:T 36.3℃,P 108 次/分,R 18 次/分,BP 150/92mmHg。双肺呼吸音粗糙,两肺底可闻及明显湿啰音,心率 108 次/分,律齐。双下肢重度水肿。

中医诊断:喘证;证型:肺肾亏虚,气阴两伤。

中医治则:益气养阴,补肺健脾益肾,利水化瘀。

中医方药:益胃汤合半夏泻心汤加减,具体方药如下。

麦冬 30g,生地黄 15g,沙参 30g,玉竹 30g,砂仁 9g(后下),白术 40g,党参 15g,茯苓 15g,陈皮 12g,厚朴 15g,海螵蛸 15g,瓦楞子 12g(先煎),清半夏 18g,泽泻 12g,黄芩 10g,柴胡 12g,焦三仙各 18g,炙甘草 6g。

7 剂,每天 1 剂,水煎取 400mL,分早晚温服。

方中麦冬、地黄、沙参、玉竹滋养胃阴;砂仁化湿醒脾;白术、党参、茯苓健脾益气;陈皮、厚朴行气宽中;海螵蛸、瓦楞子制酸止痛;半夏、泽泻化湿降逆;柴胡、黄芩清肝胆之热;焦三仙消食和胃;甘草调和诸药并益气。

西医以血液透析、吸氧、降压、补钙、调脂、抑酸、护胃等综合对症治疗为主。

7剂尽,患者胸闷明显减轻,纳食可,余无不适。治疗方案不变,嘱按时服药,不适随诊,定期复查。

按语:喘证首辨虚实,患者病种较多,素体亏虚,纳差1个月余,脾胃亏虚较甚,脾胃乃水谷精微之源,一身气血赖以滋生,今进食大减,气阴虚损,故以益胃汤复胃之气阴,以半夏泻心汤恢复中焦之升降。

金水六君煎合清气化痰汤治疗咳嗽案

武某某,女,65岁。2019年6月25日就诊。

主诉:咳嗽、咳痰不爽1个月余。

现病史:患者平素操劳繁忙,1个月前感冒后咳嗽,咳痰量少色白而不爽,经服抗炎、止咳、化痰中西药多种,无明显疗效。每咳嗽时必躬身努力、拍背痰方可咳出,但同时小便也随咳而出,每天3～5次,不得不频换衣裤,痛苦不堪。胸片示两肺纹理粗重紊乱,无占位性病变。血常规未见异常。形体较胖,舌质红,苔薄少而白,脉弦细。

中医诊断:咳嗽;证型:肺肾俱虚,痰浊阻肺。

中医治则:滋肾益肺,宣化痰浊。

中医方药:金水六君煎合清气化痰汤加减,具体方药如下。

熟地黄24g,当归30g,陈皮15g,半夏15g,茯苓30g,甘草15g,桔梗12g,远志10g,五味子30g,山茱萸30g,前胡12g,枳壳15g,鲜竹沥20mL(兑入),桑螵蛸15g,杏仁15g。

7剂,每天1剂,水煎取400mL,分早晚温服。

7月2日二诊:咳痰已利,尿随咳出现象仍有,但已减轻许多。因天气渐冷,苦于尿湿衣裤,故着重于益肾缩尿。前方去熟地黄、枳壳,10剂。加金匮肾气丸每次8粒(浓缩丸),每天3次配服。

7月12日三诊:咳嗽、咳痰得息,尿湿衣裤基本控制,但仍偶有出现。予麦味地黄丸、金匮肾气丸各8粒(浓缩丸)分别于早、晚服,以巩固疗效。

按语:久咳出现尿随咳出,在女性尤其老年人十分常见。其病机主要为肺肾气虚,摄纳无权。滋补肺肾是首务,化痰祛浊须并行。但临床也有病例治疗效果差者,应进一步详细检查,查明病因,从而治本。咳而溺出,膀胱咳即是。肺肾虚损,摄纳无权,其治不言而喻,若夹痰浊,一并处理。

(黄志华)

痛泻要方治疗腹痛案

患者王某某,男,19岁,南阳人。2018年8月30日就诊。

主诉:腹痛、腹胀1个月余。

现病史:患者系高三学生,因高考失利,成绩欠佳,内心不快,现焦虑失眠,自7月下旬以来,胃脘部胀满疼痛,反酸嘈杂,纳呆,稍进食则胀满加剧,精神紧张时胃痛发作,痛起入厕,入厕欲解,解则不畅。电子胃镜示:轻度胃食管返流,红斑渗出性胃炎。舌边红,苔薄黄腻,脉弦数。

中医诊断:胃脘痛;证型:脾虚肝旺,兼有郁热。

中医治则:抑肝扶脾,兼清郁热。

中医方药:痛泻要方加减,具体方药如下。

陈皮12g,白芍15g,白术15g,防风10g,太子参10g,厚朴6g,甘松15g,砂仁6g(后下),黄连4g,川贝母6g,枳实10g,茯苓15g,姜半夏12g,木香10g,桔梗10g,焦三仙各10g。

5剂,每天1剂,水煎取400mL,分早晚温服。

嘱咐其放松心情,自我开导,振作精神,从头再来。

9月4日二诊:胃脘部胀满已经明显减轻,但仍感食欲缺乏,二便已自调。观舌黄色褪,但仍白腻。此乃湿浊盘踞,加入芳香化湿之品以醒脾开运。

党参15g,茯苓15g,苍术15g,白豆蔻6g(后下),陈皮10g,白芍15g,防风10g,厚朴6g,薏苡仁15g,白术10g,藿香6g,槟榔10g,石菖蒲15g,鸡内金10g。

7剂,每天1剂,水煎取400mL,分早晚温服。

9月11日三诊:胃脘部胀满已经明显消失,但仍感食欲如常,二便自调,精神舒畅。舌苔薄白,脉弦细。续用香砂六君子丸每次10g,每天2次,缓缓调之。

按语:患者因高考失利,心情郁闷,渐渐致肝失疏泄,脾失健运,实乃肝脾不和,治当疏肝健脾,芳香化湿,同时做好心情疏导工作。

黄连汤治疗呕吐案

患者闫某某,女,55岁。2018年11月1日就诊。

主诉:呕恶、纳呆1个月余。

现病史:患者素体虚弱,患慢性胃炎、慢性肾盂肾炎、习惯性感冒、慢性支气管炎、慢性肾功能衰竭等多种疾病多年,贫血、高血压,多年中西药不断。近2周来恶心呕吐,饮食不进,不知饥,不欲食,嗳气吞酸,尤厌油腻气味。来诊时形体消瘦,少气乏力,面色萎黄,呕恶纳呆,时欲饮冷,但饮后则脘胀、腹痛、便溏,舌质红,苔薄黄,脉弦细弱。

中医诊断:呕吐;证型:脾肾虚寒,湿热蕴结。

中医治则:温脾降逆,清利湿热,寒热平调。

中医方药:黄连汤加减,具体方药如下。

黄连6g,干姜10g,姜半夏15g,党参30g,炙甘草6g,桂枝15g,吴茱萸3g,桔梗10g,藿香6g,竹茹10g,陈皮15g,枳壳15g,厚朴花10g,大枣15g。

6剂,每天1剂,水煎取400mL,分早晚温服。

11月7日二诊:呕恶减轻,可进少许流质食物,脘腹胀满有所缓解。前方去吴茱萸、厚朴花,加焦三仙各10g,制大黄3g。5剂,煎服法同上。

11月12日三诊:呕恶得止,腹胀消,已可进半流质饮食,食量接近正常,自感有力,精神好转。以香砂六君子汤化裁。

党参15g,白术10g,茯苓15g,炙甘草6g,半夏10g,陈皮10g,木香6g,砂仁6g(后下),桔梗10g,枳壳10g,焦三仙各10g,大黄2g,生姜3片。

7剂,每天1剂,水煎取400mL,分早晚温服。

11月19日四诊:饮食正常,诸症基本消失。嘱其在专科医师指导下精简所服药物,并以香砂六君子丸每次3g,每天2次,小量服之以善后。

按语: 肾病呕吐,病机复杂,每以寒热虚实错杂者多见,用仲景黄连汤虚实同治、寒热平调,常收佳效。本例患者长期服药,大量服药,致使药毒妨害脾胃运化功能,故表现虚实夹杂,寒热错综。立法补泻结合、寒热平调,选仲景黄连汤药证相符。值得注意的是,患者本来就呕恶纳呆,用药时一要改变常规服药方法,二要掌握药物轻清平和。病机复杂者,治要分清主次,补泻结合,寒热兼顾。

柴胡疏肝散合四君子汤治疗胃脘痛案

患者袁某某,男,32岁。2018年12月6日就诊。

主诉:胃脘胀痛3个月余。

现病史:患者因工作原因经常熬夜,饮食饥饱不规律,3个月前出现胃脘胀痛饱满,纳食不香,易气、反酸,渐至体重减轻,少气乏力。上消化道钡餐透视示十二指肠溃疡。在某医院给予抗酸药、抗生素、解痉药后病情好转。现欲求以中药调治。来诊时患者形体消瘦,面色萎黄,舌质淡红,苔薄白腻,脉弦细。病发于饮食不调,日久情志抑郁,则肝气不舒,肝胃不和,健运失司。

中医诊断:胃脘痛;证型:肝旺脾虚。

中医治则:疏肝解郁,健脾和胃。

中医方药:柴胡疏肝散合四君子汤加减,具体方药如下。

柴胡12g,枳实12g,白芍15g,甘草10g,香附15g,砂仁6g(后下),木香10g,党参15g,茯苓20g,郁金15g,川芎10g,白术15g,焦三仙各10g,陈皮10g。

7剂,每天1剂,水煎取400mL,分早晚温服。

嘱规律饮食,忌辛辣刺激食品,调畅情志。

12月13日二诊:脘胀明显减轻,纳食略增,但仍时有胃部隐痛、嗳气反酸,舌脉无明显改变。守方再进7剂。

12月19日三诊:诉中药并配合饮食、情志调节,胃痛饱胀、反酸、纳呆诸症俱去,唯仍精神不振,少食乏力。查舌质淡,苔薄白,脉弦细。肝郁已基本得疏,继以平调脾胃,健运复则气血化生自有来源。更辙以香砂六君子汤化裁。

党参15g,白术15g,茯苓15g,甘草10g,砂仁10g(后下),木香10g,陈皮10g,姜半夏12g,山药15g,鸡内金10g,枳壳15g,焦三仙各10g,沙参15g。

7剂,每天1剂,水煎取400mL,分早晚温服。

12月26日四诊:自诉已无明显不适,精神状态良好。嘱续以上方巩固疗效,自慎饮食调补善后。

按语:胃脘痛每多肝郁犯胃,即所谓木旺土弱。疏肝和胃之治为首,继以平调中焦,勿忘饮食宜忌、情志舒畅。木郁达之,疏肝健脾,治之常法。

一贯煎合四逆汤治疗胃脘痛案

蔡某某,男,41岁,2018年12月13日就诊。

主诉:上腹部胀痛3个月。

现病史:3个月前因饮食饥饱不调、经常熬夜、生气而出现胃痛,多为饱满胀痛,连及两胁,痛处走窜,伴反酸、烧心,饥而不欲食,每餐仅进少许半流食,体重逐渐减轻。自以为休息不好、饮食欠规律所致,未予重视。近日因情志不畅痛势加剧,纳呆且时有呕恶,饥而不欲食。化验肝功能正常。胃镜检查示:反流性胃炎,十二指肠溃疡。来诊时患者舌质红,苔薄白而少,脉弦细弱。

中医诊断:胃脘痛;证型:肝胃郁热,胃阴不足。

中医治则:疏肝泻胃,兼滋胃阴。

中医方药:一贯煎合四逆散加减,具体方药如下。

柴胡 10g,沙参 15g,枸杞子 10g,麦冬 10g,半夏 15g,生地黄 10g,郁金 15g,海螵蛸 10g,枳壳 15g,白芍 15g,苍术 10g,黄连 3g,桔梗 10g,砂仁 6g(后下)。

7 剂,每天 1 剂,水煎取 400mL,分早晚温服。

嘱其注意休息,规律饮食,调畅情志。

12 月 20 日二诊:已知饥,可进食,胃痛、反酸基本消失,但食量仍很少,纳谷不香。舌质淡,苔薄白,脉弦细。

柴胡 10g,沙参 30g,枸杞子 10g,半夏 10g,生地黄 15g,海螵蛸 15g,枳实 12g,苍术 10g,桔梗 10g,砂仁 6g(后下),鸡内金 10g,连翘 15g,焦三仙各 5g,大腹皮 30g,鲜荷叶 30g。

7 剂,每天 1 剂,水煎取 400mL,分早晚温服。

12 月 27 日三诊:上方服后胁肋窜痛已去,纳食增,胃痛基本得止,二便自调,舌脉无显著变化。守上方巩固 5 剂。

1 月 3 日四诊:食眠正常,纳食馨香,胃及胁肋疼痛未再发作。嘱以香砂六君子丸每次 10g,每天 2 次,配合小柴胡颗粒每次 6g,每天 3 次,缓以调理,并休息、调情志、规律饮食。

按语:该患者因工作繁忙,所处环境嘈杂,饮食失调,尤其易生气,病因明确,但又不能停业休息,故治疗效果偏于缓慢。治法以一贯煎合四逆散滋阴与疏肝并举,兼以清热和胃,随症增减而获效。胃痛虚实须分清,其虚其实,各有特征。认准病机,结合情志调节,每可获效。

丹栀逍遥散治疗胃脘痛案

患者郭某某,女,48 岁,卧龙区人。2018 年 12 月 20 日就诊。

主诉:胃痛、胁胀 3 个月余。

现病史:2018 年 9 月初因情志不遂、郁闷出现胃痛,无明显规律,同时伴两胁肋闷胀,易嗳气、饱胀,食量减少,时有嗳腐吞酸。在当地医院查胃镜示浅表性胃炎,给予中成药及西药治疗时有好转,但停药则胃痛如前。情志舒畅时胃痛发作减少,遇恼怒、郁闷则发作频繁,痛处由先前走窜不定而至固定刺痛。继续治疗无效而来诊。上消化道钡透示:浅表性胃炎、胃下垂。彩超示肝胆无异常。来诊时患者面色萎黄,形体消瘦,舌质红紫,苔薄黄,脉弦细数。

中医诊断:胃脘痛;证型:肝郁化火,胃络瘀滞。

中医治则:疏肝和胃,清热化瘀。

中医方药:丹栀逍遥散加减,具体方药如下。

柴胡 10g,青皮 10g,陈皮 10g,白芍 15g,甘草 6g,枳壳 15g,香附 30g,牡丹皮 10g,栀子 10g,泽泻 15g,川贝母 10g,海螵蛸 20g,丹参 15g,砂仁 6g(后下),黄芩 10g。

7 剂,每天 1 剂,水煎取 400mL,分早晚温服。

12 月 27 日二诊:自诉服药后胃痛发作明显减少,胁肋饱胀很少出现,仍时有嗳腐吞酸,纳食不香。舌脉无明显变化。上方去川贝母、泽泻,加鸡内金 10g,大腹皮 30g。7 剂。

1 月 3 日三诊:诉胃痛已获控制,情志舒畅,纳食基本恢复正常。舌质淡紫,苔薄黄,脉弦细。时至年关,拟平补脾胃以善后。

木香 10g,砂仁 10g(后下),党参 15g,白术 10g,茯苓 15g,陈皮 10g,姜半夏 10g,山药 15g,莪术 10g,吴茱萸 6g,白芍 10g,甘草 10g,焦三仙各 10g。

7 剂,每天 1 剂,水煎取 400mL,分早晚温服。

按语:初病因于肝气郁结,继而出现肝郁化火犯胃,脉络瘀滞,故治疗以疏肝解郁和胃,兼以清化通络。待诸症消退,平补脾胃以善其后。故胃痛以肝郁化火为主要病机者,当以疏肝和胃为主,兼以清火化瘀。因气郁不仅可以化火,亦可到血瘀。久病之时,宜审有无血瘀,征象既出,每可收获良效。

沙参麦门冬汤治疗痞满案

患者孙某某,男,73 岁,干部。2018 年 12 月 27 日就诊。

主诉:胃胀 10 天。

既往病史:患者有高血压病史 23 年,糖尿病、脑梗死病史 10 年。

现病史:10 天前因饮食不慎出现头晕、恶心呕吐、胃胀。经治疗,头晕、恶心呕吐消失,仍胃胀,时有嗳气,口干,食欲缺乏,大便干结,舌质红,苔少,脉弦滑。

中医诊断:痞满;证型:胃阴不足。

中医治则:益阴养胃。

中医方药:沙参麦门冬汤加减,具体方药如下。

北沙参 20g,麦冬 10g,天花粉 10g,桑叶 10g,石斛 15g,香橼 10g,木瓜 15g,鸡

内金 10g,炒麦芽 15g,肉苁蓉 30g,炒火麻仁 30g。

6 剂,每天 1 剂,水煎取 400mL,分早晚温服。

1 月 2 日二诊:药后食欲渐增,胃胀、嗳气明显减轻,口微干,大便每天 1 次,不干。舌红,苔薄白,脉弦滑。前方加决明子、厚朴花等药,共服 10 剂而愈。

按语:患者高龄,久患高血压、糖尿病,因于饮食不慎,诸症合参,仍以阴虚为主要病机。高龄胃胀之胃阴不足者,以益阴养胃法为主,依法治之,渐效而痊愈。细察评审,此案似属"塞因塞用"之法。

通幽汤治疗噎膈案

郝某某,男,63 岁,南阳人。2019 年 1 月 3 日就诊。

主诉:吞咽不利 3 个月余。

现病史:3 个月前出现进食后吞咽不畅,有梗阻感,尤以进食固体食物为著。自以为情志不遂所致,未予重视。后诸症不减,渐次加重,在某医院做电子胃镜示食管贲门癌,病理报告:鳞癌。彩超显示胆囊壁粗糙,因拒绝手术及放、化疗,由其子陪同来诊。形体消瘦,痰涎壅盛,质黏稠不易咳出,舌质紫黯,苔薄黄腻,脉细涩。

中医诊断:噎膈;证型:痰瘀互结。

中医治则:涤痰化瘀,通腑开结。

中医方药:通幽汤加减,具体方药如下。

南沙参 30g,北沙参 30g,枳实 12g,枳壳 15g,麦冬 15g,桃仁 10g,红花 10g,生地黄 24g,熟地黄 24g,当归 30g,川贝母 10g,升麻 10g,水蛭 6g,法半夏 10g,茯苓 15g,厚朴 10g,杏仁 15g。

7 剂,每天 1 剂,水煎取 400mL,分早晚温服。

1 月 10 日二诊:吞咽梗阻感有所减轻,药后随大便排出乌黑瘀血便及黏液,自觉胸膈畅快,痰减少。舌脉无明显变化。继以上方去水蛭、桃仁,加柴胡 10g,牛膝 30g 以助升降之机,7 剂。

1 月 17 日三诊:诉服药后嗳气,矢气较频,气机畅达,胸腹憋闷及痰涎明显减少。嘱其仍以半流质饮食为主,调畅情志,少食多餐,加强营养,更辙以平调脾胃为治。

砂仁 10g(后下),杏仁 10g,薏苡仁 15g,桔梗 10g,半夏 15g,条参 30g,茯苓 15g,厚朴 10g,白术 15g,白芍 15g,延胡索 10g,鸡内金 10g,桃仁 10g,红花 10g,山药 15g,甘草 10g。

7 剂,每天 1 剂,水煎取 400mL,分早晚温服。

按语:老年噎膈,每见痰瘀互结者。脾运差则精微化痰,瘀血则由气滞而生,终致痰瘀搏结食道,通降不利,诸症逢生。治疗重在化瘀与涤痰并行,旨在祛邪以安正。但须注意老年本已虚衰,不可一味攻伐,待邪去大半,则仍以固护中焦为首务,循序渐进,缓以收工。必须清醒地认识到,该病既已确诊,辨证治疗有一定的疗效,可解决大部分症状及不适。但总体预后仍然堪忧,应与其家人详细沟通,达成共识。

少腹逐瘀汤治疗腹痛案

患者史某某,女,62 岁,新野县人。2019 年 1 月 10 日就诊。

主诉:腹痛 3 个月余。

现病史:患者半年前因子宫内膜癌行手术治疗,术后情况良好。3 个月前觉腹痛,呈隐隐绞痛,交替发作,得温热稍舒。复去手术医院检查彩超、化验均无异常发现,给予抗炎、解痉止痛,无明显效果。转诊其他医院,认为肠粘连,给予理疗灯照射,治时减轻,停之则发作如故。来诊时腹痛时发时作,隐痛与绞痛交替,得温稍舒。舌质紫黯,苔薄白,脉沉涩。

中医诊断:腹痛;证型:瘀血停滞。

中医治则:活血化瘀,温而通之。

中医方药:少腹逐瘀汤加减,具体方药如下。

干姜 6g,延胡索 6g,川芎 6g,香附 10g,木香 6g,党参 10g,当归 10g,白芷 12g,小茴香 3g,肉桂 3g,薏苡仁 10g,牡丹皮 12g,牛膝 15g,桃仁 10g,红花 6g,甘草 6g。

7 剂,每天 1 剂,水煎取 400mL,分早晚温服。

1 月 17 日二诊:自述服上药 2 剂腹痛即得控制,继服巩固,其痛已失。2 周后来电话诉腹痛未再发作。

按语:子宫内膜癌腹部手术后腹痛,既有瘀血内停证,结合舌脉表现,同时尚有虚寒性特征,治宜温和活血化瘀法,小其剂量,收效仍可。针对瘀血证,温通经脉,量小亦可收功,同时不忘顾护正气,保卫中气。

济川煎治疗便秘案

患者谢某某,男,81 岁。2019 年 1 月 17 日就诊。

主诉:便秘 10 天。

现病史:患者平素体健,20 天前不慎跌仆于地,当时神志不清,但无口吐白沫、抽搐遗尿,经指掐人中、合谷穴后苏醒,醒后亦无口眼歪斜、半身不遂,唯自觉头痛、腰痛,服消炎止痛药后减轻。颅脑 CT 无异常发现,腰椎片示第三腰椎压缩性骨折,医嘱卧硬板床休息。10天前出现干呕、腹胀、纳呆、不排便、不排气、两肋饱胀,自服健胃消食片、胃蛋白酶合剂无效。来诊时面色萎黄,形体消瘦,时发呕恶,纳食不进,肚腹饱胀,鼓之如鼓。舌质淡紫,苔薄黄腻,脉弦细涩。

中医诊断:便秘;证型:气滞血瘀,腑气不通。

中医治则:行气活血,通便导滞。

中医方药:济川煎加减,具体方药如下。

当归30g,生地黄10g,肉苁蓉12g,枳实10g,厚朴10g,大黄6g,桃仁10g,红花10g,柴胡10g,川芎10g,桔梗10g,牛膝30g,木香10g,黄连6g,干姜6g。

4剂,每天1剂,水煎取400mL,分早晚温服。

1月24日二诊:诉服前方后,排出黏液黑便甚多,便后嗳气、矢气连连,干呕得止,肚腹饱胀已去,可进少许流食,仍头痛、腰痛。拟疏肝健脾醒胃法。

醋柴胡10g,黄芩10g,党参10g,姜半夏10g,大黄3g,木香10g,桔梗10g,枳实10g,鸡内金10g,延胡索10g,白芍10g,砂仁6g(后下),焦三仙各10g,厚朴6g。

5剂,每天1剂,水煎取400mL,分早晚温服。

1月29日三诊:已可基本正常进食,头痛、腰痛也有所减轻,每天大便1~2次。遂予香砂六君子丸每次6g,每天2次善后。

按语:患者系八旬老年高龄,貌似无大碍,而其脏腑功能行将衰竭可知。跌仆伤痛复加卧硬板床,日久胃肠运化、传道失职,则诸症丛生。病机之要,在于气滞、血瘀,法以行气活血,通便导滞,使传道先复其职,继而疏肝健脾醒胃善其后。高龄老者,正气亏损,血枯精竭,功能衰退,但诊时抓住要害,通脉化瘀,症亦可祛。

半夏厚朴汤治疗泄泻案

孙某某,男,56岁,南阳人。

主诉:泄泻半年。

病史:半年前因吃烧烤、喝啤酒后出现腹泻,伴有腹痛,腹胀,睡眠差,乏力,大便每天3~5次,大便常规未见异常,某医院诊为肠易激综合征。予以苯乙哌啶、附子理中丸等药治疗乏效。舌质淡,脉沉弦。

中医诊断:泄泻;证型:阳明少阳兼痰湿气滞。

中医治则:化湿行气止泻。

中医方药:半夏厚朴汤加减,具体方药如下。

柴胡12g,白芍18g,枳壳12g,半夏20g,厚朴10g,茯苓30g,紫苏梗10g,干姜10g,红枣5个,甘草6g。

5剂,每天1剂,水煎,分早晚温服。

二诊:药后腹痛减轻,大便次数减少,每天 2 次,仍不成形,睡眠好转,舌脉与前无明显变化。守方继服 5 剂。

三诊:患者诉大便已成形,问是否继续服药,嘱其可暂停药,不可食寒凉辛辣刺激之品。

按语:肠易激综合征临床以腹泻、腹痛出现者为多,西医往往疗效不佳。中医把此病归属于泄泻范畴,此例患者胃肝脾不调,治疗从调和肝脾入手,"见肝之病,知肝传脾,当先实脾",由仲景条文就可以看出肝脾互相影响是发病的关键。

四磨汤治疗胃脘痛案

齐某,男,42 岁,南阳人。

主诉:胃脘痛反复发作 3 年。

病史:3 年前生气后出现胃脘痛,自行服用止痛药等后疼痛好转,之后未予重视。胃痛时轻时重,多自行服用奥美拉唑、硫糖铝等药物后可减轻。曾做消化道造影,诊为浅表性胃炎。此次发病服用平素所服药物效果不佳而来诊。现症:胃部胀闷不适,胀甚时攻冲季胁,嗳气频作,纳呆,矢气连连,大便不爽。舌淡红,苔薄白,脉沉细。胃镜示:慢性糜烂性胃炎。

中医诊断:胃痛;证型:肝气犯胃。

中医治则:疏肝解郁,降逆和中。

中医方药:四磨汤加味,具体方药如下。

乌药 12g,沉香 6g,炒槟榔 10g,党参 12g,枳壳 9g,柴胡 6g,木香 5g,五灵脂 10g(包煎),丹参 30g,百合 15g。

5 剂,每天 1 剂,水煎 400mL,分早晚温服。

二诊:药后胀痛均减,冲气已平,嗳气仍作。继以前方加半夏 9g,砂仁 6g(后下),神曲 9g。4 剂,水煎服。药后诸症消失。

按语:胃痛之病,原因多多,必审因而论治。本案系木郁气滞,升降失序,中焦气滞,郁而上逆。故以四磨汤为主方,适当加柴胡、枳壳等疏肝之品,因久病多瘀故加五灵脂、丹参以活血,百合以滋阴防辛温行气之品伤津,以达到疏肝和胃降逆、活血止痛、清热滋阴之功而获效。方中党参与五灵脂相畏相用,名老中医李可前辈认为二者合用一补一通,用于虚中夹瘀的各类疾病均有较好疗效。

半夏干姜散治疗呕吐案

王某,女,36 岁,镇平人。

主诉:恶心、呕吐半个月。

病史:半个月前饮冷后出现恶心、呕吐,之后开始时常有恶心,吐涎沫,医院诊断为神经性呕吐,服中西药未果。现症:精神委顿,面黄,干呕连连。舌淡,苔白,脉沉细。西医诊断为梅尼埃病。

中医诊断:呕吐;证型:胃失和降。

中医治则:和胃降逆止呕。

中医方药:半夏干姜散化汤加味,具体方药如下。

半夏 10g,干姜 10g,茯苓 30g。

3 剂,每天 1 剂,水煎服。

二诊:药后症状缓解,能正常进食,继以原方加党参 15g,焦白术 15g。取理中扶正之意,药后诸症皆愈。

按语:《金匮要略》认为"干呕吐逆,吐涎沫,半夏干姜散主之。"此证是由于中焦阳气不足,寒饮不化变为痰涎,随胃气上逆而成。半夏善能降逆,用于降胃气,消痰涎;干姜温中焦,且"守而不走",二药合用,能速奏温中和胃、降逆止呕之效,脉沉细当为水饮内停,"脉的诸沉,当责有水",因此加茯苓并重用以利水。

半夏泻心汤治疗痞满案

李某,男,38 岁,淅川人。

主诉:胃脘胀满半年。

病史:半年前因朋友聚会后出现胃脘部胀满,自行服用吗丁啉后症状减轻,之后则时有胃胀现象,酒后加重,偶有反酸,食欲差,腹部喜暖。服奥美拉唑效果不明显。唇红,苔白,脉滑。

中医诊断:痞证;证型:中虚,寒热错杂。

中医治则:建中清上温下。

中医方药:半夏泻心汤加味,具体方药如下。

黄连 3g,黄芩 10g,清半夏 10g,党参 10g,干姜 10g,厚朴 20g,大枣 20g,甘草 6g。

7 剂,每天 1 剂,水煎服。

二诊:上药服后胃脘胀满大减,效不更方,继续服用 7 剂。

按语:半夏泻心汤出自《伤寒论》,为古代治疗热痞的专方。用于治疗慢性胃炎有很好效果,只要患者胃部症状表现为寒热夹杂者,即可投之。

金铃子散治疗腹痛案

王某,女,41 岁,南阳人。

主诉:腹痛、泄泻 1 年余。

病史:1 年前出现腹痛、腹泻,大便每天 3～5 次,便稀,有时带有黏液,伴腹痛,每逢情绪波动则腹痛、腹泻加重,胸闷腹胀,嗳气少食。腹部触之脐上有索条状物,时有低热。舌质红,有瘀斑,苔薄白,脉弦细。

中医诊断:腹痛;证型:气滞血瘀,肝脾失调。

中医治则:行气疏肝,健脾止痛。

中医方药:金铃子散加味,具体方药如下。

川楝子 9g,延胡索 10g,乌药 9g,赤芍 9g,牡丹皮 9g,炒白芍 12g,丹参 15g,三棱 6g,莪术 6g,炙甘草 5g。

7 剂,每天 1 剂,水煎服。

二诊:药后腹泻有所减轻,守方加砂仁 6g 继服。

前方共服 21 剂,腹痛、腹泻全消。

按语:本例腹痛,乃气滞血瘀,肝脾失调所致。故以川楝子、延胡索、乌药疏肝理气;丹参、赤芍、三棱、莪术、牡丹皮活血化瘀;白芍、甘草酸甘化阳,缓急和中。理法方药俱,故而收效。

(黄志华)

天麻钩藤饮治疗脑梗死案

患者康某,女,71岁,南阳人。2018年8月7日就诊。

主诉:头晕、恶心1周,心前区不适3天。

既往病史:有慢性支气管炎、高血压、冠心病病史。

现病史:1周前劳累后出现头晕、恶心、面赤,在当代医院门诊查血压200/100mmHg,颅脑CT示:多发腔隙性脑梗死。给予降压、营养脑神经等治疗后症状有所缓解,头晕、恶心较前减轻。3天前感冒后再次出现头晕、恶心、心前区不适,自测血压200/96mmHg,口服硝苯地平片后血压逐渐下降,仍时有头晕、心前区闷痛现象,今为求进一步中西医结合诊治前来我院。现症:头晕、恶心、心前区不适,精神一般,面色红赤,稍有恶心,鼻塞流涕,咽痛,咳嗽,咳少量白痰,小便正常,大便稍干,舌黯红,苔黄,脉弦。

体格检查:T 36.5℃,P 68次/分,R 18次/分,BP 168/92mmHg。两肺听诊呼吸稍粗,未闻及干、湿性啰音。

辅助检查:颅脑CT示多发腔隙性脑梗死。

中医诊断:眩晕;证型:肝阳上亢,气滞血瘀。

中医治则:平肝潜阳,行气活血。

中医方药:天麻钩藤饮加减,具体方药如下。

天麻18g,钩藤15g(后下),石决明30g(先煎),杜仲15g,川牛膝18g,桑寄生15g,栀子15g,益母草18g,地龙12g,当归10g,丹参15g,水蛭6g,生甘草10g。

7剂,每天1剂,水煎取400mL,分早晚温服。

方中天麻、钩藤平肝息风;石决明平肝潜阳;川牛膝引血下行;杜仲、桑寄生补肝肾,强筋骨;栀子清热泻火;益母草清热利水;当归活血行血;丹参、水蛭活血化瘀;地龙通络;生甘草调和诸药。

7剂尽,患者头晕明显减轻,纳可,精神可,余无明显不适。

按语:眩晕首辨虚、痰、风、火。患者年老久病,肝肾亏虚,阴不潜阳,肝阳上扰而作眩晕,《素问·至真要大论》云:"诸风掉眩,皆属于肝。"治疗以治肝为要,方用天麻钩藤饮加减,久病多瘀,故合活血化瘀之品,而获良效。

降糖合剂治疗眩晕案

患者周某,女,59岁,南阳人。2018年12月7日就诊。

主诉:间断头晕伴双下肢乏力2年余,加重1天。

既往病史:有糖尿病、高血压、脑梗死病史。

现病史:患者诉2年多以来无明显诱因出现间断头晕伴双下肢乏力现象,无头痛、恶心、呕吐、视物旋转、一过性黑蒙及间歇性跛行等症状,劳累后上述症状加重,卧床休息后上症减轻,未特殊处理。1年前因上症加重于我院住院治疗后好转出院。1天前患者头晕、双下肢乏力现象突然加重,左下肢乏力显著,伴有舌强现象,为进一步治疗来我院。现症:神志清,精神一般,纳差,夜眠可,大、小便正常,体重无明显变化。头晕,双下肢乏力,左侧显著,舌强,舌淡红,苔薄白,脉沉涩。

体格检查:T 36.5℃,P 88次/分,R 17次/分,BP 160/100mmHg。颜面水肿,双眼视物模糊,双眼睑水肿,四肢明显水肿,指凹征阳性,以左下肢显著。左小腿浅感觉减弱,余肢体深浅感觉无异常,肌张力正常。神经系统检查:生理反射存在,病理反射未引出。

辅助检查:彩超提示双侧颈动脉硬化斑块形成、供血差;双侧股动脉硬化斑块形成;左侧腘静脉血栓形成。

中医诊断:眩晕;证型:脾肾亏虚,气滞血瘀。

中医治则:健脾补肾,化湿泄浊排毒。

中医方药:降糖合剂加减,具体方药如下。

黄芪30g,生地黄18g,苍术20g,玄参10g,丹参30g,葛根30g,黄柏12g,牛膝12g,生薏苡仁20g,半夏15g,黄连6g,黄芩15g,干姜9g,党参10g,焦三仙各15g,陈皮12g,厚朴15g。

7剂,每天1剂,水煎取400mL,分早晚温服。

方中黄芪益气;地黄滋阴清热;苍术健脾利湿;玄参滋阴止渴;丹参、葛根活血通络;黄柏、黄连、黄芩清热燥湿;半夏燥湿;干姜温中健脾;党参健脾;陈皮、厚朴行气;焦三仙消食和胃。

7剂尽,患者头晕、纳差明显改善。嘱按时服药以保护肾功能,控制血压、血糖,不适随诊,定期复查。

按语:患者脾胃升降失调,脾不升清,清窍失养,故见头晕;胃气不和则纳差,故以辛开苦降以恢复中焦升降之职,取得良效。

小柴胡汤治疗头痛案

患者徐某,男,70岁,南阳人。2019年6月7日就诊。

主诉:发现肾功能异常3年,头痛、恶心1个月余,加重3天。

既往病史:肾癌粒子植入术后,偏头痛,慢性胃炎,动、静脉内瘘吻合术后。

现病史:3年前因肉眼血尿在某医院行CT检查,结果显示:左肾23mm×20mm低回声区,边界不清。之后在某肿瘤医院行肾盂穿刺病理示:(肾盂)纤维化组织中可见透明细胞团。诊断意见:透明细胞癌。遂于行粒子植入术,并予对症治疗,半个月后肉眼血尿消失,后定期复查,未见明显肿块,多次复查肾功能,血肌酐升高,诊断为慢性肾功能衰竭,多次在我院治疗。1个月前出现头痛,稍有恶心,在我院住院给予穴位注射、电针、中药等治疗后头痛减轻出院。3天前无明显诱因出现头痛、恶心加重,服用止痛药物效果不佳,为求进一步治疗前来我院。现症:发现肾功能异常3年,头痛、恶心1个月余,加重3天,睡眠尚可,饮食一般,时有恶心,左侧头痛,下午及晚上明显,口干、口渴、口苦,小便量正常,大便干结,腰酸、腰困,舌红,苔黄腻,脉沉弦。

体格检查:T 36.7℃,P 82次/分,R 18次/分,BP 128/72mmHg。双肺呼吸音稍粗,左上腹部压痛,无反跳痛。

中医诊断:头痛;证型:湿热内蕴,热毒上扰。

中医治则:清热利湿,行气化瘀,健脾补肾。

中医方药:小柴胡汤合六君子汤加减,具体方药如下。

北柴胡18g,黄芩15g,清半夏20g,生石膏90g(先煎),党参15g,川芎18g,生白术15g,陈皮15g,茯苓12g,生甘草12g。

3剂,每天1剂,水煎取400mL,分早晚温服。

方中柴胡、黄芩、半夏、党参,取小柴胡汤之意,疏理肝胆之气,使少阳头痛得解;石膏不仅清热,更是治疗阳经头痛的验药;川芎理气活血止痛;党参、白术、茯苓健脾益气,祛邪兼扶正;更以陈皮理气,甘草调和诸药。

二诊:神志清,精神一般,面色晦黯,自觉左侧头痛难耐,并向前额窜痛,以胀痛、跳痛为主,口干、口渴,饮食量无明显减少,腰酸、腰困明显,小便量正常,大便稍干,舌黯红,苔黄腻,稍水滑,脉弦。查体:血压130/90mmHg,心肺听诊无明显异常,腹部柔软,无压痛及反跳痛,双下肢无明显水肿。杨金风主治医师查房后指出:患者诊断明确,治疗以保护肾功能、纠正贫血、补钙等综合对症治疗为主。依据病史及四诊情况中医辨病为虚劳、头痛,辨证为气滞血瘀、风邪上扰,治疗以疏风行气、活血化瘀止痛,方用通窍活血汤加减,具体方药如下。

桃仁 10g,红花 10g,当归 10g,川芎 30g,全蝎 9g,蜈蚣 1 条,土鳖虫 10g,乳香 9g,没药 9g,延胡索 10g,白花蛇 1 条,菊花 45g,三七 3g,藁本 7g,升麻 5g。

7 剂,每天 1 剂,水煎取 600mL,分早晚温服。

方中桃仁、红花活血化瘀;当归、川芎、延胡索活血行气止痛;全蝎、蜈蚣、白花蛇疏风通络;土鳖虫行气止痛;乳香、没药活血化瘀;菊花清热;藁本、升麻引药上行。

7 剂尽,患者头痛止,饮食正常。嘱按时服药以保护肾功能,不适随诊,定期复查。

按语:患者首诊见气虚证兼少阳经气不利,故以小柴胡汤合六君子汤加减;二诊患者表现为瘀血头痛,故以通窍活血汤以疏风行气、活血化瘀止痛,效佳。

苓桂术甘汤治疗眩晕案

吴某某,男,40 岁,唐河县。

主诉:眩晕 1 个月余。

病史:1 个月前无明显诱因出现头晕,如戴帽状,在当地医院服用扩张脑血管、营养脑神经药物效果不佳,行颅脑磁共振未见明显异常。头晕、昏沉,饮食一般,小便色稍黄,大便黏腻,舌淡胖大,脉沉弦。

中医诊断:眩晕;证型:太阴痰饮兼有阳明微热。

中医治则:温阳化饮,清热。

中医方药:苓桂术甘汤加味,具体方药如下。

茯苓 40g,桂枝 10g,白术 15g,炙甘草 9g,泽泻 60g,川芎 12g,天麻 12g。

7 剂,每天 1 剂,水煎服。

二诊:药后眩晕大轻,大便畅快。效不更方,守前方再进 5 剂,眩晕消失。

按语:苓桂术甘汤为治疗中焦痰饮的基础方,病痰饮者多出现晕眩等怪病,《金匮要略》认为"病痰饮者,当以温药和之",故此案以苓桂术甘汤温中化饮,但虽有痰饮,小便色黄,大便黏腻说明尚有阳明微热之表现,因此合用泽泻汤并重用泽泻以清下焦水热之气上冲。

大柴胡汤治疗眩晕案

陈某某,男,65 岁,南阳人。

主诉:眩晕、头痛 1 个月。

既往病史:有高血压病史 10 年。

现病史:1 个月前无明显诱因出现眩晕、头痛,偶有恶心,多梦心烦,口苦,面红,语音响亮,腹部充实,大便黏腻不爽。舌红苔黄腻,脉弦数。血压180/100mmHg,平日血压皆在150/90mmHg左右。服寿比山、硝苯地平等降压药物疗效不佳。

中医诊断:眩晕;证型:少阳阳明合病,痰热上扰。

中医治则:清泄阳明,化痰定眩。

中医方药:大柴胡汤加味,具体方药如下。

柴胡12g,黄芩20g,黄连6g,大黄10g,枳实20g,白芍30g,半夏10g,川芎10g,天麻15g,生姜3片,大枣3个。

7剂,每天1剂,水煎,分早晚温服。

二诊:头晕、头痛现象明显好转,守方再服7剂。

按语:高血压为目前之常见病,"诸风掉眩,皆属于肝",治疗高血压等多从清肝、平肝、滋阴清热等论治,但是应用六经辨证的方法不论患者是何种病,只要与方证相对均可应用,有是症但用是药。

地黄饮子治疗中风案

田某,男,68岁,南阳人。

主诉:突发右侧肢体麻木无力1天。

病史:晨起即感右侧手足麻木,肌肤不仁,口眼㖞邪,口角流涎,继之见半身不遂,肢体拘急,关节酸痛,卧床不起,舌苔薄白,脉象弦细。磁共振示:多发腔隙性脑梗死。

中医诊断:中风;证型:肝肾亏虚,阴阳两损。

中医治则:滋补肝肾,调补阴阳。

中医方药:地黄饮子加减,具体方药如下。

山茱萸20g,石斛15g,麦冬12g,五味子8g,远志10g,石菖蒲10g,当归10g,川芎10g,白芍12g,地龙15g,赤芍10g,甘草10g,羌活9g,肉桂6g,制附子6g(先煎)。

3剂,每天1剂,水煎服。

二诊:药后症状控制,精神略有好转,食纳转佳。加桃仁12g,红花10g,地龙30g,丹参15g。6剂,水煎服。

三诊:药后口歪已复,语言清利,无流涎。肌肤已无不仁,手能握物或上举,足可任地缓行100余米。以前方合补阳还五汤数剂以善其后。

按语:地黄饮子为治疗肝肾亏虚所致的"足废补能用,口噤不能言",临床中应用往往能收较好疗效。方中大剂量山茱萸酸涩收敛,滋补肝肾;石斛去惊定志,益精强阴;麦冬味甘气平,能益肺金,味苦性寒,能降心火,体润质补,能养肾髓;五味子酸敛生津,保固元气,阴复精存,风息邪散;石菖蒲、远志化痰开窍;当归、川芎、白芍养血活血;地龙、赤芍活血化瘀;甘草、羌活甘润缓急舒挛。全方共奏滋补肝肾,养血和营,祛风通络之功。"善补阳者必于阴中求阳,善补阴者必于阳中求阴",少佐附子、肉桂以温阳化气助通血络。

活血汤治疗头痛案

徐某某,男,70岁,桐柏人。

主诉:左侧头痛1年余,加重1个月。

病史:1年前因脑部肿瘤行伽马刀治疗后出现头痛,逐渐加重,初始服麦角胺咖啡因尚有一定效果,近1个月来头痛加重,服用上药无效。发作时以头撞墙,痛不欲生,伴心烦意乱,胸闷叹息,舌黯,苔薄,脉弦涩有力。

中医诊断:头痛;证型:少阳、阳明病兼瘀血。

中医治则:活血化瘀,疏理气机。

中医方药:活血汤加味,具体方药如下。

柴胡12g,枳壳15g,白芍30g,赤芍30g,桃仁10g,红花10g,川芎30g,当归12g,水蛭3g,地龙15g,炙甘草6g。

7剂,每天1剂,水煎服。

二诊头痛明显减轻,欣喜异常,颇感惊讶。前方再进7剂巩固疗效。之后偶有头痛,则服用上方而立即减轻。

按语:上方为黄煌老师的经验方八味活血汤,是从王清任血府逐瘀汤变化而来,多表现为疼痛部位固定,久治不愈,胸闷,易怒,失眠等症。此例患者头痛日久,部位固定不移,符合瘀血的特点,因此以活血化瘀为法另加水蛭、地龙等虫类药物以加强其通络活血止痛之功。头痛不离川芎,因此重用川芎以引药上行,另则加强其行气止痛之功。

苓桂术甘汤治疗眩晕案

段某某,女,43岁,宛城区人。

主诉:反复眩晕3年。

病史:3年前无明显诱因出现眩晕,近日因睡眠不好诱发,伴心悸,耳鸣,恶心呕吐,某医院诊为梅尼埃病,给予输液等治疗效果不佳,患者面黄,苔白腻,脉缓。

中医诊断:眩晕;证型:痰饮上泛。

中医治则:化饮定眩。

中医方药:苓桂术甘汤合泽泻汤,具体方药如下。

茯苓 60g,桂枝 10g,白术 30g,泽泻 30g,甘草 6g。

5 剂,每天 1 剂,水煎服。

二诊,眩晕大轻,呕吐止。前方再进 5 剂。

三诊,诸证悉除。

按语:眩晕原因较多,可由良性位置性眩晕、梅尼埃病、颈椎病、脑血管疾病引起,部分患者不能完全明确病因。西医治疗有限,中医在治疗眩晕方面多从水饮考虑,用苓桂术甘汤治疗眩晕,多用于中焦虚兼有水饮者,个人体会,用此方一旦方证明确药物剂量要大而猛,方可收效迅速。

丹栀逍遥散治疗乳岩案

患者胡某某,女,52 岁。2019 年 1 月 24 日就诊。

主诉:乳腺癌术后化疗后胁痛 3 个月余。

现病史:2 年前行左侧乳腺癌根治术,术后化疗已结束。平素性情急躁易怒,手术后情绪低落。1 月 10 日因情志不遂出现两侧胁肋饱胀疼痛,痛处走窜不定,嗳气叹息,呕恶纳呆。闷闷不乐,时欲悲哭,大便时有干秘。3 个月来进行性消瘦,体重减轻 5kg。近日经系统复查未发现肿瘤转移,胃镜示:慢性浅表性胃炎。来诊时舌质淡紫,苔薄白腻,脉弦细。

中医诊断:乳岩;证型:肝气犯胃,瘀热内阻。

中医治则:疏肝和胃,兼清瘀热。

中医方药:丹栀逍遥散加减,具体方药如下。

柴胡 12g,郁金 15g,枳实 10g,姜半夏 12g,桔梗 10g,川芎 10g,莪术 10g,小茴香 6g,砂仁 6g(后下),乌药 10g,黄连 3g,白芍 10g,牡丹皮 10g,大黄 10g。

7 剂,每天 1 剂,水煎取 400mL,分早晚温服。

嘱调畅情志,清淡饮食。

1 月 31 日二诊:两胁饱胀疼痛明显减轻,嗳气减少,情绪稳定。每餐可进食主食 100g,二便调畅。肝郁得疏,继以调肝健脾,以资化源。

党参 15g,焦白术 15g,茯苓 15g,枳实 12g,醋柴胡 10g,沙参 15g,砂仁 6g(后下),木香 6g,焦三仙各 10g,桔梗 10g,山药 15g,小茴香 3g,大黄 3g。

7 剂,每天 1 剂,水煎取 400mL,分早晚温服。

2 月 7 日三诊:诉心情舒畅,知饥欲食,且食量大增,二便通调,与初诊时判若两人。查舌淡红,苔薄白,脉细。患者主动要求按上方续服 7 剂。再审前方,乃更予 7 剂。

2月14日四诊:自诉情绪及精神、自我感觉均良好,食、眠、二便俱已恢复正常。舌脉亦无异常变化。乃停药,以食疗为主,缓调渐复。嘱用:薏苡仁30g,山药50g,百合50g,每日早晚炖粥代食。

按语:本案乳腺癌经根治虽无转移迹象,但心理负担沉重,且患者性情急躁易怒,所欲不遂,终致肝气郁结,横逆犯胃,瘀热内生。方以疏肝解郁、清热和胃立法,佐以情志调理,肝郁得舒,续以调理肝脾,使化源得资。其要有二:消瘦不食,貌似虚象,实为瘀热在里,若专于滋补,必壅中州,更不能食,此其一;肝脾得调,则以食疗缓补,药治同时,情志调理亦须齐头并进,此其二。癌症病患,心神俱损,辨证同时,心理疏导,以渐臻佳境为期,否则徒恃药石,效难收取。

茵陈蒿汤治疗黄疸案

患者侯某某,男,42岁。2019年1月31日就诊。

主诉:全身发黄20天。

现病史:患者于1月10日发现目黄、身黄、小便黄,身黄鲜明而有光泽,尿色深黄,不思饮食,脘腹胀满,时有呕恶,双下肢沉困无力,睡眠不安,烦躁多梦,大便稍秘。因出差在外,查肝功能谷丙转氨酶(ALT)200U/L,按肝炎治疗,服保肝药、利胆药等,无明显好转。今查彩超示弥散性肝损害,轻度脂肪肝,胆囊炎,脾不大,平卧位腹水4.9cm。肝功能:谷丙转氨酶(ALT):823U/L,谷草转氨酶(AST)208U/L,谷氨酰转肽酶(GGT)111U/L,总胆红素388.2 mmol/L,直接胆红素207.5 mmol/L,结合胆红素180 mmol/L。舌质红,苔黄腻,脉弦细数。患者左侧面部有巨大血管瘤,占据该侧面部80%以上面积。近10年一直外出经商、打工,时盈时亏。年前因经济问题,生意不顺利,加之大龄婚姻问题未决,遂生郁闷。生意奔波,长期饥饱不调,熬夜,应酬,经常饮酒,每天250~500mL白酒,抽烟20支以上。

中医诊断:黄疸;证型:阳黄(湿热蕴结)。

西医诊断:酒精性肝炎。

中医治则:清热利湿退黄。

中医方药:茵陈蒿汤加减,具体方药如下。

茵陈50g,虎杖30g,茯苓30g,白术15g,栀子10g,连翘30g,焦三仙各15g,三棱30g,莪术10g,沙参15g,金钱草30g,大黄10g,大枣10枚。

10剂,每天1剂,水煎取400mL,分早晚温服。

嘱其戒烟酒,清心休养。原服保肝药、维生素、抗炎药继用。

1月20日二诊:面黄、目黄色已淡化,脘腹胀满减轻,可进食,但食量仅正常时一半。彩超复查腹水已消。方宗"诸病黄家,但利其小便""见肝之病,当先实脾"之法。

金钱草30g,茯苓30g,泽泻30g,生薏苡仁15g,茵陈50g,虎杖30g,郁金15g,三棱10g,莪术10g,牛膝30g,车前子15g(包煎),炒栀子10g,焦三仙各15g,炒白术15g,白花蛇舌草30g。

7剂,每天1剂,水煎取400mL,分早晚温服。

1月27日三诊:化验总胆红素80.19 mmol/L,直接胆红素40.3 mmol/L,GGT 95U/L,ALT、AST在正常范围内。腹胀消,食欲增至常时,心情明显舒畅,按二诊方14剂,续服巩固,定期复查,不适随诊。

2月10日四诊:面黄、目黄已去大半,尿色基本转清,食、眠正常,舌苔白腻略厚。自述服二诊方感觉良好,乃守方继进14剂巩固治疗。

按语:患者自恃年轻体健,长期奔波、劳累、饮食失调,致脾胃渐伤;休作无时,恣嗜烟酒厚味,更使湿热内蕴;情绪低落,气郁伤肝,气郁化火,尤其加剧湿热之势。脾虚湿蕴,气郁化热,气滞血瘀,终致湿热蕴蒸脾胃肝胆,胆汁不循常道,则成黄疸。治疗以清利湿热为主,兼以化瘀、利胆、退黄,而始终遵循"肝病治脾",祛邪而不忘培土扶正。肝脾同治,方为上策。其实,黄疸之根源仍在于脾,所谓"见肝之病,首先实脾"本质就是对因施治,肝病诸症,包括黄疸,不过是其征象表现而已。

补阳还五汤治疗头痛案

患者文某某,男,46岁。2019年3月21日就诊。

主诉:头痛如刺,痛处固定1个月余。

现病史:患者因工作原因经常抽烟、饮酒、熬夜、生气。1个月前出现头痛,以左颞侧为著,痛如针刺,痛处固定不移,痛势不剧,但绵绵不休,夜间尤甚。自以为休息不佳,未予重视,然休息后仍不缓解。自服盐酸氟桂利嗪胶囊后稍有好转。今查血压110/80mmHg,经颅多普勒检查未见异常,颅脑CT平扫示:左侧基底节腔隙性脑梗死。来诊时形体消瘦,面色萎黄,头痛绵绵,以手按抚之则稍舒。舌质淡紫,苔薄黄,脉细涩。

中医诊断:头痛;证型:气虚血瘀络阻。

中医治则:补气,活血,通络。

中医方药:补阳还五汤加减,具体方药如下。

黄芪30g,党参30g,赤芍12g,川芎10g,葛根30g,柴胡10g,姜半夏15g,桃仁10g,红花6g,当归30g,地龙30g,水蛭10g,丝瓜络30g,苍术10g。

7剂,每天1剂,水煎取400mL,分早晚温服。嘱戒烟酒、多休息。

3月27日二诊:头痛明显减轻,精神振作,心情舒展。拟于上方加黄芪、葛根各60g。10剂。

4月6日三诊:头痛得以控制,面色红润,唯偶尔左额部有不适感,饮食、二便皆如常,舌质淡红,苔薄白,脉弦细。守方巩固,10剂。

4月15日电话告知,头痛无再发。嘱其若有不适随诊。

按语:血瘀头痛,究其根本在于气虚,治应补气活血通络,标本兼顾之。该患者劳倦伤脾,化源不足,气虚于先。气虚运血无力,血瘀络阻,方出现一派瘀血头痛征象。综合其面色、舌脉,气虚是其根本,故须从此着手,兼化瘀通络。根据经验,重用黄芪、葛根,循序渐进而加其量,可达收效迅速之目的。气虚血瘀,重则益气养血行血,若一见头痛,便考虑止痛,恐效不显著,其理不言而喻。

补中益气汤治疗头痛案

患者贾某某,女,20岁,南阳人。2019年3月28日就诊。

主诉:头痛、头晕间作1年余,加重半年。

现病史:患者1年前出现不明原因经常性头痛,时而全头痛,时而偏头痛,时而前额痛,伴头晕,与气候变化无关,无规律性。原来头痛发作时休息后可以缓解,近半年休息后亦不能缓解。各项检查均无异常发现。食欲缺乏,夜寐梦多,二便正常。舌质红,苔薄黄,脉数无力。

中医诊断:头痛;证型:中气不足,清阳不升。

中医治则:补中益气,升发清阳。

中医方药:补中益气汤加减,具体方药如下。

党参10g,黄芪15g,炒白术10g,当归10g,陈皮10g,升麻6g,柴胡6g,蔓荆子10g,生龙骨、牡蛎各30g(先煎),炙甘草6g。

6剂,每天1剂,水煎取400mL,分早晚温服。

4月3日二诊:药后头痛消失,未见反复。

按语:本例头痛既久,正气已伤。但详审其症候,兼有虚阳上浮之象,故在补益升提同时,酌加生龙骨、牡蛎平镇之品,收效迅速。故辨证之时,务须随症变通,不可刻舟求剑,胶柱鼓瑟。

(李士旭)

第五章 心系疾病

清宫汤治疗躁狂证案

患者余某某,男,19岁,南阳人。2018年8月2日就诊。

主诉:心烦欲狂10天。

现病史:10天前感冒初愈,即踢足球,踢球后又游泳,冷水淋冲,次日发热,体温渐至40℃,经用西药而热退,但心烦热不止,逐渐加重,躁而欲狂。查舌质红,苔薄黄,脉数。

中医诊断:躁狂证;证型:心火炽盛。

中医治则:内清外疏,清解结合。

中医方药:清宫汤加减,具体方药如下。

连翘10g,莲子心1.5g,麦冬15g,玄参15g,薄荷6g(后下),黄芩9g,石菖蒲6g,羚羊角粉3g(冲服),鲜竹叶卷心1把。

5剂,每天1剂,水煎取400mL,分早晚温服。

8月7日二诊:服完5剂基本痊愈,心中仅有微热感。上方加生甘草6g,3剂。

按语:少年心烦,多为热郁于内,入攻于心,而致心神不宁,法当内清外疏,清解结合。故以清宫汤加减以清心解热,加入薄荷、黄芩复有凉膈散方义,入羚羊角、石菖蒲意在入心宣窍。总体思路,内清外宣,清解结合,使其热去而无凉遏之弊。少年实证,从"火"论治。"诸躁狂越,皆属于火"。

血府逐瘀汤合小陷胸汤治疗胸痹案

患者焦某某,女,36岁。2019年2月7日就诊。

主诉:胸闷,夜间易发,伴头晕2周。

现病史:患者2周前无明显诱因出现胸闷、善太息,长出一口气后稍舒,胸闷以夜间特别是后半夜易发,伴头晕,但无耳鸣及恶心呕吐,睡眠不佳,醒后再入睡困难,胸闷发作时用拳捶打则减轻,白天无发作。查心电图示心肌供血不足,经颅多普勒检查未见异常,测血压 160/95mmHg。因工作较忙,经常伏案、熬夜,很少室外活动及体育锻炼。其父曾患高血压、脑出血,已去世。来诊时形体较胖,面色紫红,舌质紫黯,舌下系带瘀胀,苔薄白,脉弦滑。

中医诊断:胸痹;证型:气滞血瘀,痰浊痹阻。

中医治则:行气活血,化痰通络。

中医方药:血府逐瘀汤合小陷胸汤加减,具体方药如下。

柴胡 10g,枳实 12g,瓜蒌 15g,姜半夏 15g,陈皮 12g,牛膝 30g,桃仁 10g,香附 30g,红花 10g,薤白 10g,川芎 10g,当归 30g,丝瓜络 30g,路路通 15g。

7 剂,每天 1 剂,水煎取 400mL,分早晚温服。

嘱咐其勿熬夜,适当增加室外活动及体育锻炼,保持心情愉快。

2 月 14 日二诊:夜间胸闷有所缓解,头晕减轻,血压 130/85mmHg,睡眠改善。守上方去路路通,加郁金 15g。7 剂。

2 月 21 日三诊:自诉昨日化验血脂、血糖及心电图复查皆正常,唯时有夜间胸前区不适,查舌质红,脉弦细。拟于前方加桔梗 12g,檀香 10g。7 剂。

2 月 28 日四诊:再查心电图正常,血压 120/80mmHg,诸症消失。予小柴胡颗粒每次 12g,每天 3 次,服 10 天。

3 月 10 日电话告知一切正常。

按语:胸痹夜间易发,从瘀从痰论治。该患者体胖少动,伏案熬夜,加之有家族病史,心有余悸,故结合诸症舌脉,知其病机为气滞血瘀、痰浊痹阻,立法行其气、活其血、化其痰、通其络,终收其效。胸痹痰瘀互结,心脉瘀阻,施治时化痰通络活血诸法并施,亦可加入虫类药如地龙、地鳖虫之类,以加强搜剔、通络之力。

生脉散合瓜蒌薤白半夏汤治疗胸痹案

患者葛某某,男,69 岁。2019 年 2 月 14 日就诊。

主诉:胸闷、气喘 1 个月余。

现病史:患者 1 年前因冠心病在某医院行冠脉搭桥术,术后自觉良好。近半年余复查血脂、血糖及肌酐、尿素氮、尿酸均略高于正常。1 个月来胸闷短气频发,自觉发作时气短不足以息,每次发作 10 秒左右,偶发心律不齐。双源 CT 示冠脉原搭桥附近已有 85%阻塞。有高血压、糖尿病病史 10 余年。现症:形体较胖,面色紫黯,胸闷短气频发,舌紫黯,舌下系带瘀胀,脉细涩。

中医诊断:胸痹;证型:气阴两虚,血瘀痰阻。

西医诊断:冠心病。

中医治则:益气养阴,祛瘀化痰。

中医方药:生脉散合瓜蒌薤白半夏汤加减,具体方药如下。

黄芪 30g,党参 30g,五味子 30g,麦冬 15g,桂枝 15g,水蛭 6g,当归 15g,远志 10g,全瓜蒌 10g,薤白 10g,法半夏 15g,生地黄 15g,枳实 15g,陈皮 10g,檀香 10g(后下),砂仁 6g(后下)。

7 剂,每天 1 剂,水煎取 400mL,分早晚温服。

2 月 21 日二诊:服上方 1 周,自觉诸症明显好转,自行按原方续服 1 周,胸闷缓解,心律整齐,纳眠俱佳。近因天气阴雨,郁郁不乐,时有叹息、胁胀。舌质淡紫,苔薄白,脉沉细。前方去生地黄、麦冬,加柴胡 10g,郁金 15g。7 剂。

2 月 28 日三诊:上方服后叹息减轻,精神较佳,但时觉双下肢沉重,如灌铅状,倦怠懒动。详询之,缘由思想包袱沉重,原来秋冬时节气候冷凉,欲在户外行走活动,现气候渐热,更不欲动。查舌质淡紫,苔白腻,脉滑数。是为气郁血滞,湿热蕴郁而下注之故。宜益气活血,清化湿热。

黄芪 18g,五味子 30g,山茱萸 15g,麦冬 10g,苍术 10g,牛膝 30g,黄柏 15g,木瓜 30g,杏仁 10g,白豆蔻 6g(后下),川贝母 12g,厚朴 10g,法半夏 15g,薏苡仁 15g,水蛭 6g。

7 剂,每天 1 剂,水煎取 400mL,分早晚温服。

3 月 7 日四诊:双下肢沉重感明显减轻,但仍时有头蒙沉重,懒动懒言,舌脉无显著变化,仍从湿热论治。

苍术 10g,黄柏 15g,怀牛膝 30g,木瓜 15g,桂枝 10g,当归 15g,薏苡仁 15g,水蛭 6g,半夏 10g,川贝母 10g,红花 10g,赤芍 15g,桃仁 10g,桔梗 10g,全瓜蒌 10g。

14 剂,每天 1 剂,水煎取 400mL,分早晚温服。

按语:患者痰湿体质,痰象显著;心脉瘀阻,已有影像学佐证;糖尿病 10 余年,更加之复查后精神郁闷,是故痰、瘀、湿、热交结,复有气阴两虚之本弱,正虚邪实,虚实互杂。唯祛邪又恐伤正气,只扶正则邪难除,故以兼顾缓图为佳。

通窍活血汤治疗痴呆案

患者左某某,女,21 岁,学生。2019 年 2 月 21 日就诊。

主诉:记忆丧失 3 个月,嗜睡 1 个月。

现病史:3 个月前患乙型脑炎,曾深度昏迷 6 小时,采用冬眠、脱水疗法后,健忘,记忆力丧失,近事记忆力消失,远事记忆力尚存,嗜睡,头痛,神情呆滞,无主动语言,理解能力下降,纳食少,面色萎黄,舌质黯淡,苔薄白,脉沉滞。

中医诊断:痴呆;证型:痰湿热瘀,蒙蔽清窍,清阳不展。

中医治则:化痰清热,涤痰开窍。

中医方药:通窍活血汤加减,具体方药如下。

白芷 10g,川芎 10g,薄荷 10g(后下),石菖蒲 15g,郁金 15g,桃仁 10g,红花 10g,赤芍 15g,胆南星 6g,羌活 10g,酒黄芩 10g,葱白 3 寸。

6 剂,每天 1 剂,水煎取 400mL,分早晚温服。

2 月 27 日二诊:精神状态明显好转,嗜睡显著减轻,唯记忆力、定向力、计算能力较差。查舌质黯,有瘀点,苔薄白,脉沉滞。上方加炒麦芽 15g,炒神曲 10g,7 剂。

3 月 6 日三诊:告愈。

按语:本案曾患乙型脑炎,深昏迷达 6 小时,经治虽苏醒,但痰湿热瘀仍蒙窍而致清阳不展。故以通窍活血汤化裁化痰、清热、涤痰、除湿、开窍,虽用药不繁,但切中病机,故收效满意。脑病后遗症,清窍蒙闭,脑络瘀阻,化痰开窍、活血通络之治合其病机。

痛泻要方合葛根芩连汤治疗不寐案

患者郑某某,女,53 岁。2019 年 3 月 7 日就诊。

主诉:不寐 8 年。

现病史:患者 8 年来不明原因入睡困难,心烦,早醒,每晚休息 3~4 小时,右胁肋闷痛,腰酸,不发热,面色黄,时有潮红,口中出热气,食欲欠佳,大便溏薄,每天 3~4 次,矢气有热感,小便尚正常。舌质红,边有裂纹而痛,苔白厚,脉细。

中医诊断:不寐;证型:肝强脾弱,郁亢化热。

中医治则:缓肝扶脾,泻心清肠。

中医方药:痛泻要方合葛根芩连汤加减,具体方药如下。

陈皮 10g,白芍 15g,防风 6g,炒白术 10g,葛根 10g,黄芩 10g,黄连 6g,生龙骨、牡蛎各 30g(先煎),浮小麦 30g,地骨皮 10g,竹叶 10g。

7 剂,每天 1 剂,水煎取 400mL,分早晚温服。

3 月 14 日二诊:胁肋痛减轻,大便溏改善,睡眠改善不显著,有时憋闷、烦躁,矢气热灼肛门。舌质红,苔白厚,脉细。

醋柴胡 10g,黄芩 10g,川芎 10g,苍术 10g,草果 6g,知母 10g,蒲公英 15g,竹叶 10g,郁金 10g,灯心草 3g,茯苓 10g,茯神 10g,生甘草 6g。

10 剂,每天 1 剂,水煎取 400mL,分早晚温服。

3 月 24 日三诊:服药后症状明显缓解,右胁肋闷痛偶有发作,揉按后即可缓解,入睡虽慢,但已不再早醒,饮食可,二便正常,每天早、中、晚时,面、手皮肤发红,时而有手心发热。舌质淡红,苔黄厚,脉细。

生地黄 10g,白芍 10g,当归 6g,牡丹皮 10g,地骨皮 10g,忍冬藤 20g,通草 6g,连翘 10g,竹茹 15g,丝瓜络 15g,生甘草 6g。

12 剂,每天 1 剂,水煎取 400mL,分早晚温服。

按语:本例虽以不寐为主诉,但同时伴有腹痛及泄泻,症情复杂且病史长。综合分析,总属肝郁化热,扰心迫肠。故首以痛泻要方合葛根芩连汤缓肝理脾、清热燥湿,继以达郁使其郁得解而热自散,终以清气通络除其余热之邪。本案不寐顽固,迁延日久,究其因乃肝脾失和,湿热蕴结,留连胃肠,扰心神,犯脾胃。治疗以缓肝理脾,清热燥湿,渐次使木郁得达,郁热解散而阴阳和,不寐减。

天王补心丹治疗脏躁证案

患者彭某某,女,55 岁。2019 年 5 月 1 日就诊。

主诉:乳腺癌术后 1 年,恐惧、悲伤欲哭 1 个月余。

现病史:患者平素性情开朗、外向,1 年前发现左侧乳腺肿瘤,行手术治疗,病理报告示恶性。术后常规口服三苯氧胺片,一般情况良好,定期复查无远、近转移,心态尚属平和。1 个月前患者工作单位两位同事因恶性肿瘤晚期先后去世,患者迅即出现恐惧,悲伤欲哭,喜独处,默默不欲见人,动辄全身汗出,饮食不思,夜不得寐,入侵则噩梦纷纭,甚或忽从梦中惊醒,醒则全身大汗,心悸不宁。在某医院以神经官能症给予谷维素、安定、维生素 B₁ 等治疗 2 周,无明显疗效。现症:面色红润,神情抑郁,表情呆滞,双目少神,悲伤欲哭,舌质红,苔薄白而少,脉弦细数。

中医诊断:脏躁证;证型:阴虚火旺,热扰神明。

中医治则:滋阴降火,安神定志。

中医方药:天王补心丹加减,具体方药如下。

柏子仁 10g,酸枣仁 12g,麦冬 15g,当归 15g,生地黄 10g,远志 12g,茯神 30g,柴胡 10g,五味子 15g,玄参 10g,百合 30g,郁金 15g,生龙骨、牡蛎各 30g(先煎),琥珀粉 4g(冲服),合欢皮 15g,太子参 15g,浮小麦 30g。

7 剂,每天 1 剂,水煎取 400mL,分早晚温服。

同时,根据其手术及术后复查情况,给予详尽心理疏导,并鼓励其与至亲好友多接触、交流、沟通、宣泄,避免相关敏感话题,参与文体娱乐、体育锻炼。

5 月 8 日二诊:汗出及恐惧减轻,饮食尚可,但仍抑郁不乐,睡眠不熟、不深,舌脉无明显变化。既然略已见效,守方继服。7 剂。

5 月 15 日三诊:已不烦躁,双目有神,自诉入眠 4~5 小时,无噩梦及忽然惊醒,精神接近正常。唯饮食不香,偶有双目发呆。前方去柴胡、百合,加砂仁 10g(后下),焦三仙各 15g。7 剂。

2019 年 5 月 22 日四诊:饮食、睡眠、二便、精神俱复常,心情开朗,经常参与文体娱乐活动。

按语:本案恶性肿瘤导致身体痛苦,同时,精神创伤尤其严重,患者很难从疾病阴影中跳出,故恶性肿瘤虽已手术切除,创伤阴影遗留于心导致郁证。辨证用药同时,必兼以心理疏导、情志治疗,否则,徒恃药石,恐力不能及。对于情志相关疾病,辨证同时,务必注重心理疏导,否则只赖药石,力不达病所。总属阴虚火旺,神明失守。药心并治,转移注意力,不失为促愈良策。

参芪地黄汤治疗肾功能衰竭合并心绞痛案

张某,女,70 岁,南阳人。2019 年 5 月 14 日就诊。

主诉:心前区疼痛不适 1 天。

既往病史:有慢性肾功能衰竭-尿毒症、高血压、冠心病、脑梗死、腰椎间盘突出、糖尿病病史。

现病史:心前区疼痛不适 1 天,精神差,面色晦黯,饮食一般,睡眠差,心前区疼痛,含服速效救心丸及硝酸甘油可稍缓解,活动后加重,伴有胸闷、憋气等不适,双下肢困乏不适,腰部酸困疼痛,舌质淡黯,有瘀点,舌根苔黄厚腻,脉沉细。

体格检查:T 36.7℃,P 82 次/分,R 20 次/分,BP 140/90mmHg。双肺呼吸音粗,二尖瓣区可闻及吹风样杂音。

中医诊断:肾功能衰竭;胸痹;**证型:**脾肾亏虚,气滞血瘀,痰浊阻滞。

中医治则:补益脾肾,活血化瘀,利湿化浊。

中医方药:参芪地黄汤加减,具体方药如下。

党参 15g,白术 15g,茯苓 15g,黄芪 60g,山药 15g,山茱萸 15g,熟地黄 15g,泽泻 10g,牡丹皮 15g,水蛭 6g,薏苡仁 30g,丹参 15g,厚朴 12g,甘草 6g,焦三仙各 15g。

7 剂,每天 1 剂,水煎取 400mL,分早晚餐前温服。

方中党参、白术、茯苓、甘草益气健脾,取培土生金之意补脾益肺;熟地黄补肾益精,山药平补三焦,山茱萸补养肝肾,3 药配合,肾肝脾三阴并补;牡丹皮清泄虚热,并制山茱萸之温涩;泽泻利湿而泻肾浊;薏苡仁清热利湿;水蛭逐瘀通络;丹参清热活血;厚朴宽胸理气;焦三仙消食以助胃气。

7 剂尽,患者胸痛、胸闷憋气明显减轻,嘱继续服药保护肾功能,改善心功能,控制血压、血糖,不适随诊,定期复查。

按语:患者气阴两虚而成虚劳,久病成瘀,瘀阻心脉而见胸痹。治疗以六君子汤益气祛湿,合六味地黄汤滋阴补肾,合活血化瘀之药,标本兼顾而获良效。

龙胆泻肝汤治疗不寐案

患者肖某某,男,43 岁,电信公司员工。2019 年 2 月 28 日就诊。

主诉:失眠、心烦 1 个月余。

现病史:1 个月前因工作压力大、家务事频多出现夜不得眠,入眠困难,眠后易醒、醒后再入眠困难,每昼夜共计睡眠不足 3 小时,伴心烦、口苦、头晕、目眩,时有头痛、沉闷,纳食不香,小便色黄,大便干秘。在某诊所给予刺五加片、谷维素、维生素 B$_1$ 片等口服,病情稍减。其后又因工作关系情志不遂,生气动怒,借酒浇愁,再发失眠加剧,重则彻夜不寐,伴耳鸣、耳聋、口苦、口臭、阴囊潮湿、尿赤、便秘。再以西药治疗不效而来诊。来诊时患者面色晦黯,目红,精神不振,舌质红,苔黄厚腻,脉弦数。脑电图、经颅多普勒检查未见明显异常。

中医诊断:不寐;证型:肝胆湿热。

中医治则:清热利湿,疏肝利胆。

中医方药:龙胆泻肝汤加减,具体方药如下。

龙胆草 10g,黄芩 30g,生地黄 15g,泽泻 30g,当归 15g,北柴胡 10g,甘草 6g,栀子 10g,车前子 30g(包煎),苍术 10g,黄柏 15g,木瓜 15g,牛膝 10g,薏苡仁 15g,酸枣仁 15g,夜交藤 30g。

7 剂,每天 1 剂,水煎取 400mL,分早晚温服。

3 月 7 日二诊:自述口苦、口臭、耳鸣、耳聋明显减轻,便秘得通,精神较前振作,睡眠仍较困难,每日入睡大约 4 小时。舌质红,苔薄黄,脉弦细。湿热已祛大半,仍须继除。方中宜加重镇、安神之品。

苍术 10g,黄柏 15g,牛膝 30g,酸枣仁 15g,薏苡仁 15g,木瓜 30g,白豆蔻 6g(后下),生龙骨、牡蛎各 30g(先煎),远志 15g,茯神 30g,珍珠母 30g(先煎),夜交藤 30g,朱砂 4g(冲服),琥珀 4g(冲服)。

7 剂,每天 1 剂,水煎取 400mL,分早晚温服。

3 月 14 日三诊:药后入眠正常,但醒后再入睡仍困难,舌脉无明显变化,前方继服 7 剂。

3 月 21 日四诊:心烦、不寐未再发。嘱停药,调畅情志,多参加体育锻炼。

按语:不寐之治,因人而异,平素湿热蕴盛者,务必首清温热,继之或加重镇安神或以养血安神,尚需结合情志调理。本案乃青壮年心烦失眠,一派湿热蕴结征象,予以清利即可。临床亦可酌加通腑之硝、黄之属,但需观体质强弱。

(单化孜)

第六章 气血津液病

六君子汤治疗虚劳案

患者范某某,男,64 岁,镇平县石佛寺人。2018 年 7 月 26 日就诊。

主诉:乏力,面黄,纳呆 6 个月余。

现病史:患者 2018 年 1 月上旬因周身疼痛、乏力,面黄纳呆,在省某医院经检查诊断为多发性骨髓瘤,即予化疗,化疗后病情相对稳定,但毒副反应表现明显,乏力、面黄、纳呆渐次加重,体力显著下降。来诊时患者面色萎黄,乏力倦怠,气短懒言,呕恶纳呆,小便色黄,大便秘结,2～3 天一行,肚腹胀满。舌质淡紫,苔薄白腻,脉细弱。

中医诊断:虚劳;证型:气血两虚。

西医诊断:多发性骨髓瘤。

中医治则:健运脾胃,开利肠腑。

中医方药:六君子汤加减,具体方药如下。

枳实 12g,生大黄 6g,砂仁 6g(后下),木香 10g,白术 10g,茯苓 12g,桔梗 10g,姜半夏 10g,陈皮 10g,鸡内金 10g,焦三仙 20g,厚朴 10g,苍术 10g,大腹皮 30g,炒莱菔子 15g(包煎)。

7 剂,每天 1 剂,水煎取 400mL,分早晚温服。

8 月 3 日二诊:诉初服后大便得泻黏腻物,呕恶得止,知饥欲食,但进之甚少。继服则大便稀软,肚腹胀满消减,食量见增。舌质淡,苔薄白,脉弦细。上方去生大黄、炒莱菔子,加党参 12g,山药 15g。7 剂,每天 1 剂,水煎取 400mL,分早晚温服。

8 月 10 日三诊:乏力、懒言、倦怠好转,小便色清,大便质软色黄,每天 1 行。夜间入寐可,但醒后再次入睡困难,烦躁。拟更辙以补气养血、健胃宁心法,以归脾汤为主化裁。

黄芪 30g,党参 15g,白术 15g,茯神 30g,木香 10g,砂仁 6g(后下),当归 15g,甘草 10g,远志 10g,酸枣仁 10g,龙眼肉 15g,陈皮 10g,白芍 15g,夜交藤 15g,桔梗 10g。

7剂,每天1剂,水煎取400mL,分早晚温服。

8月17日四诊:面色泛红,精神状态佳,纳食接近常时,身痛诸症俱去。舌质淡红,苔薄白,脉沉细。拟守方巩固标本兼顾之。上方30剂。

按语:本案为多发性骨髓瘤,首经化疗虽获好转,但毒副反应显现,气血两虚而中运不健,脾胃不开,水谷不入,气血无以化生。治疗随机应变,先开中州,继而平补,慎用滋腻碍胃之属,从而渐次收功。故虚劳虽虚,但中土不健,脾胃不运,虚不补。此时要紧之事无过于开胃健脾,纳谷进食,为其后进补奠基。重视后天之本,奠定后续治疗基础。

归脾汤治疗紫癜案(一)

患者房某某,女,32岁,南阳人。2018年9月27日就诊。

主诉:双下肢散在紫色点、斑,很快融合成片,以小腿为著。

现病史:尿常规示蛋白(PRO)(++),隐血(BLD)(++),红细胞(RBC)(+)。给予抗过敏、抗感染治疗7天,紫斑逐渐消散,但停药则紫斑再度出现,且双上肢、颈部亦散在发出,时有腹痛。检查肾功能、凝血四项均正常。因正值经期未能查尿。现症:面色微黄,精神不振,纳减便溏,紫癜色深红、密集,舌质淡紫,苔薄白,脉细弱。

中医诊断:紫癜;证型:气虚失摄。

中医治则:益气健脾,佐以凉血化瘀。

中医方药:归脾汤加减,具体方药如下。

黄芪30g,白术10g,茯苓15g,陈皮10g,牡丹皮10g,茜草12g,酸枣仁10g,龙眼肉10g,赤芍12g,丹参15g,生地黄15g,玄参10g,砂仁6g(后下),女贞子30g,墨旱莲30g,地榆炭12g。

7剂,每天1剂,水煎取400mL,分早晚温服。

10月4日二诊:紫斑已基本褪尽,纳食仍少。舌脉无显著变化。守前方去生地黄、牡丹皮,加太子参30g,焦三仙各15g。7剂。

10月11日三诊:尿检示PRO(-),BLD(-)。上下肢紫凝已褪净,纳食正常,精神振作。查舌淡,苔薄白,脉弦细。续以益气健脾,兼凉血和血。

黄芪30g,太子参30g,山茱萸15g,生地黄15g,茯苓30g,白术15g,炙甘草10g,陈皮10g,龙眼肉10g,五味子20g,女贞子30g,墨旱莲30g,酸枣仁10g,丹参30g,仙鹤草15g。

7剂,每天1剂,水煎取400mL,分早晚温服。

按语:综合四诊,其总以脾虚血瘀为主机,脾虚不摄为本,血瘀斑癍为标。而其二次复发疹色仍深红密集,故佐以凉血化瘀和络,待癍斑既去,更以益气健脾活血而善后。血证重在宁络,健脾,恢复摄血之权。

归脾汤治疗紫癜案(二)

患者刘某某,男,38岁,南阳人。2018年10月4日就诊。

主诉:出现全身散在紫色斑点半年。

现病史:半年前出现全身散在紫色斑点,不痛不痒,以双下肢为多,伴乏力、纳食减少,化验血小板减少,具体数值不详。给予西药治疗,可短时好转,但停药即发。因工作关系经常外出,饮食不规律,失眠多梦。来诊时患者面色萎黄,形体消瘦,大便每天2~3次,质稀溏但无黏液脓血。近3天因过于劳累病情加重,双下肢暗紫色瘀斑、瘀点,比较密集,舌质淡,边有瘀点,苔薄白,脉沉细。

中医诊断:紫癜;证型:脾肾两虚,统摄无权。

中医治则:健脾益肾,养血和血。

中医方药:归脾汤加减,具体方药如下。

黄芪30g,党参15g,生地黄15g,当归15g,牡丹皮10g,白芍10g,甘草10g,仙鹤草30g,墨旱莲30g,法半夏15g,锁阳10g,紫河车6g(冲服),砂仁6g(后下),龙眼肉10g,木香10g,党参15g。

7剂,每天1剂,水煎取400mL,分早晚温服。

10月11日二诊:下肢紫斑渐褪,色淡,若隐若现,稀疏分布,纳食仍少。舌脉无明显变化。上方略事出入,补后天以资先天。

黄芪30g,党参15g,当归15g,砂仁10g(后下),陈皮15g,茯苓30g,焦白术15g,紫河车6g(冲服),焦三仙各10g,女贞子30g,巴戟天15g,仙鹤草30g,牡丹皮10g,龙眼肉10g,鸡内金10g。

7剂,每天1剂,水煎取400mL,分早晚温服。

10月18日三诊:上方服后纳食大增,二便正常,精神振作,下肢紫癜基本消失殆尽。舌质淡红,苔薄白腻,脉沉细。因工作关系仍需出差,煎药不便携带。遂守二诊方,以单味配方颗粒20剂,嘱随身携带,每天1剂,开水冲服以资巩固。

按语:本案源于奔波劳累,劳则伤气;脾肾俱损,统摄无权,则其血不寻常道而溢于肌肤。治在脾肾双补上着眼,尤其重于培土以资化源,给予血肉有情之品滋肾生精,脾肾得充,血得统乃安。唯其尚需休养缓缓调之。

八珍汤治疗虚劳案

患者秦某某,男,53 岁。2018 年 10 月 18 日就诊。

主诉:面黄乏力、腰酸浮肿 6 个月余。

现病史:患者于 6 个月前出现面黄乏力、腰酸浮肿,伴头晕目眩,纳食减少,时有呕恶,两腿抽筋,皮肤发痒,在某卫生院测血压 210/120mmHg,血常规示:血红蛋白(HB)78g/L,红细胞比容(HCT)0.27;肾功能检查示:BUN 18 mmol/L,CR 236μmol/L,尿酸(UA)550μmol/L,彩超示双肾缩小。诊断为慢性肾功能不全,给予降压、抗贫血、纠正酸中毒、纠正电解质紊乱等治疗,住院 2 周,诸症稍有好转。现症:面色萎黄虚浮,心悸乏力,面浮肢肿,腰酸膝软,头晕目眩,呕恶纳呆,倦卧懒动,两小腿时有抽筋,皮肤时痒,夜尿频多,大便稀溏,每天 3～5 次。舌质黯紫,苔薄白,脉沉细无力。

中医诊断:虚劳;证型:气血两虚,血瘀浊停。

中医治则:益气养血,平补脾肾,兼化瘀泄浊。

中医方药:八珍汤加减,具体方药如下。

黄芪 15g,太子参 30g,茯苓 15g,白术 15g,薏苡仁 15g,砂仁 6g(后下),苍术6g,炒杜仲 15g,巴戟天 15g,水蛭 10g,赤芍 15g,泽泻 30g,陈皮 10g,当归 15g,藿香6g,半枝莲 30g。

7 剂,每天 1 剂,水煎取 400mL,分早晚温服。

10 月 25 日二诊:诸症略有减轻,呕恶纳呆缓解明显。前方加焦三仙 30g 以鼓舞脾胃运化,7 剂。

11 月 1 日三诊:夜尿减少,两腿抽筋得止,仍以原方续服,10 剂。

11 月 11 日四诊:精神大振,与前判如两人,诸症显著减轻,纳增肿消,大便每天 1～2 次或成形或呈糊状,眩晕不再。舌质淡红,苔薄白,脉细有力。守方 15 剂。

11 月 26 日五诊:复查血常规 HB 95g/L,HCT 0.3,BUN 16 mmol/L,CR 192μmol/L,UA 450μmol/L,血压 140/85mmHg。一般情况良好,饮食、二便接近正常。继续守方巩固,15 剂。嘱其遵嘱用药,定期复查。

按语:虚劳肾功能不全属虚实夹杂者,益气养血之同时,予平补脾肾,兼化瘀浊。脾胃素虚,健运脾胃中州,兼用芳化利湿,仍可达到异曲同工之目的。

生脉散治疗虚劳案

患者金某某,女,49岁。2018年10月25日就诊。

主诉:面黄、乏力2年。

现病史:幼年时曾患急性肾炎,经治已愈。2年前逐渐出现面黄、乏力、水肿、夜尿增多,两小腿易抽筋,检查血压高于正常,贫血,尿检异常,肾功能检查血尿酸、尿素氮、肌酐均高,但尚未达到血液透析标准。经中西药结合治疗,病情时轻时重。化验结果:血常规示 HGB 90g/L;肾功能:HCT 0.17,BUN 15.6 mmol/L,CR 228μmol/L,UA 580mol/L;尿检:PRO(++),BLD(++)。彩超示:双肾实质回声增强,双肾缩小。来诊时血压170/110mmHg,面黄乏力,纳差水肿,食欲一般,皮肤瘙痒,夜间尿多,大便时有秘结,心悸,口干渴,腰酸困,月经量少、色淡,时有隔月而至。舌质紫黯,苔薄白腻,脉弦细。

中医诊断:虚劳;证型:气阴两虚,血瘀浊留。

中医治则:益气养阴,祛瘀泄浊。

中医方药:生脉散加减,具体方药如下。

太子参30g,黄精15g,麦冬10g,五味子20g,防风10g,陈皮10g,牡丹皮10g,水蛭10g,当归15g,牛膝30g,炒杜仲15g,山药15g,大黄6g,钩藤30g(后下),半枝莲30g,白花蛇舌草30g。

7剂,每天1剂,水煎取400mL,分早晚温服。

11月2日二诊:自觉服药后大便通畅,全身轻松,精神振奋,倦怠懒动明显好转,自觉心情舒畅。守方7剂。

11月9日三诊:近日饮食大增,大便每天2~3次,稀溏,便前腹痛,便后痛自止。其余无特殊不适。前方去大黄,加砂仁6g。7剂。

11月16日四诊:复查血常规 HGB 105g/L,HCT 0.21;肾功能 BUN 13mmol/L,CR 198μmol/L,UA 480μmol/L;尿检:PRO(+),BLD(+);血压 130/90mmHg,面色泛红,有光泽,自觉状态较前佳,要求按上次方取药15剂,配合药用炭片(爱西特)每次5片,每天3次口服,继续巩固治疗。

按语:慢性肾功能衰竭虚劳,以平补平泻、标本兼顾缓缓收效,以适应其低水平代谢状态,使阴阳达到相对平衡即可,不宜操之过急。疗效方面,化验指标固然重要,但更应该以提高患者生命质量为主,使其精神及一般状况保持平衡中和。不主张大补大泻,不能为追求化验指标正常而导致患者痛苦增加。慢性肾功能衰竭积久成劳,虚损难复,治疗目标以维护低水平状态,阴阳平衡,保持一个比较稳定的内、外环境为首要目标,即提高并保护其生活质量。

猪苓汤合清燥救肺汤治疗干燥综合征案

患者桂某某,女,38岁。2018年11月8日就诊。

主诉:腰酸、乏力、水肿、全身干燥反复发作4年余。

现病史:患者2014年11月出现腰酸、乏力、全身水肿,全身孔窍干燥,在当地诊断不清,旋即奔赴北京301医院进行全面检查,最后诊断为先天性海绵肾、双肾多发小结石、肾功能不全、干燥综合征。给予激素及中药治疗,病情时有减轻。4年来间断用药,渐现激素面容,病情时轻时重。近3个月因停药诸症再发并加重,来诊时腰酸乏力,面浮肢肿,按之凹陷,鼻、眼、咽、唇干燥,皮肤干燥粗涩,抚之糙手,阴道干涩,无白带,大便秘结,3天一行,性情急躁。舌质红,苔薄黄干燥,脉细涩。

中医诊断:干燥综合征;证型:阴虚燥热,水湿内停。

中医治则:滋阴清热,利水润燥。

中医方药:猪苓汤合清燥救肺汤加减,具体方药如下。

生石膏30g(先煎),生地黄30g,麦冬15g,泽泻30g,阿胶15g(烊化),枇杷叶15g,杏仁15g,党参30g,黄精15g,当归30g,知母12g,猪苓30g,茯苓30g,萹蓄30g。

10剂,每天1剂,水煎取400mL,分早晚温服。

11月18日二诊:自诉水肿明显减轻,诸燥亦有所缓解,大便润通。尿中发现少许细沙样结石。但仍无白带,阴道干涩。前方去黄精,加巴戟天、淫羊藿各15g。10剂。

11月28日三诊:自诉阴道干涩明显减轻,白带渐有滋生,精神振作。时有少量沙粒结石随尿排出。拟以前方20剂续服。

按语:海绵肾、肾功能不全、干燥综合征,证属阴虚水停者,取法滋阴、润燥、利水,务使其水道通满,症情可缓。本病少见,水肿与干燥并见,本虚标实,治疗自当标本兼顾,旨在滋阴利水共施,使水道通调,干燥得润,以猪苓汤合清燥救肺汤虽属合拍,但毕竟为先天性疾病,终难彻愈,宜缓图、缓解为目的,使患者症状减轻、痛苦减少、提高生活质量。顽症之顽,根在病机复杂,治疗方法相矛盾,惟有明主次,辨轻重,兼顾标本,缓图其效。

清燥救肺汤合二仙汤治疗干燥综合征案

患者周某某,女,45岁,南阳人。2019年5月29日就诊。

主诉:全身干燥不适6个月余。

现病史:患者2018年11月初出现全身干燥不适,始则以为喝水量少,未予重视。继则大量进水依然干燥不舒,尤以孔窍干燥为著,口、鼻、咽、眼、耳道干燥少津,无白带,大便干秘,伴四肢关节强痛,严重时唇燥干裂,鼻眼干涩。在某省级医院检查:S5-A阳性,SSB阳性。诊为干燥综合征,给予激素强的松口服,症状略有好转。现症:口、鼻、唇、咽、眼、齿、耳道干涩,白带几无,阴道干涩,大便干秘。舌质红少苔,苔干燥,脉细涩。

中医诊断:干燥综合征;证型:气阴两虚,燥由内生。

中医治则:益气养阴,滋肾清燥。

中医方药:清燥救肺汤合二仙汤加减,具体方药如下。

党参15g,阿胶10g(烊化),炙枇杷叶15g,麦冬15g,炙甘草10g,巴戟天15g,淫羊藿15g,当归30g,杏仁15g,肉苁蓉10g,制大黄6g,生地黄30g,生石膏30g(先煎),知母10g。

14剂,每天1剂,水煎取400mL,分早晚温服。

6月12日二诊:服前方2周,诸燥稍有缓解,大便通畅不秘,自觉口咽有少量津润,舌苔薄白,较前潮润,脉细弱。前方去肉苁蓉、制大黄,加黄精、百合、天门冬各30g,以增其滋阴增液之力。14剂。

6月26日三诊:孔窍干燥较前明显减轻,前阴渐觉津润,已无干涩之感,大便正常,全身强涩感已消失。查舌脉无明显变化。嘱其守方巩固,30剂。定期复查。

按语:清燥救肺汤为治燥名方。本案年近七七,肾精衰微,肾气不充,故在益气养阴同时,尚须滋肾以助清燥之功。守方巩固,循序渐进而收效。燥证皆由阴津生成不足,燥症更有内、外、温、凉之分,外燥因秋气当令,温燥是因暑热余威缠绵,凉燥因于时近冬季,内燥责之肺脾肾,尤以肾阴不足为甚。治疗当充肾气,滋肾阴,健脾益肺,补充化源,渐使阴津臻沛。

竹叶石膏汤治疗内伤发热案

患者朱某某,男,35岁。2018年11月22日就诊。

主诉:肾移植术后发热1周。

现病史:患者因尿毒症行肾移植术已3个月余,术后一般情况良好,1周前不慎感冒,发热,体温39～40.5℃,恶寒、无汗、身冷,口苦烦躁,咳嗽、咳痰色黄,静脉滴注抗生素、抗病毒药无明显疗效。尿色黄,不思饮食。胸片示两肺纹理增粗紊乱,血常规示:WBC在正常范围。来诊时体温40.3℃,发热恶寒,时有微汗出,舌质红,苔薄黄,脉滑数。

中医诊断:内伤发热;证型:肺热壅盛。

中医治则:清泻肺热,化痰涤浊。

中医方药:竹叶石膏汤加减,具体方药如下。

竹叶15g,生石膏60g(先煎),党参15g,麦冬15g,姜半夏15g,知母15g,天花粉30g,黄芩30g,川贝母15g,甘草15g,粳米50g,金银花30g。

3剂,每天1剂,水煎取400mL,分早晚温服。

12月7日二诊:服后全身出汗,大热已去,咳嗽、咳痰明显减轻,知饥欲饮、欲食,体温37.8℃,已不烦躁,尿色转清。因汗出较多,拟于上方去生石膏,加生地黄、玄参各15g,7剂,水煎服,每天1剂,分2次服。

12月14日三诊:体温正常,饮食、二便自如,咳嗽亦止。嘱其服小柴胡颗粒每次6g,每天3次以善后。

按语:不管何种情况,有是证,用是药,谨守机,以辨证为首务,兼顾原发病,往往可收佳效。本案内伤发热,致肺热壅盛,故以竹叶石膏汤清泻之。此类正气亏虚,所谓之免疫力低下,故治疗务必注意扶正。

当归六黄汤治疗多汗案

患者段某某,男,38岁。2019年4月4日就诊。

主诉:多汗3个月余。

现病史:患者自1个月前多汗,在稍微活动、运动、吃饭、气温升高或饮酒情况下,全身大汗淋漓,内衣俱湿,面部汗淋如雨,汗出后则烦躁、口渴、身冷、乏力、小便黄,但不需特殊处理,很快自行恢复。饮食正常,睡眠中也易突然全身大汗淋漓。春夏气温渐热,汗多加剧,自觉汗出热而黏滞如胶。血糖、甲状腺功能、肝功能均正常,心电图、胸片、彩超也未见异常。现症:面色红润,形体偏肥胖,舌质淡紫,苔薄黄腻,脉沉缓。初入诊室时即全身大汗,头面汗流如注。

中医诊断:汗证;证型:阴虚火旺,表阳不固,内蕴湿热。

中医治则:泻火滋阴固表。

中医方药:当归六黄汤加减,具体方药如下。

黄芩10g,黄柏10g,黄连10g,黄芪30g,生地黄30g,熟地黄20g,当归15g,白术 15g,麦冬 15g,山药 15g,山茱萸 30g,五味子 30g,白芍 30g,乌梅 15g,甘草 6g,浮小麦 30g。

7 剂,每天 1 剂,水煎取 400mL,分早晚温服。

4 月 11 日二诊:天气变热,仍汗出频繁,但自觉汗量有所减少,且汗变清稀,服上方后大便黏滞不爽,舌脉无明显变化。此系内蕴湿热胶结,更辙以开上宣中导下法,清宣芳化之。

藿香 10g,白豆蔻 6g(后下),茵陈 15g,滑石 20g(包煎),黄芩 30g,石菖蒲 30g,连翘 20g,川贝母 10g,射干 10g,苍术 10g,薄荷 10g(后下),杏仁 15g,薏苡仁 15g,陈皮 10g,半夏 10g,淡竹叶 10g。

7 剂,每天 1 剂,水煎取 400mL,分早晚温服。

4 月 18 日三诊:诉服上 7 剂后,自觉全身清爽,汗出趋于自然,即便出汗亦有爽快感。查舌根苔仍厚腻,脉濡细。守方更进 7 剂。

10 日后来诉:虽天热亦汗,与他人无异。嘱其尽可能清淡饮食,远离酒浆,否则日积月累,后必再发。

按语:本案患者形体较丰,本为痰湿体质,加之长期厚味酒浆,更助湿热内蕴,日久失治,则耗伤其气阴。故属本虚标实,然总以标实为主。首以泻火滋阴固表法,继以清宣芳化,使其湿热分利,渐次复原。阴虚湿热之证,临床并不少见。乍思阴虚与湿并见,似乎很矛盾,但的确存在。唯详察证、舌、脉象,认准病机,滋阴、清热、利湿并举,仍可收效。当归六黄汤据证化裁,每使治愈。

当归六黄汤治疗自汗案

患者叶某某,男,42 岁。2019 年 4 月 11 日就诊。

主诉:自汗 1 个月余。

现病史:患者 3 个月前因胸闷、心前区刺痛,经双源 CT、冠脉造影检查诊断为冠心病,置入支架 2 枚,术后情况良好。1 个月前不明原因出现自汗,动辄汗出如洗,湿透内衣,汗止则身凉、口渴,汗后心烦、头晕、乏力,初时每天一发,继之则每天数发,不分昼夜。心内科复查未见异常,按自主神经功能紊乱给予谷维素、维生素等治疗无效,自感十分痛苦。现症:面色微黄,口渴,五心烦热,舌红少苔,脉细数。

中医诊断:汗证;证型:阴虚火旺。

中医治则:滋阴降火。

中医方药:当归六黄汤加减,具体方药如下。

黄芪 30g,黄柏 15g,黄芩 10g,生地黄 30g,熟地黄 30g,当归 30g,黄连 10g,白术 30g,白芍 15g,苍术 10g,知母 10g,天花粉 30g,酸枣仁 10g,砂仁 10g(后下)。

7剂,每天1剂,水煎取400mL,分早晚温服。

4月18日二诊:仍有自汗,但汗出明显减少,偶有口渴,心烦得以缓解。舌脉无明显变化。守方巩固。7剂。

4月25日三诊:自汗基本控制,舌红,苔薄白,脉弦细。时有头晕、心悸、口干,夜寐不酣。更方以天王补心丹加减。

柏子仁12g,酸枣仁10g,麦冬10g,天冬12g,当归30g,远志10g,茯苓30g,生地黄15g,玄参10g,五味子30g,生龙骨、牡蛎各30g(先煎),陈皮15g。

7剂,每天1剂,水煎取400mL,分早晚温服。

5月1日电话告知,恢复正常,已经上班工作。

按语:患者正值壮年,手术后汗多伤阴,阴不足则虚火内生而旺,迫液外出,动辄自汗。以滋阴降火为治,则其汗渐止。汗为心之液,自汗固然气虚多见,但兼见阴虚火旺者,仍宜滋阴降火治之,不可拘泥。壮年自汗,阴虚火旺者居多。历经手术,气阴更伤。其治以益气养阴,兼清湿热,以其壮年之躯,易挟湿热,合以燥湿之药,以防滋阴药剂之滋腻,不可不知。

柴胡桂枝汤治疗反复发热案

患者薛某某,女,38岁。2019年4月18日就诊。

主诉:反复发热1年余,再发7天。

现病史:患者于1年前发热,关节疼痛。尿蛋白阳性,在省某医院全面检查确诊为系统性红斑狼疮,给予强的松片1mg/(kg·d),关节疼痛消失,尿蛋白转阴,体温正常。其后因不遵医嘱,用药不规律,时或停药,致发热再现,仍以强的松口服可退。1周前不慎感寒再次发热,体温39～39.5℃,伴头痛、纳差、乏力,神志恍惚,抗核抗体阳性,红细胞沉降率120mm/h,尿PRO(＋＋),咽部红肿,声音嘶哑。在某诊所给予抗感染、感冒药口服,体温不退。现症:发热面赤,寒热往来,无汗,纳差,乏力,头痛身困,咽喉红肿,声音嘶哑,小便色黄,大便正常。舌质淡紫,苔白厚腻,脉弦数。

中医诊断:太阳少阳合病;证型:少阳枢机不利,太少合病,湿热蕴结。

中医治则:和解少阳,清利湿热。

中医方药:柴胡桂枝汤加减,具体方药如下。

柴胡30g,黄芩30g,沙参30g,党参15g,桂枝10g,川贝母10g,杏仁15g,半夏15g,炙甘草10g,水蛭6g,白芍15g,蒲公英30g,薏苡仁15g,僵蚕10g,薄荷10g(后下),生姜3片,大枣5枚。

5剂,每天1剂,水煎取400mL,分早晚温服。

4月23日二诊：上方服后全身微汗出，知渴欲饮，知饥欲食，体温37.5～38℃，头痛、身痛明显减轻，声音嘶哑已去，仍小便色黄，时有尿道口刺痛，依前方化裁。

柴胡10g，黄芩15g，沙参30g，党参15g，桂枝10g，杏仁10g，薏苡仁15g，车前子30g（包煎），半夏10g，白豆蔻6g（后下），木香10g，赤芍15g，蒲公英30g，猪苓30g，白花蛇舌草30g。

7剂，每天1剂，水煎取400mL，分早晚温服。

4月30日三诊：体温36.8℃，诸症悉去，排尿畅利，舌苔薄白而腻，脉弦细数。阴虚湿热互结，法以滋阴清热利水，宗猪苓汤法善后。

猪苓30g，茯苓30g，泽泻30g，阿胶15g（烊化），滑石30g（包煎），淡竹叶10g，杏仁10g，白豆蔻10g，甘草10g。

5剂，每天1剂，水煎取400mL，分早晚温服。

按语：系统性红斑狼疮因长期服激素，免疫功能下降，易感外邪。本案原病当属内热发热范畴，但感邪而发，太阳、少阳诸症大多具备，不管其体温高低，有是证则用是方。兼见湿热之象，在和解少阳同时合入三仁汤开上宣中导下，故先使体温下降，续治以随症加减而体温得控。最后遗留湿热与阴虚互见，治时每嫌矛盾，只滋阴恐碍湿热，仅清利又虑伤阴，以猪苓汤兼之比较合拍。系统性红斑狼疮发热，变证多端，临诊之时，分期施药，有是证，用是方，不可拘泥，唯以辨证为务。

三仁汤合抵当汤治疗发热案

田某某，女，53岁，镇平县安子营乡人。2019年4月25日就诊。

主诉：发热30天。

现病史：患者1年前因左肾癌行手术切除，3个月前复查发现癌转移并进行性消瘦、纳呆、尿黄、大便不畅，3月25日起发热，体温37.8～39.5℃，经输液、抗感染、解热镇痛药等治疗，用药则退，停药仍发热，以下午及晚上体温较高。曾请中医用小柴胡汤、白虎汤等加减，无明显疗效。来诊时发热汗出后退，旋即再发热，纳呆，口中黏腻，尿色黄，大便不畅，双侧腰痛，自觉胸中闷，舌质黯红，苔黄腻，脉濡数。综合分析其发热特征：汗出后热退，旋即仍热，夜间较重，结合其他征象及舌脉象，既有湿热蕴阻，上、中、下三焦气机不畅，又有血瘀络阻，瘀而化热。故立法以开上、宣中、导下、破瘀通络兼施。

中医诊断：内伤发热；证型：湿热蕴结。

中医治则：清利湿热。

中医方药：三仁汤合抵当汤加减，具体方药如下。

郁李仁15g，白豆蔻6g（后下），薏苡仁15g，厚朴10g，半夏15g，通草6g，滑石

30g(包煎),淡竹叶 10g,桃仁 15g,生大黄 12g,水蛭 10g,生地黄 30g。

5 剂,每天 1 剂,水煎取 400mL,分早晚温服。

4 月 20 日二诊:自诉服上药后,嗳气频作,腹中隐痛,继而频转矢气,大便得通,小便排出黯紫色血块 3 条,但体温仍 37.4℃,知饥而不欲食,时泛恶心。前方改生大黄为制大黄 6g。继服 5 剂,再次大便泄利,小便排出少量小血块,体温 36.6℃,纳开食增,呕恶得正。

4 月 25 日三诊:体温正常,胸闷得畅,口中和,纳眠接近正常。舌苔薄白略腻,脉弦细。综合观之,湿热既去,血瘀得除,正气仍有不足,予小柴胡颗粒成药以调和之。

按语:癌症发热,症情复杂纠结,透过湿热之象,尚须看到瘀血蓄结于内,故用清利湿热,开、宣、导并施,同时破其瘀血之结,发热方能息止。故癌病发热,湿热蕴阻气机与瘀血蓄积于内同时并存,临证时必须细察病机,治疗时齐头并进,方可收功。证属湿热夹血瘀,固当清利与化瘀并举。三仁汤开上、宣中、导下,抵当汤化瘀、破血,相得益彰。

桃红四物汤治疗过敏性紫癜案

患者集某,男,6 岁,南阳人。2019 年 6 月 28 日就诊。

主诉:发现双下肢紫癜 1 周。

现病史:1 周前无明显诱因出现双下肢针尖样红色出血点,在当地医院诊断为过敏性紫癜,给予抗过敏等药物治疗后,出血点颜色变淡,今为求进一步系统诊治前来我院。现症:双下肢紫癜 1 周,饮食、睡眠尚可,小便量正常,少量泡沫,大便稍干,双下肢可见散在针尖样红色出血点,触之不高出皮肤,无瘙痒等不适,舌红,苔黄,脉细数。

既往病史:体健。

体格检查:T 36.5℃,P 76 次/分,R 17 次/分,BP 120/70mmHg。双肺呼吸音粗,双下肢可见散在针尖样红色出血点,触之不高出皮肤。

中医诊断:紫癜;证型:血热妄行。

中医治则:清热凉血解毒。

中医方药:桃红四物汤加减,具体方药如下。

桃仁 10g,红花 9g,当归 10g,生地黄 9g,川芎 6g,赤芍 12g,紫草 12g,茜草炭 10g,地榆炭 12g,焦三仙各 6g,炙甘草 6g。

7 剂,每天 1 剂,水煎取 400mL,分早晚温服。

方中桃仁、红花活血祛瘀;当归活血补血;生地黄、赤芍、紫草清热凉血止血;茜草炭活血止血;地榆炭凉血止血;焦三仙消食和胃;炙甘草调和诸药。

7剂尽,神志清,精神可,饮食、睡眠尚可,双下肢紫癜颜色转淡。

按语:患者瘀血与出血并见,法当活血止血,方用桃红四物汤合生地、赤芍、紫草、地榆炭清热凉血止血,茜草炭活血止血,取效可。

小柴胡汤治疗反复发热案

赵某,女,32岁,新野县人。

主诉:反复发热半年。

病史:半年前不明原因出现低热,体温波动在 37.3～38.2℃,反复发作,无明显规律,稍有胸闷。无明显恶寒、身痛、咳嗽、咽痛、口苦等症。二便可,眠差,血常规、红细胞沉降率化验正常。胸部 CT 无异常。结核菌素试验等均为阴性。曾给予头孢等抗感染药物静脉滴注数日而无效。舌红,苔白,脉弦。

中医诊断:发热;证型:少阳枢机不利。

中医治则:和解少阳。

中医方药:小柴胡汤,具体方药如下。

柴胡 24g,黄芩 10g,清半夏 10g,党参 10g,炙甘草 6g,生姜 3 片,大枣 5 个。

3 剂,每天 1 剂,水煎服,分 3 次温服。

二诊:患者诉发热次数减少,体温都在 38℃ 以下,精神较前好。效不更方,原方再进 5 剂而愈。

按语:少阳枢机不利可有上、中、下三焦不同的表现,但见一症便是,不必悉具。黄煌老师认为,柴胡证中往来寒热的"往来"有其特殊意义:第一是指有节律性,如周节律或月节律;第二是指没有明显节律,时发时止。该患者发热日久,西医诊断不明,用清热解毒之时方也未见效,根据往来寒热的特点则三剂而获效。注意柴胡在用于退热时一定要大量,至少 20g 以上,否则退热效果不佳。

(单化孜)

第七章　其他疾病

四妙勇安汤治疗痹证案

患者唐某某,女,31 岁,南召县皇路店镇人。2019 年 3 月 14 日就诊。

主诉:双侧桡动脉不能触及伴头晕乏力 1 年。

现病史:患者 1 年前不明原因出现全身乏力,头晕目眩,心悸气短,低热,体温 37.5℃,经常盗汗,四肢关节酸痛,双侧桡动脉不能触及,疑为结核病,在某结核病医院检查后排除结核,按风湿热治疗,服用中、西药治疗 1 个月,具体用药不详,症状未能控制。后辗转数家医院,先后诊断为"风湿热""心肌炎"等,服用中、西药无效,症状时轻时重。2019 年 1 月中旬以来,出现视物模糊,四肢关节酸痛无力,神疲乏力,心悸气短,常在午后发热,体温 37.5℃ 左右。发病以来,神疲纳呆,腰膝酸痛,心悸气短。来诊时患者形体消瘦,面色萎黄,四肢软弱,乏力,双上肢桡动脉搏动不能触及,血压测不到。在颈部两侧、锁骨上窝可触及震颤,听诊可闻及血管杂音,为收缩期吸风样,Ⅲ 级。眼底检查示缺血样变,舌质红,苔薄黄。血常规:WBC 12.5×10^9/L,RBC 3.8×10^9/L,PLT 180×10^9/L;尿常规:PRO(＋＋＋),抗链"O"正常,红细胞沉降率 60mm/h。心电图示 ST 段改变。多普勒超声示两侧颈总动脉,供血较差,流速偏低。血管造影示主动脉广泛狭窄,病变累及两侧颈总动脉。

中医诊断:痹证;证型:肝肾阴虚,血脉瘀阻。

西医诊断:多发性大动脉炎。

中医治则:滋阴清热,活血通脉。

中医方药:四妙勇安汤加减,具体方药如下。

当归 30g,生地黄 30g,玄参 30g,赤芍 30g,牡丹皮 15g,茯苓 15g,牛膝 15g,水蛭 10g,甘草 10g。

15 剂,每天 1 剂,水煎取 400mL,分早晚温服。注意肢体保暖。

3 月 29 日二诊:头昏、头晕、四肢酸软症状减轻,低热消失,双侧桡动脉搏动仍不能触及,血压测不到,舌脉同前。气虚血瘀明显。

当归 30g,黄芪 30g,生地黄 30g,玄参 30g,赤芍 30g,麦冬 30g,牡丹皮 15g,茯苓 15g,牛膝 15g,水蛭 10g,甘草 10g。

15 剂,每天 1 剂,水煎取 400mL,分早晚温服。

4 月 14 日三诊:视力好转,双侧桡动脉搏动仍不能触及,血压可测及,60/40mmHg。四肢关节酸痛症状消失,心悸气短显著减轻,尿 PRO(+)。上方继服,15 剂。

4 月 29 日四诊:经过 1 个多月的治疗,两侧桡动脉能触及,四肢症状消失,精神状态佳,恢复正常工作。多普勒超声示两侧桡动脉供血基本正常。

按语:本例一派气阴两虚、血瘀络阻表现,故采用养阴活血法为主,继以气虚血瘀论治,使气行则血行,瘀化而脉复。循序渐进,守方获效。大动脉炎,滋阴益气,养血复脉,是其正治,以前曾称为"无脉症"。

当归四物汤治疗脱疽案

患者申某某,女,63 岁,南阳人。2019 年 5 月 8 日就诊。

主诉:双下肢凉痛 6 个月余,左下肢为甚。

现病史:患者 2 年前患宫颈癌,手术后行放、化疗,初期效果良好。但近 6 个月来双下肢冷痛,自觉得热则舒,在当地医院查血管超声示血管闭塞性脉管炎,给予活血化瘀、抗炎、抗凝等治疗略有减轻,但冷凉感渐加重,尤以左下肢为甚。双下肢及足之皮色不变,无红肿青紫,触之皮温低于正常皮肤。就诊时仍着秋衣裤、厚棉袜。舌质淡紫,苔薄黄,脉沉弦。

中医诊断:脱疽;证型:寒凝经脉,血瘀络阻。

中医治则:温经通脉,化瘀活络。

中医方药:当归四物汤加减,具体方药如下。

当归 30g,白芍 40g,赤芍 15g,桂枝 15g,细辛 3g,甘草 10g,制附子 5g(先煎),肉桂 6g,干姜 10g,生地黄 30g,大枣 10g,水蛭 6g,全蝎 10g,木瓜 30g,忍冬藤 15g。

7 剂,每天 1 剂,水煎取 400mL,分早晚温服。

5 月 15 日二诊:自觉双下肢冷凉感依然,但较前疼痛已减轻。脉似沉弦,舌象无明显变化,思其久病气血不足,是其根本,故方中入益气补血之属。

黄芪 30g,党参 30g,制附子 20g(先煎),白术 15g,薏苡仁 30g,桂枝 10g,肉桂 6g,干姜 10g,细辛 10g,水蛭 6g,通草 6g,红花 10g,全蝎 10g,忍冬藤 15g,生地黄 30g。

7 剂,每天 1 剂,水煎取 400mL,分早晚温服。

5月22日三诊：上方服后自觉下肢冷凉感明显减轻，热敷之已感温暖。询之并无热象滋生。前方制附子加至30g（先煎40分钟）。7剂。

5月29日四诊：自诉服此药后双下肢及两足冷凉感已减大半，疼痛也基本控制，行走较前有力且跛行减轻。因前接诊医师告知如保守治疗症状不减，将来可能行截肢术。此次中药治疗显效，益增加治疗信心。综其症情，虽值炎夏，服大热之剂附、桂、姜反而渐舒，足见阴寒凝固之剧。上方再予14剂。

6月12日五诊：舌脉无明显变化，自诉无显著不适，无热象滋生迹象。守方30剂，继服。

按语：脱疽乃寒凝经脉，血瘀络阻，余无他症，予大辛大热温经通脉之剂于化瘀通络之伍，加入虫类通剔可增其效。不可因季节炎热而畏用热剂。故脱疽之寒凝经脉症情深痼者，虽时值炎夏，温阳通脉之剂依然可投。虚寒之候，勿拘泥季节炎凉，径投温通，不必过虑，征之询然。

黄芪桂枝五物汤治疗脱疽案

患者钱某某，男，69岁，邓州市刘集镇人。2019年5月15日就诊。

主诉：消渴、尿频6年，下肢发凉疼痛1个月，坏疽1周。

现病史：患糖尿病6年，采用中、西药间断治疗，尿糖经常维持在正常水平。近半年来时常头晕耳鸣，腰膝酸软，四肢不温而乏力，夜间尿多，小便清长。1个月前右足出现发凉、麻木、剧烈疼痛，皮色苍白，肌肉萎缩。服用复方丹参片等中药治疗，未见疗效。1周前右足第二、第三趾颜色变黑，夜尿频多，每夜8次左右。现症：形体消瘦，表情痛苦，面色萎黄。右足趾发凉、麻木、剧烈疼痛，右足第二、第三趾颜色发黑，劳累后加重，双下肢足背、胫后动脉搏动均消失。舌质淡，苔薄白，脉沉细。微循环检查血管数目减少，模糊不清，排列紊乱，微循环障碍明显。

中医诊断：脱疽；证型：阳虚瘀阻。

西医诊断：糖尿病性坏疽，Ⅲ期1级。

中医治则：温经散寒，益气化瘀。

中医方药：黄芪桂枝五物汤加减，具体方药如下。

制附子10g（先煎），红参10g，茯苓12g，泽泻12g，丹参12g，桂枝30g，白芍30g，何首乌30g，当归30g，山茱萸15g，山药15g，黄芪60g，生地黄24g。

10剂，每天1剂，水煎取400mL，分早晚温服。禁烟酒，低脂、低糖饮食。

5月25日二诊：右足趾发凉、麻木、疼痛明显减轻，夜间睡眠良好，右足第二、第三趾颜色逐渐转为黯红，腰膝酸软、四肢不温症状略减。前方继服，20剂。

6月14日三诊:腰膝酸软、四肢不温等症状基本消失,夜尿次数明显减少,每夜3～4次,疼痛减轻,舌脉同前。前方继服,30剂。

7月14日四诊:足趾发凉、麻木症状消失,四肢有力,全身症状消失,体温正常,右足第二、第三趾颜色转为红润。继服10剂,诸症皆消。微循环复查明显好转。

按语:本案之脱疽缘于糖尿病。在控制尿糖的同时,扶正祛邪兼顾,温经散寒与益气化瘀同施,方可渐次收功或可免于截肢。患者就诊时病程已至中后期。对中期患者,在阴阳双补的同时宜加用清热养阴之品。尿糖控制很重要,控制良好才有生机。配合清创及中药外洗也有较好效果,可加快疗效,以免截肢之苦。消渴病并发症错杂丛生,坏疽是其中较重之端。治疗以温经散寒与益气活血并施,常有疗效。同时务必控制血糖及糖化血红蛋白在较理想水平,在此基础上中药可更好地发挥疗效。

四妙散治疗股肿案

患者孙某某,男,45岁,社旗县城关镇人。2019年5月22日就诊。

主诉:右膝以下肿胀、灼痛、潮红2个月。

现病史:患者2个月前无明显诱因右膝下水肿,继则肤色潮红,内觉灼热、胀痛,酸困无力,小腿肚内侧有硬性索状物,踝部散在紫色斑点,下垂或活动后肢体症状加重,色变青紫,休息后症状缓解,在当地医院未明确诊断,多种药物治疗无效。

现症:精神不振,纳、寐差,小便黄赤,大便干。血压表充气试验阳性。甲皱微循环示:微静脉管内淤胀,血色淡红,血流呈线状,流速减慢,血管运动计数增多。

中医诊断:股肿;证型:湿热内蕴,气滞血瘀。

西医诊断:腘静脉血栓形成。

中医治则:清热除湿,活血化瘀。

中医方药:四妙散加减,具体方药如下。

当归30g,金银花30g,薏苡仁30g,黄芪30g,丹参30g,玄参25g,苍术10g,黄柏10g,红花10g,水蛭15g,甘草15g。

7剂,每天1剂,水煎取400mL,分早晚温服。

嘱卧床休息,抬高患肢。

5月29日二诊:精神好转,二便自调,纳眠可,肢体水肿明显减轻,余症有所改善。上方继服,10剂。

6月8号三诊:右膝下水肿消失,灼热明显减轻,肤色及温度好转,踝部水肿也明显减轻,索状物变软缩短,褐色沉着斑点无明显变化。

按语:本案患者壮年嗜进烟酒,湿热内蕴,热淤脉道而不通。治时重在清热除湿,化瘀通脉。本病仅限于单侧下肢水肿,无明显脏腑症状,总的病机为湿热结于脉道,气血凝滞不行,故触发索条状物。根据其湿热血瘀主要病机,治时投以清热除湿、活血化瘀重剂,使脉道通畅而痊愈。缘由湿热蕴结,流注于股膝,凝滞经脉,致成本证,故清热化湿,活血通络是其治法。

四逆汤治疗脉痹案

患者廖某某,女,33 岁,邓州市汲滩镇人。2019 年 6 月 5 日就诊。

主诉:双手手指冷后苍白、发绀、潮红 3 年,加重 2 个月。

现病史:2016 年 12 月以来,遇冷后出现双手对称性苍白,继则发绀、潮红,遇暖或加温后可逐渐恢复正常,伴有麻木、胀痛,每遇秋冬季节发作频繁。发作时手指僵硬,遇冷麻木,有胀痛感。曾在当地以气血不和给予活血化瘀中药和扩张血管西药,病情未得控制。近 2 个月来,因天气寒冷症状反复发作且日渐加重。现症:精神萎靡,乏力纳差,四肢发凉。双手活动不自如,十指远端肿胀、干裂,触之发凉。寒冷刺激后双手指变色,开始苍白,揉搓后青紫后转潮红,逐渐恢复。指甲生长缓慢,桡、足、肱动脉搏动减弱。冷水试验(+),握拳试验(+)。舌质淡,苔白,脉细。红细胞沉降率 17mm/h,类风湿因子 RF(-)。X 线平片示双手、腕部骨质正常。

中医诊断:脉痹;证型:阳虚寒凝,脉络瘀阻。

西医诊断:雷诺病。

中医治则:温阳散寒,活血通络。

中医方药:四逆汤加减,具体方药如下。

桂枝 15g,制附子 15g(先煎),干姜 30g,水蛭 30g,熟地黄 30g,蜈蚣 2 条,肉桂 10g,细辛 10g,甘草 10g。

7 剂,每天 1 剂,水煎取 400mL,分早晚温服。

外洗方:黄芪 60g,伸筋草 30g,当归 30g,桂枝 30g,红花 10g,水煎外洗,每天 2~3 次,并嘱避免双手接触冷水。

6 月 12 日二诊:手指苍白、青紫、潮红等症状发作次数减少,麻木疼痛症状减轻,手指僵硬较前改善,双手皮肤温度明显回升。上方改桂枝 30g,继服 10 剂。同时继用外洗方。

6 月 22 日三诊:双手十指遇冷变色次数减少,麻木、胀痛较前减轻,干裂消失,指甲开始生长,桡、尺、肱动脉搏动增强,舌淡,苔薄白,脉细。前方继服,10 剂。外洗方继用。

7月2日四诊:十指受冷不再苍白、发绀,各项症状俱去。

按语:本案以桂枝为君药,取其温经通阳之功,初以15g取效,后加至30g,意在辛温助热。其与制附子相伍,可加强其补阳、祛除深伏寒湿之功。脉痹每因经脉寒凝,阳气不达或虚损。故温经通络散寒是其治,也可加入虫类药物助其搜惕通络之功。

四妙勇安汤治疗热痹案

患者刁某某,男,60岁,新野县沙堰镇人。2019年6月11日就诊。

主诉:双足部阵发性灼热、胀痛、潮红10天。

现病史:患者10天前双足趾部活动后呈针刺样疼痛,3天后疼痛加重,内觉灼热,呈阵发性发作,足部变色潮红,夜晚尤甚。病因不明。在当地未明确诊断,口服西药不详,治疗2天无效,症状日渐加重,疼时手不可近,甚则欲置于冷水浸泡。现症:精神不振,表情痛苦,心烦不得眠,口干欲饮,小便短赤,大便干。有痹证(风湿性关节炎)病史20余年,但无关节肿大。近年膝关节时有疼痛。甲皱微循环示动静脉口径增粗。

中医诊断:热痹;证型:湿热内蕴,气滞血瘀。

中医治则:清热解毒,利湿化瘀。

中医方药:四妙勇安汤加减,具体方药如下。

金银花45g,蒲公英45g,玄参30g,白芍30g,薏苡仁30g,连翘30g,水蛭30g,黄柏15g,乳香10g,没药10g,桃仁10g,红花10g,甘草10g。

7剂,每天1剂,水煎取400mL,分早晚温服。嘱避寒热刺激,忌辛辣,调情志。

6月18日二诊:肢体麻木、酸困症状消失,疼痛减轻,发作次数减少,皮肤色泽正常,精神及纳食、睡眠良好。守方5剂巩固之。

按语:患者年过花甲,素体虽健,高年热痹,虽为外科见症,但实系内脏之疾,源于内外合邪,故治标培本,除其热毒,化其瘀滞,方不偾事。

补中益气汤治疗痿证案

患者索某某,女,27岁,邓州市陶营乡人。2019年6月18日就诊。

主诉:手足麻木瘫软2个月。

现病史:患者2个月前顺产一女婴,产后出血量较多,后血止,但渐觉头晕乏力,疲劳感明显,自觉发热,自汗出,手足麻木瘫软,几为不用,经多方医治无效,具体用药不详。现症:手足麻木瘫软,需人搀扶,小便清长,大便干结,神志清,舌质淡红,苔薄白,脉沉细无力。检查:四肢张力减弱,四肢远端手套、袜套样感觉障碍,双侧腱反射消失。

中医诊断:痿证;证型:中气不足,气血亏损。

西医诊断:多发性神经炎。

中医治则:益气养血,濡润肌肤。

中医方药:补中益气汤加减,具体方药如下。

黄芪 60g,当归 20g,党参 30g,丹参 30g,茯苓 30g,薏苡仁 15g,牛膝 15g,桂枝 15g,白术 15g,赤芍 15g,陈皮 6g,甘草 10g。

10 剂,每天 1 剂,水煎取 400mL,分早晚温服。

6 月 28 日二诊:症状大减,手足稍觉有力,但仍觉麻木,大便已行。效不更方,继进 10 剂。

7 月 8 日三诊:诸症明显减轻,麻木已减,自觉手足有力。舌淡,苔白,脉细无力。上方加仙灵脾 15g,巴戟天 10g,以滋补肾精。10 剂。

7 月 18 日四诊:四肢活动自如,头晕乏力感消失,体温正常。嘱其续服补中益气丸、八珍丸以善其后。

按语:产后血虚,四肢失养,故现痿证。以大剂益气养血濡润之剂,兼护中州,亦"独取阳明"之意。血虚痿证,益气养血,濡养筋脉,加重剂量,益增其速。

自拟方治疗风湿热痹案

患者龚某某,女,59 岁。2019 年 4 月 9 日就诊。

主诉:双手、足水肿胀痛半年。

现病史:半年前有前胸及后背疼痛疾病。服用中药(丹参 30g,檀香 3g,百合 30g,砂仁 3g(后下),乌药 10g,通草 6g,木瓜 30g,薏苡仁 30g,延胡索 15g,姜黄 10g,连翘 10g)症状减轻,但双手、足水肿胀痛加重,肿胀部位有热感,低热 37.4℃。早晨轻,下午重,口干、口苦,阴雨天病情加重,怕凉,服消炎痛有效,食欲减,恶心,大、小便正常。红细胞沉降率:120mm/h,类风湿因子阴性,抗链"O"<500,血尿酸偏高。舌质黯红,舌苔少,脉沉弦。

中医诊断:痹证;证型:气滞血阻,经脉不通,日久化热。

中医治则:行气通络,除风通络。

中医方药:自拟方加减,具体方药如下。

木瓜 30g,威灵仙 10g,白芍 10g,忍冬藤 30g,丝瓜络 30g,薏苡仁 30g,鸡血藤

30g,络石藤 30g,通草 6g,姜黄 10g,陈皮 10g,制半夏 10g,黄芩 10g,甘草 6g,羌活 10g,生姜 3 片为引。

7 剂,每天 1 剂,水煎取 400mL,分早晚温服。

2019 年 4 月 16 日二诊:服上药 10 剂,低热除,手足水肿胀痛明显减轻,活动后疼痛加重,两手腕硬痛,左手只能握半拳,肩周疼痛难以抬举,脉沉滞。郁热虽清,但经络未畅,手足肿胀疼痛犹存,但阴伤血瘀、风湿流注关节,主症明显,故加祛风湿化痰,温通经络之品。守方增桂枝芍药知母汤之味。

木瓜 30g,威灵仙 10g,白芍 10g,酒桑枝 30g,姜黄 10g,通草 10g,桂枝 12g,防风 12g,知母 15g,制川乌 6g,忍冬藤 30g,伸筋草 15g,甘草 10g,炙麻黄 3g,竹叶 10g。

20 剂,每天 1 剂,水煎取 400mL,分早晚温服。

2019 年 5 月 10 日来诊告知,服上药手足水肿消失。

按语:患者原有胸痛,属气滞血瘀,用丹百汤(经验方)症状缓解。渐见双足水肿加重,伴有低热、口干、口苦,肿胀部位有热感,阴雨天加重,瘀血阻滞、经脉不通,郁而生热所致,非风热外袭之热证,遂用疏利法,行气通络,佐以除风清热,使经脉气血畅通,郁热自散,痹阻得解。方中多藤络之品,有以络走络之意。

竹叶石膏汤治疗口腔溃疡案

陈某某,女,60 岁,农民。

主诉:口腔溃疡 1 个月。

现病史:1 个月前因吃辛辣食物后口腔内出现一米粒样大小溃疡,疼痛异常,自行服牛黄解毒片无效。继而口腔及舌有多块大小不等之溃疡,唇红,咽喉红,舌红,脉滑数有力。

中医诊断:口疮;证型:胃热炽盛,虚火上浮,寒热错杂。

中医治则:生津清热,活血解毒。

中医方药:竹叶石膏汤加减,具体方药如下。

大黄 15g,黄连 6g,黄芩 15g,干姜 6g,竹叶 6g,甘草 10g,大枣 20、半夏 10g,生石膏 30g(先煎),太子参 10g。

5 剂,每天 1 剂,水煎,分早晚温服。

二诊:药后患者大便稀薄,溃疡处迅速减少,守方再服 5 剂。痊愈。

按语:口腔溃疡虽为小疾却非常痛苦,经方甘草泻心汤对于寒热交杂,久治不愈,体质和脾胃虚弱者有良效。然此患者体质强健,故加大黄以加强清热泻火之功,竹叶清心除烦,减党参补益之,但用苦寒泻热,另有姜、枣、草以护胃气,病愈而不伤正。

柴胡桂枝干姜汤治疗颈部淋巴结肿大案

王某某,男,70 岁,镇平人。

主诉:颈部淋巴结肿大 1 年余。

现病史:自述右颈至锁骨上肿胀不适 1 年余,曾行彩超示淋巴结肿大,服用抗生素等药物可减轻疼痛,稍有上火等不适则淋巴结肿大,并疼痛。

中医诊断:瘰疬;证型:肝郁化火伤阴。

西医诊断:多发性颈部淋巴结肿大。

中医治则:疏肝清热滋阴。

中医方药:柴胡桂枝干姜汤加减,具体方药如下。

柴胡 10g,黄芩 10g,太子参 15g,白芍 15g,枳实 15g,麦冬 15g,五味子 10g,浙贝母 20g,玄参 15g,生牡蛎 30g(先煎),夏枯草 30g,全蝎 6g,蜈蚣 2 条,山慈姑 10g,制鳖甲 10g(先煎)。

7 剂,每天 1 剂,水煎服,分 3 次服。

二诊:服药后疼痛明显减轻,自觉肿块减小。守方继续服。

前方共服用约 21 剂,颈部淋巴结消失。

按语:患者右颈结节肿胀伴胁痛,咽痒,干咳,口干苦,自汗,盗汗,舌质红,苔薄黄,脉弦细。足少阳胆经循于人体两侧,而肝胆互为表里,肝失疏泄,郁而化火,炼液为痰,痰热交阻,循经上结于颈部,故颈侧有串珠样肿块;足厥阴肝经挟胁肋,肝经不畅,故右胁隐痛;肝火反侮肺金则喉痒干咳;郁火伤阴则口干;胆火内郁故口苦;阴虚内热则盗汗;阴虚及气,气虚不固则自汗;苔薄黄,脉弦细为郁热伤阴之象。治用经方小柴胡汤、四逆散合生脉散、消瘰丸加减。

逍遥散治疗牙痛案

杨某某,女,37 岁,西峡人。

主诉:牙龈肿痛 1 周。

现病史:1 周前因急躁上火后出现牙痛,伴有口干,纳呆,眠差,大便不爽,无龋齿。服甲硝唑无效。舌红,脉数而有力。

中医诊断:牙痛;证型:肝郁化热,胃热阴虚。

中医治则:疏肝解郁,滋阴清热。

中医方药:逍遥散加减,具体方药如下。

荆芥 10g,黄连 6g,黄芩 15g,黄柏 10g,栀子 10g,生地黄 15g,当归 10g,川芎 10g,赤芍 15g,桔梗 10g,白芷 15g,薄荷 10g(后下),连翘 20g,柴胡 12g,枳壳 10g,甘草 6g。

3 剂,每天 1 剂,水煎服。

二诊:服药后诸症悉除,问是否继续吃药巩固,嘱其停药观察。

按语:此方为逍遥散合泻心汤,疏肝健脾,清泄胃热,方证相对,效果堪比抗生素。

独活寄生汤治疗类风湿关节炎案

患者王某,女,76 岁,南阳人。2018 年 9 月 23 日就诊。

主诉:四肢关节疼痛 5 年余,加重 2 个月余。

现病史:5 年前因劳累后肩关节疼痛,就诊于某骨科医院,诊断为类风湿关节炎,经治疗症状未予缓解,转治于某医院,具体治疗不详,出院后给予来氟米特、甲泼尼龙片,患者未按时服用。期间病情时轻时重,曾在多家医院多次住院治疗,给予甲泼尼龙片、柳氮磺吡啶、艾拉莫德片口服,期间病情相对稳定。2 个月前因四肢关节疼痛加重伴手足心发热就诊于某医院,住院给予综合对症治疗后疼痛减轻后出院,出院后症状逐渐加重,今为求中西医结合治疗前来我院。现症:神志清,精神差,面色萎黄,乏力、纳差,睡眠差,咳嗽、咳白痰,晨起四肢关节僵痛,手足心发热,双手拇指、示指、小指畸形改变,大便不调,小便量正常,夜尿 2 次,舌黯红,少苔,脉细弱。

既往病史:有高血压、冠心病、间质性肺炎、慢性胃炎、脑梗死病史。

体格检查:T 36.7℃,P 75 次/分,R 18 次/分,BP 130/82mmHg。双手大拇指、示指、小指畸形改变,双足小指畸形改变,双膝关节肿胀,双下肢无水肿。

中医诊断:痹证;证型:肝肾亏虚,气滞血瘀。

中医治则:祛风湿,止痹痛,益肝肾,补气血。

中医方药:独活寄生汤加减,具体方药如下。

独活 12g,桑寄生 24g,川芎 15g,白术 18g,生地黄 15g,当归 20g,太子参 15g,茯苓 15g,木瓜 20g,络石藤 30g,海风藤 15g,熟地黄 15g,赤芍 15g,炙甘草 10g。

3 剂,每天 1 剂,水煎取 400mL,分早晚温服。

独活治伏风,除久痹;桑寄生补肝肾、祛风湿、强筋骨;当归、川芎活血行气;赤芍清热活血;白术、茯苓益气健脾;生地黄滋阴清热;熟地黄补肾养精;太子参益气养阴;木瓜化湿通络;络石藤、海风藤通络止痛;甘草调和诸药。

患者服用后关节疼痛减轻,续服 7 剂巩固治疗。

按语:痹证病久多属正虚邪实。筋骨之病,又为肝肾之所主。患者肝肾不足,筋脉失养,发为肝肾虚痹,方用独活寄生汤加减以培补肝肾、祛风除湿、通络止痛。

下瘀血汤治疗瘀血腰痛案

患者曾某某,男,47 岁。2019 年 4 月 23 日就诊。

主诉:腰痛 5 年,性功能差 3 年。

现病史:患者平素腰痛,2014 年 10 月在某医院发现肾积水,至今已手术 4 次,未服用过中药。现腰痛,困乏,休息后缓解,睡眠一般,易早醒,口干饮水多,小便失禁,咳嗽小便出,5 天 1 次,早泄。舌苔腻,纳可,大便干结如栗,排解困难,脉沉滞。

中医诊断:腰痛;**证型:**瘀血腰痛。

中医治则:活血化瘀。

中医方药:下瘀血汤加减,具体方药如下。

桃仁 12g,大黄 10g(后下),土鳖虫 6g,当归 10g,浙贝母 10g,冬葵子 30g,茯苓 30g,苦参 6g。

10 剂,每天 1 剂,水煎取 400mL,分早晚温服。

按语:本案腰痛,小便失禁,大便干,性功能差,西医相关检查示有肾积水,多为肾阳不足之证,然细审病史,患者于少年时,有较为严重的摔伤史损伤坐骨神经,且腰痛,二便紊乱,皆于此后出现。故用下瘀血汤,此即治病求本,伏其所主而先其所因是也。

三仁汤治疗腰痛案

患者裴某某,男,58 岁。2019 年 4 月就诊。

主诉:发现肾功能异常 1 个月余。

现病史:腰部隐痛,转侧活动不利,纳差,食欲减退,眠安,二便调,舌质红,苔黄略厚腻,舌底略迂曲,脉沉弦。有高血压 10 余年,冠心病半年。半年前行冠状动脉支架术,植入支架两枚,术后情况可,1 个月前突然出现恶心、呕吐,至医院检查发现肾功能异常,尿素氮 9.6 mmol/L,肌酐 171 mmol/L,总胆固醇 2.98,载脂蛋白 A 下降。

中医诊断:腰痛;**证型:**湿热腰痛。

中医治则:宣畅气机,清利三焦。

中医方药:三仁汤加减,具体方药如下。

杏仁 10g,白蔻仁 10g(后下),生薏苡仁 30g,厚朴 10g,清半夏 10g,竹叶 10g,陈皮 10g,滑石 30g(包煎),通草 6g。

15 剂,每天 1 剂,水煎取 400mL,分早晚温服。

二诊:服上药 15 剂,腰痛消失,食欲差好转,眠可,二便调,舌质红,苔黄略厚,脉沉弦。上方加茯苓 30g,怀牛膝 10g,金樱子 10g,芡实 30g,莲须 6g。

15 剂,每天 1 剂,水煎取 400mL,分早晚温服。

三诊:服上方 15 剂,效可。复查肾功能正常,欲巩固疗效,舌质红,苔薄白,脉细。

茯苓 30g,生薏苡仁 30g,冬瓜子 30g,连翘 10g,赤小豆 30g,桑叶 10g,竹茹 10g,丝瓜络 10g,白蔻仁 6g(后下),生甘草 3g。

10 剂,每天 1 剂,水煎取 400mL,分早晚温服。

按语:患者以腰痛 1 个月,发现肾功能异常就诊,然中医治病要以病机为主,不能为病名所惑。此患者腰痛转侧不利,面色泛黑,舌质黄,苔厚腻,可知湿热为患,阻滞气机,导致腰部疼痛,损伤肾脏,则出现肾功能异常,故处以三仁汤,清利湿热,宣畅气机。本方具有宣上、畅中、渗下之功,使湿热之邪从三焦分消,调畅三焦气机。因方证相对,服后腰痛消失,肾功能好转,二诊仍以上方加茯苓,加强健脾渗湿之力,牛膝、金樱子、芡实补肾祛湿,以取扶正祛邪之意,终告全功!本病虽未着眼于肾功能异常,也未加一味降低尿素氮的中药,而指标快速得以修复,可见整体把握,抓住疾病的本质,方为治疗大法。

(王　新)

中篇　学习心得

....

《黄帝内经》学习心得

《黄帝内经》是我国现存医学文献中最早的一部典籍,全面论述了中医学的思维方法、理论原则和学术思想,构建了中医学理论体系的框架,奠定了中医学发展的基础。《黄帝内经》涵盖了古代的哲学思想,其中的精气学说、阴阳学说、五行学说很好地阐释了人体生命以及疾病发展变化的过程。脏象学说认为人体是一个有机的整体,脏腑经络、四肢百骸气血贯通,相互联系,形成统一的整体,这些都奠定了中医学基本理论。同时针对疾病的病因病机和治疗方法做出详细论述,很好地指导着中医临床实践。

《黄帝内经》是奠定中医学基础的一部宏伟著作,在疾病和衰老的问题上,确立了"治未病"的养生思想,提出了外以避邪、内以养正的原则和多种养生方法。运气学说作为古代的医学气象学,对于研究医学与气象学关系有一定借鉴作用。

《黄帝内经》作为我国现存最早的医学典籍,在中医学术发展史上具有不可替代的作用,不仅引导了中医学的发展方向,而且构建了中医学的理论体系,几千年来,历代医家学者充分运用《黄帝内经》理论,很好地运用于实践,在救死扶伤、养生保健等方面发挥着巨大的作用,为人类的繁衍发展做出了不可磨灭的贡献。

记得初学《黄帝内经》之时,最为熟悉的经典词句是,"上古之人,法于阴阳,和于术数,饮食有节,起居有常,不妄劳作,故能形与神俱,而尽终其天年,度百岁乃去。今时之人不然也,以酒为浆,以妄为常,醉以入房,以欲竭其精,以耗其真,不知持满,不时御神,务快于心,逆于生乐,起居无节,故半百而衰也。夫上古圣人之教下也,皆谓之虚邪贼风,避之有时,恬惔虚无,真气从之,精神内守,病安从来。是以志闲而少欲,心安而不惧,形劳而不倦,气从以顺,各从其欲,皆得所原"。我们的聪明的先祖告诉我们养生之道,寥寥几句,却道出养生的智慧!

《黄帝内经》的理论不仅仅为从医者指明了方向,而且也指导着百姓的生产生活,例如既要注意"虚邪贼风,避之有时",还要"饮食有节,起居有常,不妄劳作,恬恬虚无",万万不可"以酒为浆,以妄为常,醉以入房,以欲竭其精,以耗其真,不知持满,不时御神,务快于心,逆于生乐,起居无节",方可"形与神俱,尽其天年,度百岁乃去"。

《温病条辨》学习心得

《温病条辨》是研究温病发生发展规律及其预防和诊治方法的一门学科。这本书详细阐述了温病的病因、发病、病理变化及转归,揭示了温病的本质,研究了诊断方法、预防和治疗措施,可用于预防急性感染性疾病。温病学的发展同样经历了一个漫长的历史过程,历代医家学者为温病学的发展都做出了很大的贡献,时至今日,温病学形成了完整的理论体系。

温病,顾名思义,是指感受温邪引起的,以发热为主症,多具有热象偏重、易化燥伤阴等特点的一类外感热病。它不同于风寒类外感疾病,更有别于内伤杂病,凡是从外界感受的,具有温热性质的病邪,均属于温病范畴。温邪致病,多具有以下特点:传染性,《素问·刺法论》中说:"五疫之至,皆相染易,无问大小,病状相似";流行性,《伤寒杂病论》中说:"天行之病,大则流毒天下,次则一方,次则一乡,次则一家";季节性,温病的发生大多具有明显的季节性,故有"四时温病"之说,例如,春温发生于春季,暑温发生于夏季,秋燥发生于秋季,冬温发生于冬季;地域性,我国地域辽阔,不同的地理环境,气候条件皆不相同,从而影响温病的发生和传播。

温病的病变发展,一般是由表及里,病势由浅入深,病情由轻转重,病性由实转虚。辨证注重卫气营血辨证以及三焦辨证。临床上温病大多起病急、传变快,以发热为主症,热象偏重,易化燥伤阴,以内陷生变,中医药在认识和治疗温病方面具有不可替代的作用。2003年我国非典流行,邓铁涛先生认为非典属于温病的一种,中医治疗温病历史悠久,积累了大量成功经验。按照温病对非典患者辨证施治,疗效非常确切,挽救了一个个鲜活的生命,有效控制了疾病的传播。在与非典的斗争中,中医药发挥了得天独厚的优势。从民国时期至今,大范围或小范围的温病间断出现,中药凸显出了独特的优势,成功的例子比比皆是,在此不再一一枚举。

总而言之,中医药在温热病邪致病形成的外感热病治疗中有着不可替代的作用。《温病条辨》很好地指导临床工作中的实际问题,为广大人民群众解除病痛。

《伤寒论》学习心得

《伤寒论》是我国第一部理法方药完备、理论联系实际的临床著作,在中医药学术发展史上具有辉煌成就和重要价值。它完善了六经辨证的理论体系,奠定了中医临床的基础。《伤寒论》所创立的融理、法、方、药为一体的辨证论治理论体系,蕴含着丰富的中医学原创性思维,具有很高的实用价值和科学水平,它既适用于外感热病,也适用于内伤杂病,长期以来一直有效地指导着历代医家的临床实践,对中医药学术发展产生深远的影响,真可谓"启万世之法程,诚医门之圣书"。

从太阳病"脉浮,头项痛而恶寒"到阳明病的"胃家实",从少阳病"口苦、咽干、目眩,往来寒热,胸胁苦满,默默不欲饮食"到太阴病的"腹满而吐,食不下,自利益甚,时腹自痛",从少阴病"脉微细,但欲寐"到厥阴病的"消渴,气上撞心,心中疼热,饥而不欲食,食则吐蛔,下之,利不止",逐字逐句,认真阅读,细细揣摩,为医圣张仲景的智慧所叹服!几千年来,《伤寒论》发挥着巨大的作用,为众多医家学者所沿用,救死扶伤,扼顽沉疴,无不妙哉!

记得有一年3月来诊的一位患者,刘某某,45岁,低热2个月余,曾在当地医院检查,找不出病因病灶,每天给予抗生素、激素等药物治疗,无效,抱着试试看的态度前来我院就诊。来诊时患者自觉头痛,体温37.5℃,饮食可,睡眠可,大、小便正常,脉象稍弦细,别无异常。《伤寒论》以为"伤寒脉弦细,头痛发热者属少阳",遂用小柴胡汤原方给予3剂,服后患者热退,头已不痛,全身无不适症状。《伤寒论》谓:"伤寒五六日中风,往来寒热,胸胁苦满,默默不欲饮食,心烦喜呕……小柴胡汤主之""伤寒中风,有柴胡证,但见一症便是,不必悉具",每遇到少阳证患者以小柴胡汤化裁,均得到很好的疗效。小柴胡汤广泛运用于临床,包括胆汁反流性胃炎,急、慢性胃炎,急、慢性肝炎,胆石症,胰腺炎,神经官能症,顽固性失眠等诸多内科疾病。

《伤寒论》共397条,112首方,是医圣张仲景实践经验的高度总结,句句经典,方方精妙,不言而喻,学习好伤寒,对于年轻的中医师至关重要,它是指引我们航向的灯塔,是我们遇到疑难病案迷茫时开启智慧之门的金钥匙。

《金匮要略》学习心得

《金匮要略》是我国东汉著名医学家张仲景所著《伤寒杂病论》中的杂病部分,也是我国现存最早的一部论治杂病的专书。学习《金匮要略》拓宽了临床思路,可以提高综合分析和诊治疑难病症的能力,是学习中医的必读经典著作。

该书建立了以病为纲,病证结合,辨证论治的杂病诊疗体系,在诊病的过程中重视整体,以脏腑经络为辨证的核心,并据脉论理,辨证施治,采取扶正祛邪、标本同治,急则治其标、缓则治其本的治病原则,同时提出"见肝之病,知肝传脾,当先实脾"的治未病思想。《金匮要略》针对杂病,创制了众多配伍严谨、用药精当、化裁灵活、治疗范围广泛、临床疗效显著的经方,对后世影响深远,被誉为"方书之祖""医方之经"。全书载方205首,涵盖丸、散、膏、丹,组方严谨精炼,化裁灵活,同时非常重视药物专用与药物炮制、煎煮方法。

记得2019年4月15日,笔者遇到一位患者孙某某,女,62岁,以"咽喉异物感1个月余"为主诉,来诊时患者咽中有异物感,似有树叶贴于咽喉。患者1个月前因生气后出现咽部异物感,未予重视,饮食可,睡眠可,大便不成形,便后有肛门下坠感,手指关节僵硬麻木,双下肢凉痛,腹部怕冷,舌淡黯,苔黄厚腻,脉沉滞,血压偏低。

《金匮要略》认为"妇人咽中有炙脔,吐之不出,吞之不下,半夏厚朴汤主之",此证系痰气阻于咽喉,细观此病患者,严重有异物,肛门下坠,腹部凉,苔厚腻,乃是痰凝气机阻滞之象,故投半夏厚朴汤加味。处方:清半夏15g,厚朴12g,茯苓30g,苏叶6g,郁金10g,生姜3片为引。取3剂,患者病情明显好转,继守上方,3剂,患者痊愈。运用《金匮要略》中的知识治疗临床疾病,屡次获得良效,在此,不再一一枚举。

再读《伤寒论》之体会

再次学习《伤寒论》感觉和以前在学校时完全不一样,以前对于六经的概念完全是《黄帝内经》中的六经概念,总觉得六经辨证有点不实际。当再次读了《伤寒论》,看了各家对于《伤寒论》的讲解,对于六经有了新的认识。

《伤寒论》虽然以伤寒命名,但是全书不是全部都在讲伤寒的治疗,而是涉及各种外感病以及内伤杂病的治疗。《伤寒论》中的六经不是单纯的六条经脉,六经病也不是单纯的六条经脉病变,而是张仲景借六经之名给疾病的一个分类,一个总的辨证纲领。《伤寒论》中的六经涵盖了脏腑、经络、气血、阴阳的变化。太阳病,病在太阳,病在表,病位尚浅,处于人体的第一道防线。太阳病应该是以足太阳膀胱经的病变为主,但是根据张仲景原文,太阳病涉及肺经、肾经的病变。阳明经病好像简单一点,病在里,在胃肠,并且在原文中也提到具体的阳明病变的特点是胃家实,病变部位在胃、大肠、小肠。少阳病病变在半表半里,半表半里好像不知道该怎样定位,但是根据少阳病篇中的方药好像是在肝胆,应该是肝胆的实热证。张仲景先写太阳病,再写阳明病,再写少阳病,如果是三阳病,那么不是太阳病和阳明病就该是少阳病了。少阳病在中间,是一个疾病转折的关键。三阳病不管是在哪一经,如果不及时治疗都会向其他经传变,导致两经或者三经并病,使疾病变得比较棘手,还有的可能发病就是两经合病,如果不准确判断,可能导致误诊、误治。

三阳经病在《伤寒论》中占了较大篇幅,其中太阳经病几乎占到了全部的1/3。由此可见太阳经病是治疗的关键,这也说明仲景对于疾病的认识是预防重于治疗。从书中描述的判断疾病传变的情况来看可以知道任何疾病在不同阶段、不同时期出现的变化都是要引起重视的,在临证的时候一定要根据患者的临床表现来判断疾病是否传变,不可拘泥于时日的限制。

三阴病,张仲景首先写太阴病,条文较少,仅8条,方子也就2个。从方药的组成来看太阴病以脾胃虚寒为主,这个时候好像治疗起来还是比较轻松的。当疾病进入少阴病那就是全身的虚寒性疾病了,出现整体虚寒的表现。这个时候最关键的治疗是温阳救逆。从临床观察所见,张仲景条文所描述的情况在现在也是相当实用的,例如说"四逆,下利者死",临床中见到危重的患者一旦出现下利,消化道出血现象基本抢救成功的概率较低。最后的厥阴病则是一种要么疾病加重,要么转入阳经好转的现象。

因此个人感觉《伤寒论》就是讲的各种疾病的状态、定位、传变,即疾病的发展规律与发病条件,以及辨证论治的具体方法。

太阳病之体会

《伤寒论》太阳病在全书中占了较大篇幅,全书中的方子大部分在太阳病篇出现。仲景如此重视太阳病说明疾病的初期阶段是治疗的关键。

读完太阳病后有所感悟,太阳病篇讲外感伤寒与中风后又讲了太阳蓄水病、太阳蓄血病,还有结胸病、痞证。伤寒和中风属于太阳的经证,在这两个重要经证之上又有了兼证和变证。开篇先讲太阳中风证,并且详细描述了中风与伤寒、温病的区别。桂枝汤本证以12条为主,而13条则扩大了桂枝汤证的使用范围。太阳中风兼有经络不舒的桂枝加葛根汤证,兼喘的桂枝加厚朴杏子汤证,还有兼阳虚的桂枝加附子汤证。另外不仅有加的药物,还有减白芍的胸阳不振证以及减白芍加附子的胸阳不振阳虚证。还有服用桂枝汤后出现内热辨证的白虎加人参汤证。同时开篇在桂枝汤后应用大量文字描述服药和发汗的注意事项。还提到了针药并用的重要性,以及桂枝汤的禁忌证。太阳伤寒的麻黄汤证,在其基础上有各种各样的变方思路,如兼有内饮的小青龙汤证,兼有内热的大青龙汤证,兼有经络不舒的葛根汤证,并且明确提到麻黄汤禁忌九条。如果误用了发汗可能会出现一系列的变证,如发汗后损伤心阳的桂枝甘草汤证,发汗后出现中阳虚水饮欲上犯的茯苓桂枝甘草大枣汤证,发汗后出现肠胃气机不调的厚朴生姜半夏甘草人参汤证,发汗后中焦阳虚,水饮上犯的茯苓桂枝白术甘草汤证,发汗后阳虚,同时又有津液不足的芍药甘草附子汤证,发汗后阳虚、水饮内停的茯苓四逆汤证。张仲景能够将这些方子的变化描述得如此详尽,应该说是经过大量的应用观察后总结出来的实用的东西,我们更应该好好学习。

在太阳病的经证之后就是太阳的腑证,太阳的腑证主要有蓄水和蓄血,蓄水以五苓散为主,蓄血以桃核承气汤为主。在蓄水里面有不同水饮病的治疗方法,如茯苓桂枝白术甘草汤证、真武汤证。结胸证的大、小陷胸汤,痞证的泻心汤类方。还有上焦虚热的栀子豉汤类方。在太阳病篇还提到了涉及少阴病的四逆汤,涉及少阳病的小柴胡汤,涉及阳明病的承气汤,以及涉及太阴病的理中汤、小建中汤。还有太阳少阳合病的柴胡桂枝汤,还有上、中、下三焦皆病的上热中虚下寒的黄连汤证等。

由太阳病条文可以看出仲景对于每一种疾病的认识考虑得多么详尽,同一个方子,加一个药,减一个药都有严格的适应证。方中不同的药物剂量治疗的疾病不同,药物比例的改变能改变全方的治疗方向。在方子上有精准的认识,在疾病上不仅有表里的对应,还有上下的对应、虚实的改变、寒热的变化,在不经意间张仲景将表里、寒热、虚实、阴阳描述得十分细致。当读熟了后总感觉患者就在面前一般,将自己的各种症状讲述出来。单从太阳病就能看出疾病的发展变化是一个立体的空间,而不是单纯的独立存在。

柴胡类方

《伤寒论》中和解少阳以小柴胡汤为代表,在此基础上加减组成柴胡类方,称其为柴胡剂。临床中应用到柴胡类方的患者确实较多。现今社会工作紧张,生活压力大,亚健康人群较多,柴胡类方有缓解焦虑、舒缓情绪的功效,因此应用就比较多。

关于柴胡剂的各家注解也比较多,个人觉得刘渡舟前辈对于柴胡剂的讲解及认识比较切合临床,比较实用。柴胡剂中小柴胡汤以和解少阳、清肝利胆为主,如果合并太阴脾虚,应用柴胡桂枝干姜;如果合并阳明腑热,应用大柴胡汤。在此基础上加减应用就可以治疗相当部分肝胆、胃肠、精神方面的疾病。

小柴胡汤的主证以往来寒热、胸胁苦满、默默不欲饮食、心烦喜呕为主,主症之下还有一些或见证,对于或见证在其方后有详细的加减用药。我们都知道对于小柴胡汤的方证但见一证便是,不必悉具。因为小柴胡汤具有和解少阳的作用,少阳处于半表半里的地方,是病情转变的关键点。如果治疗及时,邪气退则病愈;如果患者平素胃肠多热,则可能出现少阳病未解而阳明腑实证出现,这个时候和解少阳力量太小,大小承气汤攻下则又恐伤正,因此仲景又给了一个大柴胡汤,大柴胡汤仍以柴胡、黄芩和解少阳、清肝利胆,去了健中的人参、甘草,加了少量的大黄、枳实泻下专攻阳明之热。如果患者平素脾胃虚寒,就容易出现合并太阴脾虚的现象,出现大便稀溏等情况,这个时候仲景又给了我们一个柴胡桂枝干姜汤,这个方仍用柴胡和黄芩清肝利胆,同时加入了桂枝、干姜以温中,另外用了软坚散结的牡蛎,生津止渴的天花粉。由这三个方子来看柴胡配伍黄芩是柴胡剂的基本配伍。《神农本草经》中说"柴胡味苦性平,主心腹,去肠胃中结气,饮食积聚,寒热邪气",有推陈致新的功能。黄芩味苦,性平,主诸热黄疸。在《神农本草经》中虽然没有二药的归经,但是从其作用来看柴胡可以入肝胆、心、胃经,黄芩可以入胆、胃经。二者味苦可以清热,但性平,力量缓和而不伤正气。

在小柴胡汤的基础上,如果有太阳表邪不解加桂枝汤组成柴胡桂枝汤,用于治疗太阳少阳合病。如果有心神不定、受惊吓等情况导致的疾病可以用柴胡加龙骨牡蛎汤以清肝利胆、镇惊安神,这个方子多用于小儿,成人的精神障碍性疾病也可以用。在大柴胡汤之前,也就是说如果患者有轻微的阳明燥热,但是平素又容易拉肚子或者平素脾胃较弱的用大柴胡汤恐怕再伤脾胃,这个时候可以用柴胡加芒硝汤,芒硝咸寒,泻下但是又有润燥的作用,这个方的力量就比大柴胡汤稍微小一点。

从小柴胡汤中用人参、大枣、甘草并且量比较小,可以看出仲景非常注意顾护胃气,到后面的柴胡加芒硝汤、大柴胡汤、柴胡桂枝干姜汤都是根据胃气的强弱来逐渐增加药物的剂量。因此后世将仲景的整体思路总结为"顾胃气、保津液"是非常恰当准确的。

读经典的必要性

《黄帝内经》《伤寒论》《金匮要略》《温病条辨》是中医人必学、必修的课程,但是大多数中医学院的学生只是课堂讲述一遍,并且多为选修课,这就导致了好多中医学专业的学生认为经典比较难学。其实四大经典中《黄帝内经》讲述了中医的基本理论问题,可以说中医所有的知识理论都是以《黄帝内经》为基础的。《伤寒论》开创了辨证论治的先河,自此治疗疾病有法可依,其中的六经辨证至今仍是人们不断学习研究的经典辨证方法。《金匮要略》则是以专病专治的方法来讨论每一种疾病的诊治思路。《温病条辨》是明清时期的又一个发展巅峰,集多家之长而成,有"卫、气、营、血"辨证,还有"三焦辨证"。

作为肾病科医生,水肿是常见的疾病之一,在《金匮要略》中有水气病专篇论述。在《金匮要略》中将水气病的发病原因、临床表现、用方等做了详细的阐述。重点讲了风水、皮水、正水、石水、黄汗 5 个方面,另外还有五脏水的特点。部分水气病只讲了症状没有方药。在《伤寒论》中也有一些治疗水气病的方子,如苓桂术甘汤、五苓散、真武汤、猪苓汤等,但是根据仲景用药的规律及思路来看其治疗水气病总的思路是"水为阴邪,当以温药和之"。治疗风水的越婢汤用辛温的麻黄解表利水,皮水用防己茯苓汤,以桂枝温经,利水用甘草麻黄汤,越婢加术汤用麻黄以辛温利水。《伤寒论》中的五苓散用桂枝以温经,苓桂术甘汤用桂枝以温经,真武汤用附子以温阳利水,因此说治疗水饮病当以温药和之。

根据仲景对水气病的描述,当时所说的水气病涵盖面较广,不仅是现在的水肿,还包含有痰饮、水饮、水湿等在内。后世有"治湿不理气,非其治也"的说法,因此在治疗水气病的时候当在仲景用方的思路上加入行气之品。在辨证上后代医家先辨阳水和阴水,并且提出其治疗大法为利水消肿。

作为肾病科医生因为见到的水肿患者多,渐渐发现仲景对于水肿的描述也有不足之处,例如有些患者有明显的气机不畅现象,加入行气的利水药物之后效果会比较好。还有就是现在用《金匮要略》中五水的分法有点局限,当结合阴阳辨证法。另外在药物选择上可以加入近现代的研究,例如大剂量黄芪等的应用。个人觉得应该集前贤之所长,选择更切合实际和临床应用的方法,并且在前人的基础上有所突破,这样才能更好地服务于患者。

读《伤寒论》小柴胡汤有感

小柴胡汤为《伤寒论》中的少阳病专方,但是小柴胡汤首次出现在第 96 条"伤寒五六日,中风,往来寒热,胸胁苦满,默默不欲饮食,心烦喜呕,或心中烦而不呕或渴或腹中痛或胁下硬满或不渴或心下悸,小便不利或咳者,小柴胡汤主之"。这一条不仅介绍了小柴胡汤的主症,同时也介绍了小柴胡汤的兼症,同时也说了小柴胡汤是由于太阳病延误治疗时机而转入少阳所致。而第 97 条"血弱气尽,腠理开,邪气因入,与正气相搏,结于胁下。正邪分争,往来寒热,休作有时,默默不欲饮食。脏腑相连,其痛必下,邪高痛下,故使呕也。小柴胡汤主之"。紧跟在小柴胡汤条后,进一步解释了疾病之所以转入少阳的原因为"血弱气尽",转入少阳后正气与邪气在"胁下"展开斗争,由于正气与邪气互有胜负而出现"往来寒热,休作有时",全身的力量都集中与少阳抗邪,此时中焦脾胃功能处于一种虚弱状态,因此出现"默默不欲饮食"的情况。同时在此条的最后还说"服柴胡汤已,渴者,属阳明,以法治之",再一次点出了辨证论治的关键。

《伤寒论》第 96、第 97 两条讲了小柴胡汤的病机、病因、临床表现,同时也详细说了不同的兼症如何加减用药。但是即使这样详细，也有分不清的时候。例如第100条"伤寒，阳脉涩，阴脉弦，法当腹中急痛者，先与小建中汤，不差者，小柴胡汤主之"从这一条可以看出，有时候并不是那么容易区分寒热虚实，这个时候也可以通过药物的治疗反应来验证辨证是否正确。

第101条说"伤寒中风，有柴胡证，但见一证便是，不必悉具"，那么小柴胡汤的主症应该是往来寒热、胸胁苦满、默默不欲饮食、心烦喜呕。但是小柴胡汤终究是少阳病的主方，应当具备少阳病的特点。第263条"少阳之为病，口苦、咽干、目眩"，由少阳病提纲证条文可以看出少阳病多在孔窍部位表现症状，这也许是正气抗邪以后反映于外的表现。但是不管怎样，小柴胡汤证应当具备口苦、咽干、目眩的一个或两个，再加上小柴胡汤主症4个中的一个才能确定为小柴胡汤证。还有一种情况例外，例如说小柴胡汤的作用为和解少阳、枢转气机，如果在疾病辨证中确定为枢机不利的情况可以考虑使用小柴胡汤加减。

随着小柴胡汤的出现，在《伤寒论》条文中不断演变出小柴胡汤的各种变证、加减方。其中有兼有阳明热的大柴胡汤证，小柴胡加芒硝汤。第103条"太阳病过经十余日，反二三下之，后四五日，柴胡汤证仍在者，先与小柴胡汤，呕不止，心下急，郁郁微烦者，为未解也，与大柴胡汤，下之则愈"，由条文可知大柴胡汤有阳明证，因为仲景说"下之愈"，少阳病不可下，当用和法，太阳病不可下，当用汗法，唯有阳明病可用下法。再到第146条有太阳少阳合病的柴胡桂枝汤证"伤寒六七日，发热微恶寒，指节烦疼，微呕，心下支结，外证未去者，柴胡桂枝汤主之"，由此条可以看出，灵活加减合方的重要性，有表则解表，有半表半里则和之，少阳合并太阳可以太阳、少阳同时治疗，少阳合并阳明可以少阳、阳明同时治疗，但是当三阳合病时只能从和解少阳入手。如第219条"三阳合病，腹满身重，难以转侧，口不仁面垢，谵语遗尿。发汗则谵语，下之则额上生汗，手足逆冷"，这里虽然没有说用什么方法治疗，但是不能发汗，不能下，那言外之意就是只能从和解着手治疗。

少阳病不仅可以合并太阳病、阳明病，还能合并太阴病。第147条"伤寒五六日，已发汗，而复下之，胸胁满微结，小便不利，渴而不呕，但头汗出，往来寒热，心烦者，此为未解也，柴胡桂枝干姜汤主之"，这一条虽然没有说合并太阴病，但是从"已发汗，而复下之"来看当有伤中阳的可能，另外从药物组成来看有干姜温中阳，由此可知此条为少阳太阴合病。

小柴胡汤为临床常用方，不仅用于发热性疾病，对于其他杂病的治疗，往往也有较好效果，尤其是在治疗妇科疾病的时候多有较好效果，例如，妇人经期或者经后出现的头痛、发热等不适情况均可用小柴胡汤加减治疗，这正和第144条的意思。

读《伤寒论》桂枝汤有感

桂枝汤为《伤寒论》中的第一个方子,用于治疗太阳中风证,"太阳中风,阳浮而阴弱,阳浮者热自发,阴弱者汗自出,啬啬恶寒,淅淅恶风,翕翕发热,鼻鸣干呕者,桂枝汤主之"这是桂枝汤的第一个适应证,太阳中风证。桂枝汤由桂枝、白芍、炙甘草、生姜、大枣五味药组成,方中桂枝、白芍一阴一阳以调和阴阳,桂枝配甘草辛甘化阳,白芍配甘草酸甘化阴,生姜辛散,大枣甘润,一辛一润能调和表里。

对于桂枝汤的作用远远不止于太阳中风证,在第 53 条有"病常自汗出者,荣气和,荣气和者,外不协,以卫气不共荣气谐和故尔。以荣行脉中,卫行脉外,复发其汗,荣卫和则愈,宜桂枝汤"这一条说了应用桂枝汤可以治疗不明原因的汗出。第 54 条"患者脏无他病,时发热自汗出而不愈者,此卫气不和也。先其时发汗则愈,宜桂枝汤"这一条说了桂枝汤还可以应用于不明原因的发热。

桂枝汤的加减应用更加丰富,但是总的来说就是依据疾病阴阳的偏衰,来增加桂枝量或者白芍量。还可以根据情况加厚朴、杏仁用于喘证、咳嗽等,加龙骨、牡蛎用于桂枝汤证兼有惊悸等情况,还有合并少阳病的柴胡桂枝汤等。但是总的原则是桂枝汤的调和营卫作用,根据机体营卫偏衰的程度不同,酌情增加或减少桂枝与白芍的剂量。

桂枝汤不仅能用于太阳表证,还可以用于太阴中风,第 276 条,"太阴病,脉浮者,可发汗,宜桂枝汤",还有第 279 条的"本太阳病,医反下之,因而腹满时痛者,属太阴也,桂枝加芍药汤主之",这两条可以看出桂枝汤不仅可以用于治疗太阳病中风,还可以用于治疗太阴病。太阴病为中焦气血不足,中阳不振的一类疾病。由此可知桂枝汤可以用于调和气血阴阳。

桂枝汤不仅具有调和营卫的作用,而且有调和阴阳之功,外可解肌发表,内可调和营卫阴阳。因此清代医家徐彬说"桂枝汤外证得之,解肌和营卫,内证得之,化气调阴阳"。

《伤寒论》中汗法总结

《伤寒论》从太阳病始,至厥阴病终,有理、有法、有方、有药,可谓是理法方药具备的第一部中医著作,至今已经 1800 余年,但仍能指导临床,还不断有人在研究它,但总是没能超越它。《伤寒论》可谓是"八法"具备,虽然在原文中没有提到"八法",但是确实最早将治疗的"汗、吐、下、和、温、清、消、补"八法刻画得淋漓尽致。

太阳病篇多为表证,为疾病的初期阶段,仲景在治疗时候首先选用"汗法"。第

12 条的桂枝汤后调理方法中第一次出现"遍身漐漐微似有汗者益佳,不可令如水流漓,病必不除",这个方后注不仅指出发汗的度当为"遍身""微似有汗",还说了大汗淋漓不能愈病。在后面也说了服用桂枝汤当"啜热稀粥""温覆",这从侧面说明桂枝汤的发汗力量并不强,需要借助于热粥增助胃肠动力,还要盖被保暖才能使患者微微发汗。

麻黄汤的发汗力量要强于桂枝汤,虽然不需要借助于热粥的作用来发汗,但是还是要盖被以助药力,仍然要求为微似汗。而在发汗剂中发汗力量较强的当属大青龙汤,要求一服汗者停后服,并且还说汗出多者当以温粉粉之。由此可见,大青龙汤的发汗作用是相对强的。从桂枝汤、麻黄汤、大青龙汤的组成来看,发汗力量也是由弱到强,方中从桂枝,到桂枝配麻黄,再到桂枝配大剂量的麻黄,由于麻黄的剂量改变,导致发汗力量改变,由此可见麻黄确实是发汗的要药。麻黄在《神农本草经》中为"味苦温,主中风、伤寒、头痛、温虐。发表出汗,去邪热气,止咳逆上气,除寒热,破癥瘕积聚"。由此可见麻黄确实有发汗作用,并且随着剂量的增加,发汗力量不断地增加。

汗法是去除邪气的一种方法,能够使用汗法的疾病,邪气多在肌表浅层。因此只要是病在肌表的疾病都有选择使用汗法的机会。如第 262 条的"伤寒,瘀热在表,身必发黄,麻黄连翘赤小豆汤主之。"虽然没有发热怕冷的症状,但是因为瘀热在表,所以用麻黄来发表。在《金匮要略·水气病脉证并治》中提到"腰以上有水气的当发汗,腰以下有水气的当利小便",水气病没有发热、恶寒的表证,但是病位在上,在肌表的可以用汗法,取其因势利导的方法以驱邪外出。

汗法不仅可以用于太阳表证,也可以用于其他内伤杂病而反映于肌表的时候,但是在应用汗法时候,还是有一定禁忌的,临床一定要注意。

《伤寒论》第 83 条、第 84 条、第 85 条、第 86 条、第 87 条、第 88 条提出了 6 种不可以应用汗法的情形。分别是第 83 条"咽喉干燥者,不可发汗",咽喉为阴经通行之门户,咽喉部最能反映体内津液的盛衰,当人体津液不足时首先反映于咽喉,出现咽喉干燥的情况,因此咽喉干燥如果是津液不足不能用汗法。第 84 条"淋家不可发汗,发汗必便血",淋家说明为经常出现小便不利的情况,久病则津液不足,如果再发其汗则下焦真阴不足就可能出现便血等情况。"疮家"为经常有流脓或者有创面久久不愈的患者,这种人体内气血必定虚弱,因此不能发汗。"衄家"为经常流鼻血的人,这就更好理解了,经常流鼻血体内气血肯定虚弱,这是仲景明确提出不可发汗的。亡血家、汗家,都是体内长期津液丢失而不足的,因此也都不能发汗。

由此可以看出,能不能发汗的关键因素在于体内津液的盛衰,津液不足不能发汗。津液不足有两种情况,一种为阳气不足,发汗后更伤其阳气;另一种为血液不足,发汗后更伤血液。

《伤寒论》与《金匮要略》的区别

《伤寒杂病论》后世将其分为《伤寒论》和《金匮要略》两部书。至于原文究竟是怎么样的现在已经无从考证,但是从现在分开的两部书的情况来看,还是有很大区别的。

《伤寒论》借伤寒之名,详细讲述一种疾病从开始到最后可能出现的各种变证,以及在不同阶段可能出现的情况及治疗方法。总而言之,《伤寒论》不分疾病,只分疾病的阶段,也就是说,同一种疾病在不同阶段,应用不同的治疗方法。《伤寒论》自始至终都在讲辨证论治,在讲整体观,从太阳病治疗不当进展至阳明病,再由阳明病到少阳病,可以出表,也可以继续深入进而发展为三阴病。由此可见《伤寒论》是以整体为主,在整体中因人、因时、因地不同而出现不同变化的辨证论治方法。

而《金匮要略》是与《伤寒论》截然不同的一种方法。《金匮要略》以疾病为主,专病专论,在同一种疾病中出现不同的情况而应用不同的方药。如果说《伤寒论》是一个整体的话,那么《金匮要略》就是一个精细化的个体。任何疾病的发展都不是一成不变的,因此我们需要从整体上把握,但是难免有一些特殊的情况不在整体之中,这就需要专病专论。只有将整体化与个体化相结合,才能满足医学的需求。

中医和西医的区别就像是《伤寒论》与《金匮要略》的区别一样。中医要求从整体出发,从整体上来把握疾病的发展规律。而西医则是要求具体到某一个脏器,某一个组织,某一个细胞的病变。具体化的东西让人们更清晰地看到疾病的本质,看到发病的本源。而整体化的东西让人们有大局观,更有对疾病整体发展态势的把握。

早在仲景时代就已经看到了整体与个体、宏观与微观的区别,并且两者相结合才能达到一个最佳的效果,进而弥补各自的不足。

(李士旭　单化孜)

下篇　跟师月记及总结

第九章　跟师月记

跟师月记（一）

　　跟师学习是一个很好的方法，可以更快地掌握老师的临床精髓，同时也可以使老师的经验有序地传承下去。跟师学习不同于院校里面的大讲堂，中医的学习与传承需要跟师这样的形式。院校学习是以老师讲学生听为主，学生是否听懂，是否有疑问，老师不知道，大部分学生也不会主动去问。跟师形式的学习是一对一的学习指导，学习是在具体的临床实践中。老师将其治疗某种疾病的心得体会教给学生，并且验证于临床，更加真切，来得更加实际。作为中医人，经过 5 年的本科学习，3 年的研究生学习，在 5 年的本科学习期间以理论知识为主，3 年的研究生学习明确学习专业与方向。虽然经过 8 年的学习，但中医进入临床后需要经过几年的学习琢磨才能对中医有点认识，才能从害怕开方、开方没有思路中有点体会，这时候我们可能不是那么恐惧地开方，但是经常会有不知道怎么开方、辨证不准的情况。这些并不是说院校学习不行，如果没有院校学习就无法奠定中医学习的基础，就不能培养出大量的对中医有认识的人。

　　师承学习局限于学习空间的原因，无法有大量中医临床者进入社会。但是师承学习无疑是最快、最直接、最有效的学习方法。对于有中医基础的中医爱好者来说，跟师一两年后自己的体悟会更深刻，对于老师在临床中应用方药的方法会更好地掌握。这样在跟师结束后就能自行实践诊治。

　　总的来说院校学习和跟师学习各有优势。我觉得经过院校的系统理论学习后，再进行几年的跟师学习才能真正地学习到中医的临床知识。我希望通过跟随黄老师，能够学习到他在治疗肾脏疾病方面的经验，更好地用于临床实践，为更多的肾病患者解决病痛。

跟师月记（二）

　　跟黄老师学习2个月来，不仅从理论上对于中医有了新的认识，同时也学习到作为中医人应该有的品德和品性。在这2个月的时间里，跟黄老师门诊后发现老师开的方子有好多我不认识，但是黄老师说你在什么书上可以找到，这促使我不停地翻阅一些古典书籍。翻阅古典书籍是我最不喜欢做的事，我以前所看的书，大部分是古籍今译、古籍今释的东西，还有就是近现代的著作，如一些医案、医话等，看起来不太枯燥，并且我觉得医话还挺有意思的。但是跟黄老师门诊后才发现应该认真地读几本有意义的古典医籍，以前读《脾胃论》就是随便地翻一翻，过去了这么多年，《脾胃论》的书都已经残破了，却还是不知道里面究竟讲了什么，只知道大家都说这本书好，自己却不知道好在哪里。黄老师说《黄帝内经》《伤寒论》《金匮要略》《温病条辨》这些书中要求背诵的条文必须会背，就是不会背诵条文，也要熟练掌握这些书中的理论、方药。

　　我们不仅要熟读古典医籍，也要熟练背诵及掌握四小经典，四小经典是《医学三字经》《濒湖脉学》《药性歌括》《汤头歌诀》，黄老师能够熟练地背诵四小经典，每于临证时总是会背诵一些东西，例如"浮脉唯从肉上行，如循榆荚似毛轻，三秋得令知无恙，久病逢之却可惊，寸浮头痛弦生风，或有风痰聚在胸……"后来发现如果能够将这些东西背下来，临床中可以很好地应用。门诊上有一些患者来了后有点考验医生的水平，坐在诊室里一句话也不说，就是把手一伸，让你给他切脉，等你切完了就问医生我得的是什么病啊？如果我们熟练掌握了《濒湖脉学》，根据脉象虽然不能完全知道他得了什么病，但是至少可以知道他可能会有哪些症状。学到的东西终是有用的，一次刚刚背了弦脉，门诊就来了一个中年女性，把手一伸，看架势要是不能看出什么病就要转身而走的样子。我切其脉发现双脉弦滑有力，当时就想到《濒湖脉学》中弦脉的主病歌"弦应东方肝胆经，饮痰寒热疟缠身。浮沉迟数需分别，大小单双有重轻。寸弦头痛膈多痰，寒热癥瘕查左关。关右胃寒心腹痛，尺中阴疝脚拘挛"。于是我就跟患者说，"你是不是有头痛、失眠的现象啊""最近有没有生气""平时脾气不太好吧"，这样一说患者瞬间打开了话匣子，滔滔不绝地讲起她的故事来。

　　功夫不负有心人，有付出终有回报，多读几本书，总会让你在其中有所收获和受益。读书一定要认真地读，对于自己喜欢的、有用的能背就背下来。

跟师月记（三）

　　作为一名年轻的中医师，我在临床开方时总有点黔驴技穷的感觉。跟黄老师学习了一段时间后慢慢找到了自己开方时候找不到合适药物的原因。以前也背了不少的中药功效，方剂组成及功用主治。但是每于临证开方时总感觉自己的方中缺点什么，却又找不到究竟缺了什么，通过跟师学习，才渐渐发现，自己缺的就是中医的"基本功夫"。

　　要学好中医必须背诵大量的典籍，还要记住好多的方药。以前背中药只是知道一个大概的功效，基本上连性味归经都不会去看一下。黄老师说药物就是我们手中的千军万马，你不知道自己手中这些兵有什么长处、有什么缺点，怎么能用呢？不要求掌握所有的药物，但是常用的药物性味归经、功效、主治一定要熟记于心。以前在治疗感冒时候经常用麻黄，麻黄也是中药教材中的第一个药物，但是在印象中麻黄就是解表的、平喘的，居然把麻黄利尿的作用给忘记了。印象中只记得麻黄归肺经，居然忘记了麻黄还能入膀胱经。麻黄辛温散寒，解表宣肺能够治疗风寒感冒、气喘，但是由于麻黄有辛温的作用，配伍一些活血通络祛湿的药物还可以治疗风寒湿痹。就像麻黄一样，如果我们掌握了所有药物的性味归经、功效主治，就能灵活地运用中药。

　　学习中药有时候还需要记一些不常用的药物作用。例如白术，知道白术有健脾利水的作用，但是这个药的安胎作用可能好多人都忘记了；如黄芩清肺热，但是能够安胎；苏叶解表宽中还能安胎。不仅仅是这些方面，还有一些药物的作用是双向的，例如蒲黄，生能活血，炒能止血；三七既能活血又能止血。还有一些药物是通过配伍后来改变作用属性的，如荆芥、防风，不论风寒还是风热都适用，但是配麻黄、桂枝就治疗风寒感冒，配金银花、连翘、薄荷就能治疗风热感冒。还有一些药物应用剂量不同，作用也不同，例如黄芪小剂量应用 10g 左右可以健脾补气，剂量增加到 30g 就有升提中气的作用，用到 60g 以上还有利水作用；生地黄小剂量清热凉血，用到 30g 以上可以通便；白术 40g 以上通便作用也是很好的。

　　因此，要学的东西很多，我们只有不断地学习新东西才能不落后，还要不断地复习以前学过的东西，这样才不会忘记，不能学了新的忘了旧的，那就等于捡个芝麻丢个西瓜。

跟师月记（四）

一般人认为尿路感染是一种小病，但是不可忽视。尿路感染常发于女性，几乎每个女性都有过尿路感染的症状。尿路感染在一些农村称为"小肠火"，服用柳叶水、白茅根水可以治疗。西医认为尿路感染是由大肠埃希菌感染引起，给予抗生素治疗，绝大多数的尿路感染患者是可以完全治好的，但是也有部分患者会出现反复感染、反复发病的现象，这种现象西医称为复杂性尿路感染。

中医将尿路感染归为淋证范畴。淋证是小便频数短涩，滴沥刺痛，欲出未尽，小腹拘急或痛引腰腹的病症，与尿路感染的临床表现相符。淋之病名早在《黄帝内经》中已有记载，《金匮要略》中有淋病的治疗记载，《中藏经》中有关于淋的分类，《外台秘要》具体指出五淋的内容"集验论五淋者：石淋、气淋、膏淋、劳淋、热淋也"。对于其病机《金匮要略》中认为是"热在下焦"。《丹溪心法》也认为"淋有五，皆属于热"。《诸病源候论》进一步指出"诸淋者，由肾虚而膀胱热故也"。

急性尿路感染更像是热淋，反复发作的尿路感染类似劳淋。热淋的治疗以清热利湿通淋为主，用八正散加减。劳淋以补虚为主，方用无比山药丸加减。还有一种气淋，有虚实之分，实证用沉香散加减，虚证用补中益气汤加减。对于反复发作性的尿路感染患者，急性发作期可以按照热淋来用药，一般两三剂八正散加减基本可以缓解，待尿频、尿急症状缓解后可以用理气疏导的药物治疗几天，然后再应用补中益气汤之类。

笔者在临床中常用的两个方一个是小柴胡汤加乌药、乌梅，一个是猪苓汤加大黄、生薏苡仁。小柴胡汤可以治疗"寒热往来"，黄老师认为"寒热往来"还有一层引申的意思就是发作性、规律性的现象。反复发作的尿路感染有反复发作的特点，符合"寒热往来"的特点规律，因此用小柴胡汤加味治疗，用于有明显发热和小便频数不适的情况。猪苓汤是滋阴利水的方剂，可以治疗小便不利，反复发作的尿路感染患者由于病程长有伤阴现象出现，因此用猪苓汤加大黄、生薏苡仁以滋阴清热，临床疗效较好。

对于体质较差的反复发作性尿路感染患者应用补中益气汤的同时当注意加少量清热利水药物如白茅根、瞿麦、萹蓄等，以防过补导致体内邪气留恋。

跟师月记（五）

这个月跟师学习了肾病综合征水肿的中医治疗，以前治疗肾病综合征水肿都是按照中医内科教材上的方法辨阳水、阴水，再按照上面的方子加减用药，临床应用后发现有一些患者确实效果挺理想的，但是还有好大一部分人效果不理想。跟黄老师学习了一段时间后,发现黄老师在治疗肾病综合征患者水肿时方法比较灵活,用方也比较多,总体效果比较好。

在治疗上,阳水和阴水还是要区分的,一般根据病程来分,病程短的阳水可能性大,病程长的阴水可能性大,但是也不绝对,有的患者水肿2年了,但是有明显的三阳经表现仍属于阳水。黄老师治疗水肿的方剂大多来自《伤寒论》和《金匮要略》,《伤寒论》治疗水肿的方剂有麻黄连翘赤小豆汤、五苓散、苓桂术甘汤、真武汤,有时候还能用到麻黄汤,《金匮要略》有水气病篇专篇讨论水肿,并且提到了五脏水的情况,也从侧面反映了五脏皆可导致水肿,有点相当于现在的肝源性水肿、肾性水肿和心源性水肿等情况,并且有明确的风水、皮水、里水、石水、黄汗等病名。在每一个水肿下面有具体的症状描述和治疗思路。

黄老师治疗水肿喜欢用越婢加术汤、麻黄连翘赤小豆汤、五苓散、真武汤这几个方子,一般来说有明显外感的,风寒用越婢加术汤,风热用麻黄连翘赤小豆汤,没有明显外感的多用五苓散和真武汤2个方剂,中焦脾胃虚弱,饮食不好的多用苓桂术甘汤。五苓散和真武汤多用于有阳虚表现者,有阴虚表现者多用猪苓汤。有时候可能出现阴阳两虚的表现,这时候需要几个方子合用。

还有一些特殊的情况,例如说湿热内蕴明显的用半夏泻心汤。黄老师说湿热之所以会产生是因为中焦不运,用半夏泻心汤可以斡旋三焦,调畅中焦气机,中焦气机畅通则湿热自除。半夏泻心汤本身是寒热并用的方,可以治疗寒热错杂的各类疾病,方中用人参可以顾护胃气。如果有明显气水互结现象的可以用木香流气饮,这个方子出自《太平惠民和剂局方》,具有行气调中、健脾化痰之功,主治诸气痞滞,胸膈胀满,呕吐食少,腹部刺痛等。方子较大,但是配伍比较严谨,有行中焦之气的陈皮、厚朴、青皮,有行气活血的香附、木香,还有一组利水的大腹皮、茯苓、槟榔,另外还有燥湿的半夏等,整个方子以行气利水化湿为主,用于久治不效的水肿往往能够收到较好效果。

治疗肾病综合征所致的水肿,总的来说黄老师是从宣肺、健脾利水、补肾助阳的思路出发,《黄帝内经》中说"诸湿肿满,皆属于脾",因此更重视中焦脾胃的问题,经临床验证确有良效。

跟师月记(六)

肾病综合征的水肿治疗起来比较棘手,蛋白尿的治疗就更加困难了,对于微小病变来说应用激素治疗效果比较理想,病情很快就能控制,因此微小病变患者多求助于西医的激素治疗。但是对于一些比较复杂的膜性肾病、局灶阶段硬化性肾病西医只能对症处理,中医治疗这些疾病有一定的优势。

在临床中接触的肾病综合征患者大多是一些久治蛋白尿持续不能减少及消除的复杂难治性肾病。对于这些患者选用中医治疗往往能收到较好的效果。在治疗蛋白尿方面黄老师喜欢用清心莲子饮、升阳益胃汤、参芪地黄汤、芡实和剂等方子。

一般来说,求治于中医的肾病患者都服用过激素及免疫抑制剂,因此气阴两虚的情况比较多,清心莲子饮以清热益气利湿为主,根据患者情况,气虚明显的重用黄芪,阴虚明显的减少黄芪用量,重用太子参、地骨皮、玉竹等。还有一部分患者表现为明显的脾胃虚弱、阳热内生不能外透的现象,这种患者多表现为饮食乏味,但也能吃下去,总是感觉比较困、比较乏力,全身都有种酸楚的感觉,大便不成形,口干、口苦等,这时候应用李东垣的升阳益胃汤益气升阳、清热除湿。方中有四君子汤健脾益气,半夏、陈皮燥湿,独活、羌活上下均到以除湿,柴胡清肝胆,茯苓、泽泻渗湿泄浊,黄连清热。有明显肾气亏虚如腰酸、腰困表现的多用参芪地黄汤加减,方中以六味地黄汤补肾填精,重在滋阴,加黄芪、人参益气,进而达到气阴双补的作用。病程较长,虚弱之象明显者用芡实和剂,就是六君子汤加芡实、金樱子、玉竹、百合、枇杷叶等组成,重在益气。

在辨证选方的基础上,适当加入一些现代药理研究有明显消蛋白尿的药物,如芡实、金樱子、蝉蜕、白花蛇舌草、川芎、葛根、水蛭等。

现代诊断与中医辨证用药相结合,治疗难治性肾病可以很好地改善患者病情,控制疾病的发展。

跟师月记(七)

跟师学习半年了,有收获、有喜悦,更有知识的增长,但是不管怎样总感觉对于中医的认识仍不够深刻,慢慢发现中医越来越难学,不知道的东西越来越多。知识的不足,临证时的惶恐迫使我不得不更加努力,迫于生活的现实,学习的时间总感觉不足。后悔当初在学校时为什么没有多读几本书,多背点东西。以前在学校的时候是被迫地学习,虽然说学到的东西不多,但感觉当时记住的东西是那么记忆犹新。现在想学点东西,想背点东西,总感觉有点吃力,好像怎么也记不住的样子,1个条文,1个方剂,1个中药的功效与主治总是要看了一遍又一遍才能有点模糊的印象。

从自己的学习状态体会到了几千年前的祖先们对于人体生长过程的认识是那么的贴切。《黄帝内经》对于人体各年龄段的描述是这样的"女子七岁,肾气盛,齿更发长。二七,而天癸至,任脉通,太冲脉盛,月事以时下,故有子。三七,肾气平均,故真牙生而长极。四七,筋骨坚,发长极,身体盛壮。五七,阳明脉衰,面始焦,发始堕。六七,三阳脉衰于上,面皆焦,发始白。七七,任脉虚,太冲脉衰少,天癸竭,地道不通,故形坏而无子。丈夫八岁,肾气实,发长齿更。二八,肾气盛,天癸至,精气溢泄,阴阳和,故能有子。三八,肾气平均,筋骨劲强,故真牙生而长极。四八,筋骨隆盛,肌肉满壮。五八,肾气衰,发堕齿槁。六八,阳气衰竭于上,面焦,发鬓斑白。七八,肝气衰,筋骨不能动。八八,天癸竭,精少,肾脏衰,形体皆极,则齿发去"。这段文字将男女的身体变化、生理变化详细地描述了出来。肾为先天之本,因此将肾气的生、长、旺、衰不同变化可能出现的身体变化描述地十分贴切。我想学习的过程也应该是这样,从无知到开始学习,再到认识,再到有所体会,最终形成自己的理论特点,这是一个不断地学习、不断进步的过程。希望通过跟黄老师学习能够学到更多有用的知识,使自己的临床能力再提一个层次。

跟师月记(八)

慢性肾功能衰竭是肾病科常见的疾病,也是最难治的疾病。慢性肾病的发病率是相当高,根据国内的流行病学调查发现几乎每 10 人中就有一个慢性肾病患者,我国有将近 1 亿的慢性肾病患者。慢性肾功能衰竭最终发展为终末期肾病,需要行血液透析治疗,在疾病的早期尚无药物治疗。中医药在治疗慢性肾功能衰竭的早期阶段还是有独特疗效的,笔者科室里那几个熟悉的老面孔都是慢性肾功能衰竭患者,他们都是依靠中药的作用维持而没有进入透析阶段。

在治疗慢性肾功能衰竭上,首先要求患者注意饮食调理,低蛋白饮食很重要。适当的有氧运动,愉悦的心情也是必不可少的。

在治疗慢性肾功能衰竭方面黄老师的观点是健脾补肾,肾为先天之本,脾为后天之本,如果先天不足,后天调摄不当就可能会发病。补肾总的来说分滋补肾阴和温补肾阳。肾主水,人体的水需要经过肾中阳气气化将精微物质再次输布全身,将代谢废物排出体外,这点与西医的观点类似。当肾中的阴阳失去平衡就会发生疾病。滋补肾阴常用参芪地黄汤,这个方子虽然简单但是临床观察确实有效,温补肾阳常用桂附地黄丸加巴戟天、仙灵脾、杜仲、牛膝等药物。但是不管是滋补肾阴还是温补肾阳都需要加点化湿泄浊的药物,常用的有土茯苓、萆薢等。健脾重点是用六君子汤加减,健脾的同时要和胃,只有脾胃的升降功能正常,气血才能化源,慢性肾功能衰竭患者多有不同程度的贫血,因此健脾和胃非常重要。

慢性肾功能衰竭病程长,病机复杂,往往表现为寒热错杂,虚实夹杂,仅应用补益药物容易导致闭门留寇,一味攻伐容易损伤人体正气。因此在健脾补肾的基础上加点藿香、苏叶、白花蛇舌草、大黄、槐花以化湿泄浊排毒。

内服药物是一方面,在辨证的基础上选用中药外治,如中药灌肠、中药熏洗等都是行之有效的方法。

中医治疗的目的是延缓疾病进展,尚不能完全根治,同时中药也是有一定肾毒性的,在临床应用时必须注意。

跟师月记(九)

透析患者伴发的不安腿综合征现象非常多,不安腿综合征是指小腿深部于休息时出现的难以忍受的不适,运动、按摩可暂时缓解的一种综合征,又称"不安肢综合征",早在 1672 年,英国医生就描述过这种疾病。其临床表现通常为夜间睡眠时,双下肢出现极度的不适感,迫使患者不停地移动下肢或下地行走,导致严重的睡眠障碍。这种情况虽然对生命没有危害,但是却严重影响患者的睡眠质量,进而影响患者的日常生活。这种病多见于老年人,在我国发病率可以达到 $1.2\% \sim 5\%$ 。西医治疗多采用抗癫痫药物或者多巴胺受体激动剂。规律透析的患者此病发病率更高,严重的患者 4 小时的透析都不能顺利完成。

有一部分患者服用多巴胺受体激动剂或者抗癫痫药物后症状可以很好地缓解,但有的患者却药物越服越多,症状越来越重。对此依据四诊情况辨证应用中医效果还是比较理想的。

对于不安腿综合征,既不能按照痹证辨病,也不能按照痿证辨病。依据患者所描述的症状,有气血亏虚及湿热内蕴 2 个方面。气血亏虚最为常见,气血亏虚,经脉失养出现双下肢不适感,治疗多用归脾汤和桂枝汤加减。湿热内蕴,湿热阻滞经脉不畅出现双下肢不适,常用四妙散加味。无论是虚证还是实证,都要在方药的基础上加川牛膝以引药向下,独活祛风除湿,威灵仙散寒除湿。另外患者发病多于静止时出现,于晚上多见,因此需要加入水蛭、全蝎、蜈蚣等虫类药物。

除了中药内服,这种患者配合针灸治疗效果更加理想。针灸多选取足阳明胃经穴位,阳明经为多气多血的经脉,气血的不足多于阳明经取穴。我们常用的穴位有足三里益气健脾、丰隆化湿祛痰、血海补血祛风、三阴交调补三阴、风市祛风除湿。

一般的患者经内服中药及针灸治疗均能获得较好疗效。

跟师月记(十)

跟黄老师学习有一段时间了,总的来说收获不小,学到了不少的东西。无论是从医德上,还是从医术上都有了新的认识和体会。

每次跟师门诊,总能学到一些自己不知道、记住一些以前模棱两可的知识。每个月黄老师都会对不同的疾病做一个简单的讲解。这个月，老师给我们讲了关于规律血液透析患者并发皮肤瘙痒的中医治疗思路。

规律透析患者皮肤瘙痒的非常多，这也是透析室常见的一种并发症，重者抓破皮肤，血迹斑斑，还不能止痒。西医认为这种皮肤瘙痒是由于血磷过高导致的，但是也有的患者血磷正常，仍有严重的皮肤瘙痒。给予抗过敏、激素等治疗有一点效果。

结合透析患者的特点，黄老师认为此类患者的皮肤瘙痒是由于血虚生风所致。规律透析患者，因为平时生活上需要控制入水量，总是表现为皮肤干燥、口渴等情况；另外在短短 4 个小时的透析过程中需要大量排出体内多余的水分，相当于中医的津液损失，津血同源。因此黄老师认为规律血液透析患者皮肤瘙痒的基础是血虚生风。选用基础的方剂是桃红四物汤和消风散加减。桃红四物汤以四物汤养血，桃仁、红花活血化瘀，消风散既能除风，又能除湿，因此两方合用，养血除风。因长期皮肤瘙痒患者多伴有皮肤鱼鳞样表现，黄老师认为这种现象也有血瘀的原因，因此用桃仁、红花活血化瘀。

在上述方子的基础上根据患者四诊情况适当加减，有明显血热表现者加牡丹皮、赤芍以凉血活血；皮肤抓痕、血迹明显者加紫草、地榆等凉血止血；阴虚火旺者加生地、女贞子、旱莲草滋阴清热去火。慢性肾功能衰竭规律血液透析患者并发的皮肤瘙痒往往病程较长，应当在方中加入蜈蚣、全蝎、僵蚕等虫类药物以搜风通络止痒。

跟师月记（十一）

肾为先天之本，藏精主骨生髓，肾中的阴阳又称人的元阴、元阳。在古代医书中并没有慢性肾功能衰竭、肾病综合征这些病名，但是对于肾脏在人体中的重要性的认识还是相当充分的。

在叶天士的《临证指南医案》中，罗列了一系列治肾病的方法和方药。第一，从遗精门记载的吕氏案中药用菟丝子、蛇床子、覆盆子、老韭菜子、五味子、沙苑子来看为肾气不摄，根据方药组成为补肾固精法。第二，在喘证门中有一医案用药为熟地黄、山茱萸、山药、补骨脂、胡桃仁、茯苓、牛膝、五味子、车前子，由方药组成看似补肾填精的方法治疗喘证，肾主纳气，由此可知为固摄肾气平喘法。第三，在未刻本叶氏医案中有治疗少阴之阴不能上承，虚火上炎，咽喉疼痛的医案，药用生地黄、人中白、玄参、生甘草、鸡子黄，由方药组成看为滋补肾阴、降火清热法。第四，有一用山茱萸、五味子、女贞子、旱莲草、怀牛膝、青盐治疗牙痛的医案，"暴痛属实，久痛多虚"，有此牙痛案可以看出为滋补肾阴以降火归肾法。第五，对于温病导致的温邪深陷少阴,肾阴被劫,肝阳内风上冒,出现的神志不清、舌缩、语言不出、呼吸急促等症状用阿胶、生地黄、玄参、石菖蒲、黄连、童子尿,均滋补肾阴息风法。第六,对于失眠用人参、阿胶、远志、茯神、酸枣仁、甘草、龙眼肉,由方药组成可知为安神交肾法。第七,肾为先天之本,脾胃为后天之本,先天不足,后天必定亏虚,后天失养,先天必定受损,因此脾肾同治也是一个大法,在叶氏医案中用人参、巴戟天、益智仁、茯苓、胡芦巴、菟丝子,人参、茯苓、益智仁以健脾益气温阳,巴戟天、菟丝子、胡芦巴以温肾阳,全方使肾阳充足而脾土自温,肾阳壮而胃关固。第八,肾在五行为水,肺在五行为金,肺为肾之母,肺病易导致肾病,肾病也易导致肺病,因此又有金水同治法,治疗肺肾脏阴亏损或阴虚内热的咳嗽、气逆吐血、盗汗、脉细数等,方用熟地黄、茯神、天门冬、麦冬、北沙参、石斛,熟地黄补阴,石斛益阴,沙参、麦冬滋补肺阴,以熟地黄为君补肾阴,其余滋补肺胃之阴药物为佐助。

从《临证指南医案》的病例可以看出叶天士对于肾脏与五脏关系的认识是相当深刻的,配伍用药也很精准。

跟师月记(十二)

时光飞逝,转眼间跟黄老师学习近 1 年时间了,在这一年里有收获,有感触。

在学习过程中黄老师不仅医德让我佩服,值得我去学习,医术更是精湛,让我受益匪浅。现今社会医患关系紧张,作为一个中医人虽然做不到视患者为亲人,但至少应该将患者作为朋友那样对待。跟黄老师学习期间,见到黄老师对待患者和蔼可亲,其平易近人的作风让我颇有感触。如何保持自己治病救人的初心不变,如何坚持自己当初的愿景是我以后要多思考的问题。

黄老师临证时开方、用药及对于每一种疾病的认识和见解使我有了不少的进步。中医来源于自然,讲究天人合一和整体观,在对患者讲解疾病的时候适当加入社会现实中常见的问题,就可以通俗易懂,让患者明白自己得病的原因是什么,这个病可能如何发展,该怎样治疗。如果你给患者讲慢性肾功能衰竭、肾病综合征,他们听都没听过,更不知道这是个什么病了,你告诉他们这个病以后可能会出现心功能衰竭,会出现肾性骨病,那他们更没听过了。要是遇到爱提问的人,那你就解释不清了,因此应用一些社会上的现象与例子给他们讲解他们就会更容易理解。黄老师对于经典的熟悉也使我感到钦佩,黄老师可以轻松背诵《伤寒论》《金匮要略》《黄帝内经》中的经典条文,还能背诵《药性赋》《濒湖脉学》等,黄老师掌握的方剂,能够背诵的方剂更是不可胜数。没有这些知识的累积,在临床诊病的时候就会出现束手无策的困相。熟读经典之后,还要能够理解,能够总结,将其变成自己的东西。黄老师将《伤寒论》三阳经的情况用"汗,大、小便,寒热"这些东西进行总结,太阳病的伤寒病恶寒需要发汗,中风病恶风需要微微汗出,阳明病大汗出,恶热,大便不通,少阳病往来寒热。这些东西其实都是在自己反复学习、反复读书过程中总结出来的,有了这些总结,就能使自己记得更加深刻,应用更加顺手。

希望在今后的学习中能够像黄老师一样,多读书,多背些方歌、条文,使自己临证时更加地得心应手。

跟师月记(十三)

学习《伤寒论》需要一定的恒心和耐心,《伤寒论》枯燥无味,没有医话好看,但是验于临床具有更好的指导作用。

我真正学习《伤寒论》应该是从背诵开始的。在真正背诵《伤寒论》之前也看过一些关于《伤寒论》的书籍和著作,背诵过一段时间的原文,都是看看放下了,背背丢下了。后来真正体会到《伤寒论》的神奇后,决定将其全部背诵下来。经过将近半年的时间基本可以将《伤寒论》中的条文背诵下来了。在背会了《伤寒论》原文后再去看关于《伤寒论》的其他注解和分析后发现比以前容易理解,容易记忆了。在临床用药的时候好像也能够随时想起来条文中相关的东西来。

在背会了《伤寒论》的条文后,我开始学习里面的113个方剂,理解每一个方剂的配伍原则、病因病机,也就是所谓的"方机",我比较认可毛进军老师说的每一个方子的"方机"。了解方机可以无限制地扩大方子的临床应用范围。同时我也开始看胡希恕老前辈关于"六经"的概念和病位归属问题。在了解胡希恕老师的"六经定位"和"方机"后,在临床中对于疾病的治疗心中总是有种信心满满的感觉。

但是随着学习的不断深入,发现新的问题出现了,就是在疾病的初期应用方子效果都比较好,经治疗后有一部分患者出现其他新的病症。也就是说这个时候症状变了,病机可能也变了,继续服用原来的药物,可能效果就比较差了,甚至出现不良反应。这个时候再回头看胡希恕的"六经"问题,发现在临床中一定要抓病机、抓病性,根据患者的主症不同随时调整治疗思路。

还有一个更重要的问题就是有时候用药比较单调,不会据证加减、灵活掌握,我再看了赵亮老师说的药征才是辨证的尖端,明白掌握每一种药物的适应证及应用技巧也是极其关键的,而学习药,则首先当学《神农本草经》,只有这本书才能真实反映仲景用药的思路和理念。

漫漫中医路,只有有决心、有恒心的人才能坚定地走下去。

跟师月记（十四）

系统性红斑狼疮，在中医古籍中没有相关病名的记载，但是根据临床表现，可能与"斑疹""阴阳易"等疾病相似。在古医籍中有关格的记载，因为系统性红斑狼疮患者，有很大一部分会发展至关格，也就是尿毒症期。

黄老师对于系统性红斑狼疮的中医治疗分急性期和缓解期、恢复期3个阶段。对于系统性红斑狼疮的治疗不可能单用中药，往往在中药治疗前已经有西医干预，因为西医在治疗系统性红斑狼疮方面还是有很大优势的。中医在急性期的治疗主要是提高免疫力，减少西药激素及免疫抑制剂的不良反应。系统性红斑狼疮急性期多表现为发热、面部明显的红斑，这一时期中医的治疗以清热凉血解毒为主，多用清营汤和黄连解毒汤或者犀角地黄汤。恢复期热毒之势渐减，逐渐出现乏力、口渴等气阴两虚的表现，但同时要注意，瘀血热毒还残存，因此这时多用竹叶石膏汤加桃仁、红花或者麦门冬汤加丹参、赤芍、川芎等。当疾病趋于稳定，激素及免疫抑制剂开始减量或者已经到了维持量的时候，患者多无明显不适，整体状况比较好，这一时期的治疗重点在于固本以防变，以及平时的预防和后期的巩固。此时治疗重点以滋补肝肾、凉血活血、清热利湿为主。此时根据患者体质情况，当在滋补先天、培补后天的基础上，加用治标药物，多以肾气丸为基础，加用凉血活血的赤芍、益母草等药物，或者加用生薏苡仁、黄柏、知母等清热利湿药物。

总之系统性红斑狼疮治疗的关键是依据患者的四诊情况，辨证选方遣药。同时结合现代药理加用白花蛇舌草、黄芪、当归、党参、大黄等药物以提高患者的抗病能力，减少疾病复发。

跟师月记（十五）

头痛是一种常见病，也是多发病，一部分人可能跟血压增高有关系，还有一部分人可能出现了脑血管等实质性病变，另外一部分人并没有明显的器质性病变，就是长期的反复头痛，这类头痛患者各项检查都正常，西医治疗只能以神经性头痛为诊断给予营养神经等药物治疗，而中医对于这类头痛有较好的效果。

《黄帝内经》称本病为"脑风""首风"，《素问·风论》认为其乃外在风邪寒气犯于头脑所致。《素问·五脏生成》还提出"是以头痛巅疾，下虚上实"的病机。汉·张仲景《伤寒论》在太阳病、阳明病、少阳病、厥阴病篇章中较详细地论述了外感头痛的辨证论治。隋·巢元方《诸病源候论》已认识到"风痰相结，上冲于头"可致头痛。宋·陈无择《三因极一病证方论》对内伤头痛有较充分的认识，认为"有气血食厥而痛者,有五脏气郁厥而痛者"。金元以后,对头痛的认识日臻完善。《东垣十书》指出外感与内伤均可引起头痛,根据病因和症状不同而有伤寒头痛、湿热头痛、偏头痛、真头痛、气虚头痛、血虚头痛、气血俱虚头痛、厥逆头痛等,还补充了太阴头痛和少阴头痛,从而为头痛分经用药创造了条件。《丹溪心法》认为头痛多因痰与火。明代《普济方》认为:"气血俱虚,风邪伤于阳经,入于脑中,则令人头痛。"明·徐春甫《古今医统大全·头痛大法分内外之因》对头痛进行总结说:"头痛自内而致者,气血痰饮、五脏气郁之病,东垣论气虚、血虚、痰厥头痛之类是也;自外而致者,风寒暑湿之病,仲景伤寒、东垣六经之类是也。"另外,文献有头风之名,实际仍属头痛。正如《证治准绳·头痛》所说:"医书多分头痛、头风为二门,然一病也,但有新久去留之分耳。浅而近者名头痛,其痛卒然而至,易于解散速安也;深而远者为头风,其痛作止不常,愈后遇触复发也。皆当验其邪所从来而治之。"

　　黄老师临床在治疗头痛时多分为虚实两个类型,在此基础上再分寒热两个类型,也就是4个证型。实热头痛多用大柴胡汤为主方加川芎、天麻等;虚热头痛多用知柏地黄汤加减;寒凝、实证头痛多用麻黄附子细辛汤以辛温散寒止痛,虚寒上扰头痛多用肾气丸或者潜阳丹加减。另外需要注意的是,痛必瘀,因此头痛必加川芎、桃仁、红花、天麻以行气活血,通络止痛。

跟师月记(十六)

　　尿路感染虽然是常见病,但是治疗不好也是个难缠的病,这个病多见于女性,多发于夏季。西医治疗以抗感染为主,大部分人治疗后效果都比较好,有少部分人治疗后反复出现尿路感染的情况,更有甚者经常有类似尿路感染的情况。中医称其为淋证,认为是因饮食劳倦、湿热侵袭而致的以肾虚、膀胱湿热、气化失司为主要病机的一类病证。

　　淋之名称,始见于《黄帝内经》《素问·六元正纪大论》称为"淋闷",并有"甚则淋""其病淋"等记载。《金匮要略·五脏风寒积聚病脉证并治》称"淋秘",该篇指出淋秘为"热在下焦"。《金匮要略·消渴小便不利淋病脉证并治》描述了淋证的症状:"淋之为病,小便如粟状,小腹弦急,痛引脐中。"隋代《诸病源候论·淋病诸候》对本病的病机做了详细论述,并对其病位及发病机制做了高度明确的概括:"诸淋者,由肾虚而膀胱热故也。"巢元方这种以肾虚为本,以膀胱热为标的病机理论,已为后世所宗。金元时期《丹溪心法·淋》强调淋证主要由热邪所致:"淋有五,皆属于热。"明代《景岳全书·淋浊》在认同"淋之初病,则无不由于热剧"的同时,提出"久服寒凉""淋久不止"有"中气下陷和命门不固之证",并提出治疗时"凡热者宜清,涩者宜利,下陷者宜升提,虚者宜补,阳气不固者温补命门",对淋证病因病机的认识更为全面,治疗方法也较为完善。历代医家对淋证的分类进行了探索,《中藏经》首先将淋证分为冷、热、气、劳、膏、砂、虚、实 8 种,为淋证临床分类的雏形。《诸病源候论·淋病诸候》把淋证分为石、劳、气、血、膏、寒、热 7 种,而以"诸淋"统之。《备急千金要方·淋闭》提出"五淋"之名,《外台秘要·淋并大小便难病》具体指出五淋的内容:"《集验》论五淋者,石淋、气淋、膏淋、劳淋、热淋也。"

现在临床所常见的多为反复不愈的,就是劳淋和急性期的热淋为多。对于急性期的热淋多用八正散为主,以清热利湿为法。而对于反复不愈的淋证治疗则相对棘手,临床我多用胡希恕老前辈的经验方猪苓汤加味,可以取得一些效果,但也不能痊愈。后来在猪苓汤的基础上加用温阳化气的药物,同时再加一些清热解毒的药物如白花蛇舌草、瞿麦等,多能获得较好效果。

跟师月记(十七)

近段时间看了郑钦安的一些著作,之所以接触郑钦安是因为对于扶阳派的一些了解,近年来的扶阳派颇为盛行,扶阳派将郑钦安遵为始祖,所以才有心看一些这方面的东西。

看了郑钦安的著作之后对于扶阳派有了一个新的认识,明白不是用附子、肉桂、干姜这些大辛大热的药物就是扶阳派了。现在的一些医生就是这样,觉得自己会用附子,动辄附子 60g、90g 的用,自称为扶阳派,自认为步入了扶阳之门。在郑钦安的《医理真传》中说由于明清以来人们崇尚温病派,崇尚滋阴清热之法,把仲景之学抛之脑后,导致废本而宠末,郑钦安将仲景称为扶阳第一人,并且认为仲景著作所论的就是在扶阳气。

实际上郑钦安的扶阳并不是一味地温阳补阳,他崇尚仲景之学,深明仲景之意,在明清滋阴清热盛行之时,独推仲景之说,古被后人称为扶阳派的始祖,实际上扶阳第一人当首推仲景。如果扶阳派是一味的扶阳、补阳、温阳,那与扶阳的宗旨大相径庭。在《医理真传》中有阳虚证问答,更有阴虚证问答,有阳虚的脉症辨证法则,更有阴虚的脉症辨证法则。在用药上有附子、干姜、肉桂等大辛大热之品,更有大黄、黄连、黄芩苦寒之品,还有西洋参、麦冬、知母、沙参等滋阴清热之品,由此可见扶阳实际是扶正气。正如郑钦安所说的关键在于阴阳立论,在于水火之极,在于论阴阳的互根互用、对立消长、平衡协调。

由于近些年来一些利益的驱使,催生众多所谓的"名医",这些"名医"执一方而治疗一些疾病后便大肆宣扬,实际上并未得其真髓,只不过是徒有其表而已,终将被淘汰。中医治疗疾病关键在于辨证,只有辨证论治才是根本。

跟师月记（十八）

血尿是肾病科常见的一种症状，人们往往对于出血性疾病比较敏感，有的人双下肢水肿几个月，甚至 1 年、2 年都不会管，但是如果出现小便带血，那他会第一时间跑到医院来检查。

引起血尿的原因较多，常见的有解剖上的异常或者结石之类，还有就是肾脏疾病引起，这种多为尿常规检查发现有潜血。对于解剖异常引起的血尿，常见的有肾囊肿、结石、肿瘤等。唐容川的《血证论》是论述血证的专书，对各种血证的病因病机、辨证论治有许多精辟论述，该书所提出的止血、消瘀、宁血、补血的治血四法，确实是治疗血证之大纲。寻求中医治疗的血尿患者多为西医应用各种止血药物效果不佳后才求助于中医，病程往往比较长，对于这类血尿患者，当从虚和瘀两个方面来考虑。虚多为气血两虚，有形之血不能速生，但无形之气可以速补，气为血之帅，气足血自当循其常道而行之，血为气之母，血伤日久必定耗伤于气，因此应用黄芪配当归益气以养血，注意黄芪的量要大，至少在 90g 以上方能见效。大剂量的益气容易出现壅滞现象，因此当佐以行气散滞之品，如木香、香附、陈皮等。另外就是化瘀的问题，离经之血便为瘀血，虽为出血，实际上是瘀血。化瘀首先当用活血以止血的药物，如三七、阿胶等。血溢出于脉外有两种可能，一种为热，因为太热导致血脉灼破而出血，还有一种为寒，太寒导致血脉脆硬破而出血。因此根据患者的情况，血热者用栀子炭、藕节炭、小蓟、炒地榆炭、大黄炭等，若为寒则可用附子、肉桂炭之属。

气旺血足，血不寒不热，自可循其常道，再佐用收敛固涩的龙骨、牡蛎以加强其统摄之权，犹如所修之河道，河道完好则水自不外流，而血脉完整则自可安行畅通。

跟师月记（十九）

胃脘痛是临床中极其常见的一种疾病，《素问·六元正纪大论》谓："木郁之发，……民病胃脘当心而痛，上支两胁，膈咽不痛，食饮不下。"《素问·至真要大论》也说："厥阴司天，风淫所胜，民病胃脘当心而痛。"说明胃痛与木气偏胜、肝胃失和有关。《素问·举痛论》还阐发了寒邪入侵，引起气血壅滞不通而作胃痛的机制。《伤寒论·辨厥阴病脉证并治》曰："厥阴之为病，消渴，气上撞心，心中疼热，饥而不欲食，食则吐蛔，下之，利不止。"其中的"心中疼"，即是胃痛，此为后世辨治寒热错杂胃痛提供了有益的借鉴。后世医家因《黄帝内经》胃脘当心而痛一语，往往将心痛与胃痛混为一谈，如《千金要方卷十三·心腹痛》中有九种心痛，九种心痛是虫心痛、注心痛、风心痛、悸心痛、食心痛、饮心痛、冷心痛、热心痛、去来心痛。这里所说的心痛,实际上多指胃痛而言。《济生方·腹痛门》对胃痛的病因做了较全面的论述:九种心痛"名虽不同,而其所致皆因外感,内沮七情或饮啖生冷果实之类,使邪气搏于正气,邪正交击,气道闭塞,郁于中焦,遂成心痛。"《太平惠民和剂局方》《太平圣惠方》《圣济总录》等书,采集大量医方,其治胃痛,多用辛燥理气之品,如白豆蔻、砂仁、广藿香、木香、檀香、丁香、高良姜、干姜等。金元时期《兰室秘藏·卷二》立"胃脘痛"一门,论其病机,则多系饮食劳倦而致脾胃之虚,又为寒邪所伤导致,论其治法,大旨不外益气、温中、理气、和胃等。《丹溪心法·心脾痛》谓:"大凡心膈之痛,须分新久,若明知身受寒气,口吃冷物而得病者,于初得之时,当与温散或温利之药;若病之稍久则成郁,久郁则蒸热,热久必生火,……"胃痛也有属热之说,至丹溪而畅明。胃痛与心痛的混淆引起了明代医家的注意,如明代《证治准绳·心痛胃脘痛》中写道:"或问丹溪言心痛即胃脘痛然乎?曰心与胃各一脏,其病形不同,因胃脘痛处在心下,故有当心而痛之名,岂胃脘痛即心痛哉?"《医学正传·胃脘痛》更进一步指出前人以胃痛为心痛之非"古方九种心痛,……详其所由,皆在胃脘而实不在心也"。从而对两病进行了较为明确的区分。

临床中所见的胃脘痛病史多较长,患者疼痛不甚明显,多伴有饮食减少等,对于这种情况,多用黄芪建中汤以温中止痛。还有一种气滞血瘀引起的疼痛,多用焦树德的三合汤加味以治疗。

跟师月记(二十)

三合汤是以《良方集腋》的良附丸、清代谢元庆的百合汤、《医宗金鉴》的丹参饮3个药方组成,故名"三合汤"。

其中良附丸由高良姜、香附等组成,主治肝郁气滞、胃部寒凝所致的胃脘疼痛。良姜辛热,温胃散寒。《本草求真》说:"同香附则除寒祛郁。"香附味辛、微苦甘,性平,理气行滞,利三焦,解六郁。李杲曾说香附"治一切气""消食下气"。二药合用,善治寒凝气滞胃痛,寒凝重者,重用高良姜,因气滞而痛者,重用制香附。

百合汤由百合、乌药组成,主治诸气膹郁所致的胃脘痛。百合性味甘平,主入肺胃,降泄肺胃郁气,肺气降胃气和,则诸气俱调,配以乌药畅气宣通,疏散滞气,温顺胃经逆气。二药合用既能清泄肺胃郁气,又能防止百合平凉之性阻碍中运。再参《神农本草经》说百合能"补中益气",正好古论乌药能"理元气",故本方更适用于日久不愈、正气渐衰之证。丹参饮为丹参、檀香、砂仁三药组成,是治疗心胸、胃脘疼痛的有效良方,其中丹参味苦,性微凉,活血祛瘀,通经止痛,《吴普本草》:"治心腹痛"。檀香辛温理气,利胸膈,调脾胃,《日华子本草》:"治心痛。"砂仁辛温,行气调中,和胃醒脾。三药相合,以丹参入血分,又配以檀香、砂仁,既能活瘀滞,又能理胃气,再兼丹参功同四物,砂仁兼益肾、"理元气""引诸药归宿丹田",故可以治疗日久难愈、气滞血瘀、正气渐虚的胃脘痛,不但能够活瘀定痛,还能养血、益肾、醒脾、调胃。

以上这 3 个药方相合,组成三合汤,既主气又主血,既主寒又主滞,治疗心腹诸痛,既能治病,又能益人,功效比较全面。长期难愈的胃脘痛或曾服用其他治胃痛药无效者,舌苔白或薄白,脉象弦或沉细弦或细滑略弦,胃脘喜暖,痛处喜按,但又不能重按,大便或干或溏,虚实寒热症状夹杂并见者尤其适合。

跟师月记(二十一)

现代人由于工作压力大,生活节奏快,多有心情不畅、精神抑郁等情况,一天两天,久而久之则成为发病之隐患。这类人就是现在比较常见的亚健康状态人群。

在合理安排自己的工作生活之外配合中药治疗往往有较好的效果。对于这类亚健康人群常见的有两大类,一类为精神消沉,没有精神,没有斗志,工作没有积极性,属于抑郁状态。还有一类为烦躁易怒,爱发脾气,失眠多梦等。

第一类人群为亚健康状态中的阴证人群,治疗当以温振为主,佐以解郁之品。对于这类人,笔者常用苓桂术甘汤加味,用苓桂术甘汤是因为这犹如阴雨天一样,之所以会下雨是因为空气中的湿气重,而人出现心情抑郁,没有精神是因为身体里有湿气,所以用苓桂术甘汤以温中化气利湿,湿气散乌云退,而心情自畅。可以在方中加合欢花、柴胡等疏肝解郁之品,但是并不是一味应用疏肝解郁之品就能治好。抓住疾病的本质是关键,只有掌握疾病的根本才有好的疗效。

第二类人群为亚健康状态中的阳证人群,治疗多用清热疏肝法。这类人因为久郁化火或者因为平素有火而导致肝气郁结。治疗根据大便情况,大便干结者多用大柴胡汤加减,大便正常者多用小柴胡汤,大便稀溏者多用逍遥丸加减。一般笔者常用逍遥丸,因为忧思伤脾,同时"见肝之病,知肝传脾,当先实脾"。逍遥丸为疏肝健脾的基础方,是在行气解郁的祖方四逆散的基础上加健脾和中之品而成。逍遥丸实际上是"肝郁—脾虚—血虚—肝郁",逍遥丸中柴胡梳理肝气,白芍敛阴柔肝,和当归一起补肝体而助肝用,血和则肝和,血充则肝柔,共为臣药,方中薄荷升散,可透达肝经郁热,生姜辛发散郁结。肝气不舒,脾胃会出问题,很多人会饮食减少,食欲不佳,会脘腹疼痛、嗳气、呕吐等。在逍遥丸里,配伍茯苓和白术来补脾,这样就防止了肝木的侵袭。

跟师月记(二十二)

便秘虽然不算个大病,但却能困扰很多人,让患者痛苦不堪。《黄帝内经》中已经认识到便秘与脾胃受寒、肠中有热和肾病有关,如《素问·厥论》曰:"太阴之厥,则腹满䐜胀,后不利。"《素问·举痛论》曰:"热气留于小肠,肠中痛,瘅热焦渴,则坚干不得出,故痛而闭不通矣。"《灵枢·邪气脏腑病形》曰:"肾脉微急,为不得前后。"仲景对便秘已有了较全面的认识,提出寒、热、虚、实不同的发病机制,设立承气汤苦寒泻下,麻子仁丸养阴润下,厚朴三物汤理气通下,以及蜜煎导诸法,为后世医家认识和治疗本病确立了基本原则,有的方药至今仍为临床治疗便秘所常用。李东垣强调饮食劳逸与便秘的关系,并指出治疗便秘不可妄用泻药,如《兰室秘藏·大便结燥门》谓:"若饥饱失节,劳役过度,损伤胃气,及食辛热厚味之物,而助火邪,伏于血中,耗散真阴,津液亏少,故大便燥结。""大抵治病,不可一概用巴豆、牵牛之类下之,损其津液,燥结愈甚,复下复结,极则以至引导于下而不通,遂成不救。"程钟龄的《医学心悟·大便不通》将便秘分为"实秘、虚秘、热秘、冷秘"4 种类型,并分别列出各种类型的症状、治法及方药,对临床有一定的参考价值。

便秘常见于老年人,由于高龄气血亏虚,所以容易出现便秘现象。对于老年人的便秘常用麻子仁丸化为汤剂加减应用。麻子仁丸出自《伤寒论》,主要由麻子仁、芍药、枳实、大黄、厚朴、杏仁组成。实际上就是小承气汤加麻子仁、杏仁、芍药而成,具有润肠泻热,行气通便的功效。主要治疗脾约便秘证,肠胃燥热,大便干结,小便频数,苔微黄少津。临床应用于老人肠燥便秘、习惯性便秘、产后便秘、痔疮术后便秘等胃肠燥热者。

跟师月记(二十三)

糖尿病为常见病,我国糖尿病患者大约有 2 亿人。糖尿病在中医古籍中早有记载,称其为"消渴",并有上消、中消、下消的描述,对于治疗也有比较详尽的描述。消渴病因虽多,但总以禀赋不足、气阴两虚为内因,过食肥甘、情志刺激、劳欲过度、形体肥胖、六淫邪毒为外因。其基本病机虽为气阴两虚,然有 2 种病理需重视,一为瘀血,二为热毒。瘀血者,盖气虚者血必瘀,阴虚者血必滞;热毒者,乃六淫邪毒入侵肌腠,致局部经络阻塞,气血凝滞,郁久化热,因热生毒。石氏即基于上述认识自立降糖方,为治疗糖尿病的常用方,并且验之于临床多有佳效。降糖方组成:生黄芪 30g,生地黄 30g,人参 10g,山药 30g,天花粉 30g,石斛 10g,葛根 15g,鬼箭羽15g,虎杖 15g,肉桂 3g。

方中黄芪补脾益气,升清阳,止下陷,固腠理;生地黄滋阴凉血,补肾益精;人参益气生津;山药益气健脾;天花粉、石斛益肺胃之阴,生津,清肺胃之热;葛根、鬼箭羽生津止渴,祛瘀生新,能降血糖。尤其是鬼箭羽一药,味苦性寒,有破瘀行血、活络通经之功,故能改善糖尿病并发的一系列心、脑血管和肾脏、眼底及神经系统病变;虎杖微酸而略苦,又略有辛气,治诸般火热毒邪,又善活血化瘀,于此方非常重要;三消源本于肾,肾为水火之脏,阴阳之宅,阳得阴助则生化无穷,阴得阳升则源泉不竭,故本方在众多滋阴药中加入少剂辛润之肉桂,正符合《黄帝内经》"少火生气"之旨,意不在补火,而在微微生火,即生肾气也,且肉桂或兼具降血糖之功,但仅能少量,多则助火伤阴。

烦渴引饮,加知母、生石膏;阴虚火旺,加知母、黄柏;小便频数,加桑螵蛸、山茱萸;大便干燥,加麦冬、玄参;手足心热,加知母、地骨皮;腰膝酸软,加熟地黄、枸杞;肢体麻木,加三七、赤芍;口干心热,加黄连、麦冬;眼底改变,加枸杞子、决明子;皮肤瘙痒,加白蒺藜、地肤子等。病情稳定后可改汤为丸,继服 6～12 个月,以冀康复。

跟师月记(二十四)

在仲景《金匮要略》中单列妇科病辨证篇,由此可见妇科疾病是临床中常见的妇人专属疾病。

在妇科病中常见的有月经病、孕产病、杂病三大类。近年来,不孕症的发病率逐年升高,究其原因与生活习惯、环境等有很大关系。

对于不孕症的认识从 2 方面考虑,一个是寒,另一个是热。因为在极寒之地多没有什么生物生存,在极热之地物种的种类则相对匮乏。基于这两个取类比象的方法,在治疗不孕症时,多从寒热两端立论。寒则血脉凝泣,胞宫不温则无孕育之所而导致不孕。这类患者在临床中极其常见,其发病原因多为年轻时贪凉饮冷,薄衣少被,久而久之则出现下焦虚寒现象,多用温经汤加减。温经汤为仲景名方,用于治疗妇人月经不调的疾病,从方中药物组成来看由温下、滋阴生津、活血三类药物组成,用于宫寒不孕症多有良效。如果西医检查有子宫肌瘤者可以加用桂枝茯苓丸,如果血瘀明显可以加益母草、丹参等活血化瘀之品,如果有明显妇科炎症,可以加用白花蛇舌草、连翘等清热解毒之品。

另一类因热而导致的不孕症相对少见,但并非没有,这类患者多有月经量多,带下色黄或异常、心情急躁、焦虑易怒等情况。这类患者多用两地汤或者清经汤,以清热滋阴凉血为主。但是要注意清热凉血不可太过,胞宫之所总以喜温为要,治以温养为主,过于寒冷则无法给予种子孕育的环境。

虽然我们是中医内科,但是在中医的观念中不应该有分科,我们可以有专长,但是不应该分科,中医核心是辨证论治,即同一个人同一种疾病,在不同的季节都可能用药不同。只有真正掌握了辨证论治的技巧,才能掌握治疗千般疾病的方法。

(李士旭　单化孜)

跟师总结一

黄志华,主任医师,南阳市中医院肾病科主任,从事中医肾病临床治疗 30 余年,全国第二批优秀中医临床人才,河南省青苗项目指导老师。临床运用中医药理论治疗内外妇儿各科疾病,尤其在肾病方面有其独特的临床经验。跟师学习 3 年,将其在临床中治疗肾脏疾病的经验进行总结以便更好地服务于广大患者。

一、理论基础

(一)肾气的重要性

"肾为先天之本",肾中蕴藏元阴、元阳,为人体生命活动的原动力。《素问·上古天真论》"女子七岁,肾气盛,齿更发长;二七而天癸至,任脉通,太冲脉盛,月事以时下,故有子;三七,肾气平均,故真牙生而长极;四七,筋骨坚,发长极,身体盛壮;五七,阳明脉衰,面始焦,发始堕;六七,三阳脉衰于上,面皆焦,发始白;七七,任脉虚,太冲脉衰少,天癸竭,地道不通,故形坏而无子也。丈夫八岁,肾气实,发长齿更;二八,肾气盛,天癸至,精气溢泻,阴阳和,故能有子;三八,肾气平均,筋骨劲强,故真牙生而长极;四八,筋骨隆盛,肌肉满壮;五八,肾气衰,发堕齿槁;六八,阳气衰竭于上,面焦,发鬓斑白;七八,肝气衰,筋不能动,天癸竭,精少,肾藏衰,形体皆极;八八,则齿发去。肾者主水,受五脏六腑之精而藏之,故五脏盛,乃能泻。今五藏皆衰,筋骨解堕,天癸尽矣。故发鬓白,身体重,行步不正,而无子耳"。这段话详细地介绍了人的生长壮老已,而影响人体生长壮老已的关键因素就是"肾气"。从肾气实/肾气盛到肾气平均,最后肾气衰,虽然肾气我们看不到,但是人体外在的齿、发、形、体、精却能很好地反映肾气的变化。

(二)肾精、肾阴、肾阳

《素问·灵兰秘典论》曰:"肾者,作强之官,伎巧出焉。"由此可以看出人体的一些基本的运动、动作有赖于肾脏的功能。同时肾脏主二阴,有主管阴阳交合的功能。《素问·金匮真言论》"肾者主蛰,封藏之本,精之处也"。说明了肾脏为藏精之所,并且肾精当以封藏、封固为主。肾精与肾气同根同源而形质不同,精可化气,气可成精,因此肾精和肾气是肾阴和肾阳的基础物质。

肾阴又称"真阴""元阴""真水""肾水",为人体一身阴液之根本,一身津液之本源,具有滋润、濡养、制约肾阳等作用。肾阳又称"真阳""元阳""真火",为人体一身阳气的根本。肾阳有温煦、固摄、气化等功能,可以使精、津气化为无形之气而被机体应用,而不使人体过寒,故有"天之真阳,只此一丸红日,人之真阳只此一息真阳"之说。由此可见阳气在人体中的重要性。

(三)肾与其他脏腑的关系

1.肾与脾胃的关系

肾与脾胃的关系尤为密切和重要,肾为先天之本,脾胃为后天之本,因此在临床治疗疾病中尤其当重视此二本。先天之本赖于后天之本的不断充养才能充足旺盛。先天禀赋充足则后天脾胃方能健旺。在《伤寒论》中仲景反复强调胃气的功能,清代陈修圆将仲景的精神总结为"保胃气、存津液",由此可见胃气的重要性。

2.肾与心脏的关系

肾居下焦,心居上焦,心为阳中之阳脏,肾为阴中之阴脏,肾藏相火,心为君火,二火为人体阳气之根本。同时肾藏真水,真水在真阳的蒸腾作用下上交于心使君火不至于亢旺,心火下降肾水不至于肾水独寒,因此心肾关系重在水火的上下相交。

3.肾与肝脏的关系

肾藏精,肝藏血,肾主水,五行属水,肝五行属木,二者为相生关系,肝木升发有赖于肾水的滋养,二脏的关系密切重在精血的转化和潜藏上,故有"肝肾同源""精血同源"之说。

4.肾与肺脏的关系

肺五行属金,为肾水之母,肺居上焦,又称"华盖",肾居下焦,主水为金之子。二者的关系犹如天之水下降为雨,总归要到大地一样,因此有金水相生的理论。

(四)常用的治疗方法

从肾脏生理功能和五脏的关系可以确定的基本治疗方法分为2大类:一类为直接补益肾脏法;另一类为间接补肾法,通过调补其他脏腑来补益肾脏。直接补益肾脏常用的方法有固摄肾气、温补肾阳、填补肾精、滋补肾阴。间接补益肾脏常用的方法有清肝滋水、交通心肾、培补后天以生先天、金水相生等。因肾为作强之官,为人体之根本,固多虚证少实证,治疗当以补益为主。

二、慢性肾功能衰竭的辨证论治

慢性肾功能衰竭是指各种原发性或继发性慢性肾病进行性进展,引起肾小球滤过率下降以及肾功能损害,进而出现以代谢产物潴留、水电解质和酸碱平衡紊乱为主要表现的临床综合征。我国将慢性肾功能衰竭根据肾功能损害程度分为 4 期,包括肾功能代偿期、肾功能失代偿期、肾功能衰竭期以及尿毒症期,而尿毒症期可出现各种症状,如明显贫血、恶心、呕吐、水电解质以及酸碱平衡紊乱,还可出现神经症状,患者死亡率较高。慢性肾功能衰竭患者的预后,主要受原发疾病治疗情况、是否存在加重肾损害的危险因素、血压控制状况、营养状况、并发症以及患者经济条件等多种因素的影响。近年来随着生活水平的不断提高,环境污染的加重等因素,慢性肾功能衰竭的发病率逐渐提高,国外依据其定义及肾小球滤过率等情况将慢性肾功能衰竭分为 5 期,按照国外的标准,慢性肾脏病的发病率在 10.8% 左右,也就是说每 11 个人就有一个慢性肾脏病的患者。如此高的发病率,为何在临床诊疗中并没有那么多? 因为在经济基础相对不发达的地区,人们对于慢性肾脏病的认识远远不够,这就导致了发病率高、而就诊率不高的严重落差。

西医在治疗慢性肾功能衰竭方面主要是控制原发病,目前我国常见的引起慢性肾功能衰竭的原因仍以肾小球疾病为主,其次为糖尿病、高血压等继发性肾脏疾病。目前尚无特效药物降低血肌酐,因此中医药在控制慢性肾功能衰竭的进展方面有独特的优势。

中医多将慢性肾功能衰竭归入"关格""虚劳""水肿"等范畴来辨证论治。对于虚劳的认识,早在《金匮要略·血痹虚劳病脉证并治》已提出病名。《诸病源候论·虚劳病诸候》比较详细地论述了虚劳的病因及各类症状,对五劳、六极、七伤的具体内容做了说明。金元以后,许多医家对虚劳的理论认识及临床治疗都有较大的推动。如李东垣重视脾胃,长于甘温补中。朱丹溪重视肝肾,善用滋阴降火。明代张景岳对阴阳互根的理论做了深刻的阐发,在治疗肾阴虚、肾阳虚的理论及方药方面有新的发展。李中梓《医宗必读》强调脾、肾在虚劳中的重要性。绮石《理虚元鉴》为虚劳专书,对虚劳的病因、病机、治疗、预防及护理均有较好的论述。

关格是指由于脾肾阴阳衰惫,气化不利,湿浊毒邪犯胃而致的以小便不通与呕吐并见为临床特征的一种危重病证。关格之名,始见于《黄帝内经》,但其论述的关格,一是指脉象,二是指病理,均非指病证。后张仲景在《伤寒论》中正式将其作为病名提出,该书平脉法篇曰:"关则不得小便,格则吐逆。"认为关格是以小便不通和呕吐为主症的疾病,属于危重证候。近年来,在辨证论治的基础上应用历代治疗关格的通腑降浊法治疗尿毒症,取得了一定的疗效。

水肿是指因感受外邪,饮食失调或劳倦过度等,使肺失宣降通调,脾失健运,肾失开合,膀胱气化失常,导致体内水液潴留,泛滥肌肤,以头面、眼睑、四肢、腹背,甚至全身水肿为临床特征的一类病证。本病在《黄帝内经》中称为"水",并根据不同症状分为风水、石水、涌水。《灵枢·水胀》对其症状做了详细的描述,如"水始起也,目窠上微肿,如新卧起之状,其颈脉动,时咳,阴股间寒,足胫肿,腹乃大,其水已成矣。以手按其腹,随手而起,如裹水之状,此其候也。"至于其发病原因,《素问·水热穴论》指出:"故其本在肾,其末在肺。"《素问·至真要大论》又指出:"诸湿肿满,皆属于脾。"可见在《黄帝内经》时代,对水肿病已有了较明确的认识。《金匮要略》称本病为"水气",按病因、病证分为风水、皮水、正水、石水、黄汗五类。又根据五脏证候分为心水、肺水、肝水、脾水、肾水。至元代《丹溪心法·水肿》才将水肿分为阴水和阳水 2 大类,指出:若遍身肿,烦渴,小便赤涩,大便闭,此属阳水;"若遍身肿,不烦渴,大便溏,小便少,不涩赤,此属阴水。"明代《医学入门杂病分类·水肿》提出疮痍可以引起水肿,并记载了"脓疮搽药,愈后发肿"的现象,清代《证治汇补·水肿》归纳总结了前贤关于水肿的治法,认为治水肿之大法,"宜调中健脾,脾气实,自能升降运行,则水湿自除,此治其本也"。同时又列举了水肿的分治 6 法:治分阴阳、治分汗渗、湿热宜清、寒湿宜温、阴虚宜补、邪实当攻。可见历代医家为完善水肿的病因学说和辨证论治作了各自的贡献。

黄老师认为慢性肾功能衰竭的辨病可以多样化,不管是虚劳,还是关格,都不能忘记慢性肾功能衰竭的发病部位关键在肾。黄老师在治疗慢性肾功能衰竭时往往化繁为简,以八纲辨证为主,因为慢性肾功能衰竭是一个综合征,有一系列的症候群,各个脏腑的症状均能涉及,如果单依据症状来辨证无从下手,因此依据八纲辨证分清其病位、病性化繁为简,能达到较好的效果。究其病性无外乎阴和阳,而阴和阳为笼统的大方向,需要借助于虚实寒热来辨清,因此在病性方面无外乎虚、实、虚实夹杂、寒、热、寒热错杂,但是慢性肾功能衰竭的患者往往表现为寒热错杂、虚实夹杂。慢性肾功能衰竭的病位在肾,病性有虚实寒热 4 端,因此黄老师在辨证时将其分为本虚和标实 2 大方面,本虚有肾阴虚、肾阳虚、阴阳两虚,标实有痰饮、水湿、气滞、瘀血、浊毒。肾阴虚和肾阳虚往往出现在疾病的早期,此时标实症状不明显。因此肾阴虚常用知柏地黄汤或者参芪地黄汤加减应用,肾阳虚常用桂附地黄汤加减,此时当重用肉桂、附子以温阳。阴阳两虚的患者多用八味地黄丸加减。桂附地黄汤和肾气丸两方的药物基本相同,均有滋补肾中阴阳的作用,要想达到补阳和阴阳双补的目的需要改变药物的剂量来实现。黄老师认为当方中肉桂和附子的剂量增加时温阳的作用增强,按照原方的比例配伍往往达到的是阴中求阳的阴阳双补作用。肾气丸为《金匮要略》中的方剂,近现代多用此方来补肾,更多人对其认识为保健品,而在《金匮要略》中有"虚劳腰痛,少腹拘急,小便不利者,八味肾气丸主之"。根据经典条文来看虚劳、腰痛、少腹拘急均为下焦症状,小便不利为慢性肾功能衰竭患者常见的 1 组临床表现,因此黄老师在临床中善用肾气丸化裁来治疗各种慢性肾功能衰竭患者。

《千金方衍义》认为肾气丸"为治虚劳不足,水火不交,下元亏损之首方。专用附、桂蒸发津气于上,地黄滋培阴血于下,萸肉涩肝肾之精,山药补中庭之气,丹皮散不归经之血,茯苓守五脏之气,泽泻通膀胱之气化"。由此可见肾气丸为治疗肾脏疾病的第一妙方。方中寓阴寓阳,水火一炉,既能滋阴又能补阳,同时也体现肾与心之间的水火制约关系。柯琴曰:"火少则生气,火壮则食气,故火不可亢,亦不可衰,所云火生土者,即肾家之少火游行其间,以息相吹耳,若命门火衰,少火见于熄矣。欲暖脾胃之阳,必先温命门之火,此肾气丸纳桂、附于滋阴剂中十倍之一,意不在补火,而在微微生火,即生肾气也。故不曰温肾,而名肾气,斯知肾以气为主,肾得气而土自生也。且形不足者,温之以气,则脾胃因虚寒而致病者固瘥,即虚火不归其原者,亦纳之而归封蛰之本矣。"由柯琴的论述可知肾与脾胃之间为火生土、先后天相生相滋的关系,这也是为什么慢性肾功能衰竭的患者多表现出纳差、恶心、呕吐的原因。《医方考》曰:"渴而未消者,此方主之。此为心肾不交,水不足以济火,故令亡液口干,乃是阴无阳而不升,阳无阴而不降,水下火上,不相既济耳!故用肉桂、附子之辛热壮其少火,用六味地黄丸益其真阴。真阴益,则阳可降;少火壮,则阴自生。肾间水火俱虚,小便不调者,此方主之。肾间之水竭则火独治,能阖而不能开,令人病小便不出;肾间之火熄则水独治,能开而不能阖,令人小便不禁。是方也,以附子、肉桂之温热益其火;以熟地、山萸之濡润壮其水;火欲实,则丹皮、泽泻之酸咸者可以收而泻之;水欲实,则茯苓、山药之甘淡者可以制而渗之。水火既济,则开阖治矣。"《医方考》从阴阳的升降开合、水火的相互制约、相互为用方面探讨了肾气丸的用方规律,首提"渴而未消者,此方主之",从侧面反映肾气丸用来治疗糖尿病肾病也是可以取得较好疗效的。《血证论》重点提出肾气丸配伍的肺肾相生的关系,"肾为水脏,而其中一点真阳便是呼吸之母,水足阳秘,则呼吸细而津液调。如真阳不秘,水泛火逆,则用苓、泽以行水饮,用地、萸以滋水阴,用淮药入脾,以输水于肾,用丹皮入心,以清火安肾,得六味以滋肾,而肾水足矣。然水中一点真阳,又恐其不能生化也,故用附子、肉桂以补之"。肾为呼吸之母,我们都知道肾主纳气,只有肾气旺盛才能维持正常的呼吸深度和呼吸功能。当肾气亏损时会出现呼吸急促、浅快等不适。《血证论》的这一理论基础也是符合慢性肾功能衰竭的临床表现的,临床中往往见到慢性肾功能衰竭的患者出现胸闷、憋气、呼吸急促等不适。

现代药理研究表明肾气丸有降血糖作用,能改善胰岛细胞分泌胰岛素的作用,降低实验动物饮水量、尿量及尿糖量;还具有增强免疫功能,防治白内障,降低血脂和抗动脉粥样硬化作用;能改善内分泌系统功能,肾阳虚患者服用本方后,能改善垂体-肾上腺皮质功能;能增加大鼠前列腺和精囊的重量,呈现性激素样作用。此外,本方还具有清除自由基、扩张血管、改善微循环、改善自主神经系统功能、改善肾功能、利尿、延缓衰老、降血压等作用。

纵观历代医家对于肾气丸的深刻认识我们可以知道,此方仅八味药却蕴含了阴阳、水火、上下、内外、五脏之间的相生、相互制约关系。黄老师认为肾气丸立足于下焦真阳、真阴,旁及五脏六腑,全方滋阴、温阳、祛浊、利湿、清热,融寒、温、清、泄、补为一方,符合慢性肾功能衰竭患者寒热错杂、虚实夹杂的病因病机。

慢性肾功能衰竭的标实是一个争论较多的问题,国内近现代知名大家对于其的认识有很大的出入,邪实多为外感邪气、湿热内生、浊毒内蕴等病理类型。

综上所述,各前辈名家的经验认为慢性肾功能衰竭的标实多为湿热、风毒、瘀血等方面。黄老师认为慢性肾功能衰竭的标实为湿、郁、瘀,湿根据寒热的不同有寒湿和湿热之分,郁为气机阻滞不通,往往表现为患病后的心情焦虑、恐惧、惆怅等,瘀主要表现为久病多瘀,根据现代医学观察,出现肾功能衰竭的原因为肾脏纤维化及萎缩,而从微观病理上看在疾病之初就有瘀血的表现存在。

黄老师在临床用药时,寒湿多用肉豆蔻、砂仁、草果、半夏等温化寒湿、燥湿之品;湿热多用黄连、黄芩、知母、黄柏等清热燥湿之品。另外黄老师还时时告诫我们"苦寒清热之品,不可大量常服,宁可让患者上点火,也不能让患者损一点阳"。由此可见黄老师治疗慢性肾功能衰竭尤其重视阳气的存亡。郁,多用香附、香橼、佛手、柴胡、郁金等,根据患者寒热的不同选择性凉或者性温的行气药物,如果气滞明显,可用少量三棱、莪术等行气、破气药物,但必须要注意中病即止,不可久服。瘀,在疾病初期瘀之象不重、不明显,可以用益母草、丹参、桃仁、红花、川芎、延胡索等本草类化瘀药物,随着疾病的发展,瘀血表现加重,层次加深,当选择虫类化瘀药物,如地龙、全蝎、水蛭、乌梢蛇等。

临床治疗中,在辨证论治的基础上选择合理方药的同时也需要注意慢性肾功能衰竭疾病的独特性。①黄老师在临床中发现慢性肾功能衰竭患者不可大量使用胶类药物,如阿胶、鹿角胶等,因为此类药物性偏滋腻,虽然有很好的养血生血、温阳等作用,但是临床发现应用此类药物血肌酐往往有升高的表现,就像常用来治疗慢性肾病的药物 ACEI 类降压药物一样,虽然有保护肾功能的作用,但是部分患者服用后血肌酐会在短时间内增高。②另外水蛭有很好的化瘀作用,在临床中应用水蛭可以明显改善肾脏纤维化,现代药理研究也表明水蛭中所含的水蛭素能阻止凝血酶对纤维蛋白的作用,阻碍血液凝固。水蛭素不受热或乙醇的破坏。水蛭还可分泌一种组胺样物质,因而可扩张毛细血管而增加出血。水蛭醇提取物抑制血液凝固的作用较虻虫、䗪虫、桃仁为强,水蛭醇制剂的作用较水制剂的作用为强。水蛭素 20mg 可阻止 100g 人血的凝固,水蛭对心肌营养性血流量有一定程度的增加作用,对组织缺血缺氧有保护作用。水蛭素能对抗垂体后叶素引起的家兔冠状动脉痉挛,有抑制心肌缺血的作用。水蛭能明显消退主动脉粥样硬化斑,使斑块内胶原纤维增生,胆固醇结晶减少。水蛭有扩张毛细血管、改善微循环、增加肾脏血流量的作用。其改善微循环的作用,与肝素相仿,只是作用时间短暂。实验表明,水蛭有扩张外周血管、增加血流量和减少血管阻力的作用,该作用与盐酸罂粟碱作用相似。临床中也发现水蛭在治疗慢性肾功能衰竭时有很好的延缓疾病进展的作用,但是水蛭如果长时间应用有加重贫血的可能,因此不可长时间、大剂量应用。③还需要注意的是慢性肾功能衰竭患者的尿量都有不同程度的改变,因此在临床中如果尿量减少的患者当注意中药煎煮后的汤液量不可过大,以免引起心功能衰竭或者水肿加重。④种子类、根茎类的中药现代药理研究表明往往含有大量的钾离子,对于尿量减少的患者应当慎重应用,应用时需要及时监测电解质的变化,以免引起高钾血症。

慢性肾功能衰竭的外治方法:慢性肾衰竭的外治方法较多,黄老师常告诉我们,慢性肾功能衰竭的治疗当多途径、多渠道地去帮助患者排除体内的毒素,例如汗法、灌肠法等。通过临床观察发现中药熏洗和中药灌肠有很好的辅助效果。我们常用大黄 20g,槐花 30g,牡蛎 30g,六月雪 30g,制附子 12g,丹参 30g 作为灌肠基础方,在此基础上加减往往能取得较好的排毒效果。中药熏洗通过中药的辛温作用达到开泄腠理、排出汗液以达到排毒解毒的作用,常用以荆芥 30g,防风 30g,麻黄 20g,细辛 12g,制附子 15g,桂枝 15g,薄荷 15g(后下),蝉蜕 10g,桃仁 30g,红花 30g 为基础方煎液后可以泡脚也可以做全身熏蒸以发汗解表排毒。但需要注意体质较弱、津伤较重、阴虚明显的患者当禁止使用或者慎用。

三、慢性肾炎和肾病综合征的辨证论治

慢性肾炎和肾病综合征为肾病科常见疾病,从西医角度来看二者的病理类型是相同的,只是临床表现出来的症状轻重不同而已。肾病综合征是各种肾脏疾病导致的临床综合征,基本特征包括大量蛋白尿,即成年人>3.5g/d 或将随机尿的尿白蛋白/肌酐(ACR)作为标准,如 ACR>2200mg/g;低蛋白血症(血浆白蛋白<30g/L);程度不等的水肿常伴高脂血症,其中前二者为确诊的必要条件。因肾病综合征的病因、病理表现不同,故诊断后应进一步获得病因和(或)病理诊断。而慢性肾炎的临床蛋白尿没有肾病综合征多,水肿的程度也相对较轻。就是因为临床症状较轻,导致人们对其不够重视,认为眼睑肿了是没有睡好,脚肿了是太劳累了,休息一下就行了。最终导致疾病迁移,最后进入慢性肾功能衰竭期。

黄老师认为对于慢性肾炎和肾病综合征的治疗一定要辨病与辨证相结合,辨病在此时显得很重要,因为不同的病理类型预后结果是不同的。常见的病理类型有微小病变、膜性肾病、系膜增生性肾病、膜增生性肾病、局灶节段硬化性肾病等。

微小病变临床往往能够治愈,在治疗中当以西医为主,中医药的作用重在预防,减轻服用激素带来的不良反应。黄老师常说"激素是一把火,抗生素是一块

冰",因此对于服用激素的患者多从清热滋阴入手,常用清心莲子饮或知柏地黄汤加减。清心莲子饮为《太平惠民和剂局方》中的方子,具有清心利湿、益气养阴之功,"治心火妄动,气阴两虚,湿热下注,遗精白浊,妇人带下赤白;肺肾亏虚,心火刑金,口舌干燥,渐成消渴,睡卧不安,四肢倦怠,病后气不收敛,阳浮于外,五心烦热"。知柏地黄汤为肾气丸去温阳化气的附子、肉桂,加清热利湿的知母、黄柏而成,具有滋阴清热、利湿解毒之功。临床中如果有气阴两伤的情况可用清心莲子饮加减,如果湿热较重可用知柏地黄汤加减。对于部分激素依赖性患者应用这两首方子加减往往也有较好效果。

膜性肾病多发于成人,有一部分患者往往通过基础治疗可以缓解甚至自愈,另有一部分患者经过治疗可以取得较好效果,还有一部分患者无论怎么治疗都不能取得理想的效果。中医药对于反复应用西药治疗效果不理想的患者,往往能取得较理想的效果。对于此类患者黄老师多根据患者的临床表现来辨证论治,以水肿明显者从水肿辨证论治,如果水肿不明显仅表现为大量蛋白尿则从尿浊来论治。水肿的辨证论治多采用"六经辨证",分为:①太阳病,方用麻黄汤或者麻黄连翘赤小豆汤,根据寒热不同分别选择上方加减;②阳明病,阳明病多偏于经表征,此类患者多表现为汗出明显,大便干或者黏腻,常用大柴胡汤或者茵陈蒿汤加减;③少阳病,常用小柴胡汤加减,此类患者往往有情绪低落、心情压抑等表现;④太阴病,此类患者多表现为大便溏或不实、食欲减退等,常用理中汤加减;⑤少阴病,此类患者有明显的怕冷现象,且有倦怠、精神不振等情况,常用真武汤、四逆汤加减;⑥厥阴病,往往表现为寒热错杂,上热下寒或者上盛下虚,方用柴胡桂枝干姜汤加减。另外还有一部分患者表现为瘀水互结,可用当归芍药散加减以化瘀利水。中焦症状明显者可用苓桂术甘汤加减。黄老师不仅重视六经辨证,还重视表里辨证,如果表证明显,常用五苓散和越婢加术汤加减,里证明显多用真武汤和当归四逆散加减,表里同病者用五苓散和真武汤合方应用。临床观察发现多表现为表里合病,因此临床多用五苓散和真武汤加减。对于水肿不明显,但是蛋白尿较多的患者,黄老师认为与肾的固涩、脾的统运、肺的肃降功能失调有关,因此多用健脾、补肾、清肺之品,方用四君子汤和肾四味加百合、枇杷叶、桑白皮等加减应用,往往能取得较好的临床效果。此类患者往往需要守方长时间服用才能收到较好的效果。

系膜增生性肾病多见于 IgA 沉积,因此多见于 IgA 肾病,这类患者有以单纯血尿为表现者,有以单纯蛋白尿为表现者,还有的为混合型。对于蛋白尿或者水肿的情况可以参考膜性肾病的治疗思路和方案。血尿明显的患者,根据虚实寒热不同,常用小蓟饮子和归脾汤加减,实证、热证多用小蓟饮子,虚证、寒证多用归脾汤加减,寒象明显者加制附子、干姜等。

局灶节段硬化性肾病在临床治疗中比较棘手,西医目前来说尚无特效方法,大部分患者多在 5~10 年,甚至不足 5 年就有可能进入肾功能衰竭期。对于该类型的治疗,黄老师的经验是重在化瘀,此型往往以纤维化逐渐加重为主,因此活血化瘀为重要的治疗方法。另外黄老师认为瘀血之所以形成在于肾气之不足,犹如江河之水,水流越大则沉积之淤泥越少,水流越小则沉积之淤泥越多。因此对于此型的治疗重用黄芪、当归益气养血,以桃仁、红花、丹参活血化瘀,同时配合虫类药物地鳖虫、地龙、水蛭等以加强活血化瘀之力。另外需要加入入络通络之品如络石藤、鸡血藤、忍冬藤等药物取其藤通之性。

不管何种病理类型,在出现低蛋白血症时往往会伴有不同程度的水肿,因此水肿的辨证显得尤为重要。关于水肿的辨证论治历代医家已经有较深刻的认识,如《素问·汤液醪醴论》提出"去菀陈莝""开鬼门""洁净府"3 条基本原则。张仲景宗《黄帝内经》之意,在《金匮要略·水气病脉证并治》中提出:"诸有水者,腰以下肿,当利小便;腰以上肿,当发汗乃愈。"《丹溪心法·水肿》:"水肿因脾虚不能制水,水渍妄行,当以参术补脾,使脾气得实,则自健运,自能升降,运动其枢机,则水自行。"《景岳全书·肿胀》认为"水肿证以精血皆化为水,多属虚败,治宜温脾补肾,此正法也。""温补即所以化气,气化而痊愈者,愈出自然;消伐所以逐邪,逐邪而暂愈者,愈出勉强。此其一为真愈,一为假愈,亦岂有假愈而果愈者哉!"《医门法律·水肿》曰"经谓二阳结谓之消,三阴结谓之水。……三阴者,手足太阴脾肺二脏也。胃为水谷之海,水病莫不本之于胃,经乃以之属脾肺者,何耶?使足太阴脾,足以转输水精于上,手太阴肺足以通调水道于下,海不扬波矣。惟脾肺二脏之气,结而不行,后乃胃中之水日蓄,浸灌表里,无所不到也;是则脾肺之权,可不伸耶?然其权尤重于肾。肾者,胃之关也。肾司开阖,肾气从阳则开,阳太盛则关门大开,水直下而为消;肾气从阴则阖,阴太盛则关门常阖,水不通而为肿。经又以肾本肺标,相输俱受为言,然则水病,以脾肺肾为三纲矣。"黄老师在辨治水肿时多遵仲景之意,"腰以上肿则发其汗,腰以下肿则利其小便"。博采众家之所长,运用于临床结合各科病种的特点建立自己的治疗特点,只有这样才能让疗效更上一层。

四、糖尿病肾病的辨证论治

继发性肾病常见的有高血压肾病、糖尿病肾病、风湿免疫系统疾病所致肾病,临床常见的为糖尿病肾病。糖尿病肾病为临床难治性肾病之一,疾病早期是治疗的关键时期,一旦进入大量蛋白尿期治疗往往不能获得较好疗效。糖尿病肾病的西医治疗以控制血糖等纠正原发病为主。配合中医药治疗可以有效延缓疾病进展。糖尿病归消渴病范畴,消渴病早在《黄帝内经》中就有相关记载及论述。《黄帝内经》认为五脏虚弱,过食肥甘,情志失调是引起消渴的原因,而内热是其主要病机。《金匮要略》立专篇讨论,并最早提出肾气丸等治疗方药。《诸病源候论·消渴候》论述其并发症:"其病变多发痈疽。"《外台秘要·消中消暑肾消》引《古今录验》:"渴而饮水多,小便数,……甜者,皆是消渴病也。""每发即小便至甜""焦枯消瘦",对消渴的临床特点做了明确论述。刘河间对其并发症做了进一步论述,《宣明论方·消渴总论》认为消渴一证"可变为雀目或内障",《儒门事亲·三消论》则认为:"夫消渴者,多变聋盲、疮癣、痤痱之类""或蒸热虚汗,肺痿劳嗽。"《证治准绳·消瘅》在前人论述的基础上,对三消的临床分类做了规范,"渴而多饮为上消(经谓膈消),消谷善饥为中消(经谓消中),渴而便数有膏为下消(经谓肾消)"。明清之后,对消渴的治疗原则及方药,有了更广泛深入的研究。由此可知金元时期已经认识到消渴病与肾有关,并且可能导致肾脏病变。既往医家普遍认为消渴病的基本特点为阴虚为本,燥热为标。但是随着近年来生活水平的提高,对疾病治疗进展等,导致阴虚燥热比较典型的情况逐渐减少,临床观察发现糖尿病肾病不仅具有消渴病的临床特点,还有肾病的临床特点,在进入肾病阶段多表现为阴阳两虚、气阴亏虚的本虚,单纯的阴虚表现较少见。黄老师在治疗糖尿病肾病时分本虚和标实,本虚分气阴两虚和阴阳两虚2型,标实分水湿、瘀血、热毒3型。本虚为气阴两虚仍然用参芪地黄汤为基础方,阴阳两虚者用理中汤和二至丸加减。标实水湿用五苓散,瘀血根据病位不同,病在上焦用血府逐瘀汤,中焦用膈下逐瘀汤,下焦用少腹逐瘀汤,热毒者用五味消毒饮或者解毒活血汤。

糖尿病肾病在进入大量蛋白尿期时患者往往表现为重度水肿,此时当依据水肿辨证,但与肾病综合征的水肿有一定的差异。此时患者多表现为阳虚水停和瘀水互结。阳虚水停者有明显的怕冷、夜尿增多,无汗出、气短、多卧少动等情况,方用理中汤和真武汤、五皮饮加减,用理中汤温中阳,真武汤方中的附子与理中汤中的干姜、炙甘草组成四逆汤重在温下焦肾阳,同时真武汤温阳化气利水,方中用白芍制约辛燥之姜附以防伤津,五皮饮取其皮类以走表利水。瘀水互结者用桃红四物汤和五苓散加地龙、水蛭以活血化瘀,利水消肿。

黄老师还认为对于糖尿病肾病,不管哪种类型,都可以加入枸杞子、巴戟天、补骨脂、仙灵脾、山药、茯苓、黄芪。此七味药中枸杞子、巴戟天、补骨脂、仙灵脾温肾阳,山药、茯苓、黄芪温中焦。七味组合在一起达到温先天、补后天、温阳不伤阴、扶正祛邪的作用。

五、尿路感染的辨证论治

尿路感染为肾病科常见病之一,多见于女性。尿路感染的中医辨证属于淋证范畴。早在《黄帝内经》将淋证称为"淋""淋闷",并有"甚则淋""其病淋"等记载。《金匮要略·五脏风寒积聚病脉证并治》称"淋秘",并指出其淋秘之病机为"热在下焦"。《金匮要略·消渴小便不利淋病脉证并治》描述了淋证的症状:"淋之为病,小便如粟状,小腹弦急,痛引脐中。"隋代《诸病源候论·淋病诸候》对本病的病机做了详细的论述,并对本病的病位及发病机制做了高度概括:"诸淋者,由肾虚而膀胱热故也。"巢元方这种以肾虚为本,以膀胱热为标的病机理论,已为后世所采用。金元时期《丹溪心法·淋》强调淋证主要由热邪所致"淋有五,皆属乎热"。明代《景岳全书·淋浊》在认同"淋之初病,则无不由乎热剧"的同时,提出"久服寒凉""淋久不止"有"中气下陷和命门不固之证",并提出治疗时"凡热者宜清,涩者宜利,下陷者宜升提,虚者宜补,阳气不固者温补命门",对淋证病因病机的认识更为全面,治疗方法也更为完善。

　　历代医家对淋证的分类进行了探索,《中藏经》首先将淋证分为冷、热、气、劳、膏、砂、虚、实8种,为淋证临床分类的雏形。《诸病源候论·淋病诸候》把淋证分为石、劳、气、血、膏、寒、热7种,而以"诸淋"统之。《备急千金要方·淋闭》提出"五淋"之名,《外台秘要·淋并大小便难病》具体指出五淋的内容:"《集验》论五淋者,石淋、气淋、膏淋、劳淋、热淋也。"现代临床仍沿用五淋之名,但有以气淋、血淋、膏淋、石淋、劳淋为五淋者,也有以热淋、石淋、血淋、膏淋、劳淋为五淋者。按临床实际,热淋、气淋均属常见,故下文拟分为热淋、气淋、血淋、膏淋、石淋、劳淋六淋进行论治。纵观历代医家对于淋证的描述十分详尽,不管是病因病机还是治疗都有完善详备的方案,但是随着人们生活水平的提高,抗生素的滥用,导致部分尿路感染患者长期迁延不愈,形成多重耐药菌,不仅给患者带来了巨大的痛苦,还增加了一定的经济负担。因此对于复杂性尿路感染、难治性尿路感染,黄老师常应用中药取得较好效果。黄老师将尿路感染分为两大类来治疗,一类为湿热,另一类为下焦蓄水。对于湿热蕴结下焦的患者常用大柴胡汤加车前子、萆薢、萹蓄、乌药、赤芍等清热利湿化浊。对于下焦蓄水患者多用猪苓汤加桃仁、红花、牛膝、车前子、益母草、白茅根等利水滋阴而不伤正。黄老师认为由于人们对中医的认识还有些片面,认为中医就是治疗慢性病的,就是调理的,所以在尿路感染早期有发热,明显的尿频、尿急、尿痛等情况时往往会服用抗生素,当抗生素应用后效果不理想或者仍反复发作的患者才会寻求中医的帮助,因此我们接诊的尿路感染患者多是迁延日久,病史往往比较长,此时患者会出现阴伤的表现,因此临床中应用猪苓汤治疗尿路感染有很好的效果。《伤寒论·辨阳明病脉证并治》认为:"若脉浮,发热,渴欲饮水,小便不利者,猪苓汤主之。"《古今名医方论》赵羽皇认为:"仲景制猪苓一汤,以行阳明、少阴二经水热,然其旨全在益阴,不专利水。盖伤寒在表,最忌亡阳,而里虚又患亡阴。亡阴者,亡肾中之阴与胃中之津液也。故阴虚之人,不但大便不可轻动,即小水亦忌下通,倘阴虚过于渗利,津液不致耗竭乎?方中阿胶养阴,生新祛瘀,于肾中利水,即于肾中养阴。滑石甘滑而寒,于胃中去热,亦于胃家养阴。佐以二苓之淡渗者行之,既疏浊热,而又不留其瘀壅,亦润真阴,而不苦其枯燥,源清而流有不清者乎? 顾太阳利水用五苓者,以太阳职司寒水,故急加肉桂以温之,是暖肾以行水也。阳明、少阴之用猪苓,以二经两关津液,特用阿胶、滑石以润之,是滋养无形以行有形也。利水虽同,寒温迥别,惟明者知之。"因此对于反复尿路感染的患者当注意阴伤的病机。

六、五脏之伤,穷必及肾

《景岳全书》曰"五脏之伤,穷必及肾"。由此可知五脏六腑之病,长期迁移不愈最终都将损伤肾脏。肾为先天之本,犹如树之根,有根不一定枝繁叶茂,但是无根之木必定要枯萎。肾中藏元阴元阳、真阳真水,为人生长发育的原动力,肾阳促进机体的生长发育,肾阴滋润濡养五脏六腑、经络百骸。肾阴肾阳犹如自然界之阳光与雨水一样,只有风调雨顺、阳光雨露均衡才能保证万物的生长茂盛。人体从诞生开始全赖肾气肾精之推动滋养,五脏六腑才能充实充盛。如果后天调摄不当,变生百病,必将损耗阴阳,伤及气血津液,如果迁延不愈最终导致动摇根本而伤及肾。黄老师认为"五脏之伤,穷必及肾"有三层意思:第一层为先天不足则体质虚弱,容易生病;第二层为不管五脏六腑何处病变最终都有可能影响肾脏,伤及肾脏;第三层为在治疗各类疾病时均可以考虑应用补益肾精肾气药物以促进疾病尽快恢复。

七、类风湿关节炎的辨证论治

类风湿关节炎是一种以侵蚀性、对称性多关节炎为主要临床表现的慢性、全身性自身免疫性疾病,确切发病机制不明,基本病理改变为关节滑膜的慢性炎症、血管翳形成,并逐渐出现关节软骨和骨破坏,最终导致关节畸形和功能丧失,早期诊断、早期治疗至关重要。类风湿关节炎的病因和发病机制极为复杂,至今未完全阐明,不同类型其病因不尽相同,即使在同一类型中也存在异质性。遗传、激素、环境等因素参与类风湿关节炎发病。本病好发于感染病毒者、性激素异常者、吸烟人群、直系亲属有类风湿关节炎病史者等人群。《黄帝内经》有关"痹证"的描述与类风湿关节炎有相似之处,因此类风湿关节炎属痹证范畴。《黄帝内经》最早提出了痹病名称,并专辟"痹论"篇,对其病因、发病、证候分类及演变均有记载,为后世认识痹病奠定了基础。如论病因"所谓痹者,各以其时,重感于风寒湿之气也",论证候分类"其风气甚者为行痹,寒气甚者为痛痹,湿气甚者为着痹也"。仲景在《伤寒论》里对太阳风湿,在《金匮要略》里对湿痹、历节风进行了辨证论治,所创立的桂枝附子汤、桂枝芍药知母汤、乌头汤等至今仍为治痹的常用效方。隋代《诸病源候论》不仅对痹病的多种临床表现进行了描述,而且在病因学上提出了"由血气虚,则受风湿,而成此病"。唐代《备急千金要方》已认识到有些痹病后期可引起骨节变形,收集了许多治痹方剂,而且有药酒、膏摩等治法。金元时期,《儒门事亲》对相似的风、痹、痿、厥、脚气等病证进行了鉴别。《丹溪心法》提出了"风湿与痰饮流注经络而痛"的观点，丰富了痹病的病机理论。明清时期，痹病的理论有较大发展，日臻完善。《医门法律》对痹病日久，主张治疗应"先养血气"。清代温病学派的形成，对热痹的病因、症状和治疗有更充分的论述。《医宗必读》对痹病治疗原则做了很好的概括，主张分清主次，采用祛风、除湿、散寒治疗，行痹应参以补血，痛痹应参以补火，着痹应参以补脾补气。

黄老师在治疗类风湿关节炎时分为寒、热、虚、痰 4 型，并且认为各型均有不同程度的夹瘀、夹风表现。因此对于偏寒的治疗以疏风寒、解表、化瘀为法，方用乌头汤加桃仁、红花、荆芥、防风等；偏热的治疗以疏风清热、调和营卫或通络凉血止痛为法，方用白虎桂枝汤加络石藤、忍冬藤、丹参、郁金等；偏虚的以补益肝肾、强腰壮髓、活血通络为法，多用独活寄生汤加地龙、土鳖虫、鸡血藤、牛膝，并少佐走表之荆芥、防风、麻黄等药物；偏痰的以化痰散结、活血通络为法，方用二陈汤或黄连温胆汤加川芎、延胡索、艾叶等。治疗类风湿关节炎疼痛明显者应用乌头有较好的止痛效果，但临床应用乌头应当注意其有大毒，一定要严格按照炮制方法应用，从小剂量开始，逐渐增加剂量。

八、总结体会

跟师学习 3 年，从临床到理论，从理论再到临床，力求做到守正创新、传承发展。要想有创新必须先守住前辈的临床经验不能丢，总结前辈先贤的经验长处。学习经典，熟读《黄帝内经》《伤寒杂病论》《神农本草经》，以此为基础，将中医基本功打扎实。博采各家之长，如金元四大家各有所长，有重视脾胃的，有重视驱邪的，有重视滋阴的，学习其长，明白其学术观点，指导临床。黄老师常说单纯从辨证方法来说有各种各样的辨证体系、辨证方法，从朴素的阴阳辨证、五行辨证，再到仲景的六经辨证，后世的脏腑辨证、三焦辨证、卫气营血辨证、八纲辨证等，每一种辨证理论都是在一定的环境下形成的，纵观中医发展的历史，疾病谱在变化，每一种辨证理论都有其特点，都是在一定的社会背景及社会环境下产生的疾病，促使人们去不断完善和解决问题的方法。我们不能片面地认为某种辨证方法一定好，某种辨证方法一定不好。正如人之口味一般，有人喜欢辣的，有人喜欢酸的，可能彼之嗜好正是他人之所厌恶的。

跟师学习的 3 年是受益匪浅的 3 年，虽然未能尽学黄老师之精髓，但也算略学皮毛，了解一二，在今后的工作中将继续学习整理黄老师的临证医案，总结临证经验，将黄老师的临床经验用之于临床，并在其基础上加以提高，为广大患者解决病痛，为中医事业微尽绵薄之力。

（李士旭）

跟师总结二

　　2018 年 7 月我被推荐为"河南省中医药青苗人才计划项目"传承人,跟师于全国优秀中医人才黄志华老师。通过 3 年的跟师学习,很大地提高了内科常见病、多发病的诊疗水平。黄志华老师严谨的治学态度、精湛的医术、高尚的医德无不让人敬佩,能够跟师像黄老师这样德艺双馨的中医专家,我感到十分荣幸!

　　下面请允许我做个简单的自我介绍,我叫单化孜,男,副主任医师,邓州市优秀医师。毕业于河南中医学院中医学专业,本科学历,学士学位,现在邓州市中医院从事中医内科工作。自参加工作以来,我先后在邓州市中医院急诊科、消化内科、肝病科等临床科室工作,并有幸跟国医大师唐祖宣、全国基层名中医周雪林、南阳市中医名师乔义文等老师学习,均受益匪浅!众所周知,中医临床学习是理论与实践紧密结合的过程,怎样把自己所学的理论知识运用到临床实践当中去,切切实实地解除患者病痛,是中医工作者的最大愿望!临床实践中我们往往不能很好地理论联系实际,致使辨证不精准,遣方组药与实际病症有偏差,治愈率不高,疗效不显著,带着这些苦恼与疑惑,从师于黄志华老师。3 年来,在黄老师的谆谆教诲下,我认识了很多,提高了很多!现就 3 年来的一些体会进行简单总结。

　　首先,一定要认识到中医的精髓,即整体观念和辨证施治,这是中医学的核心所在。中医认为人体是一个有机整体,五脏六腑相互关联,相互影响,不可分割,在面对具体患者时,一定要从整体着眼,绝不能头痛医头、脚痛医脚。例如,笔者遇到以头痛为主诉的患者,不能简单地去止痛,一定要详细问诊,鉴别诊断,如头胀痛以两侧为主,兼有心烦易怒、口苦面红、舌红、脉弦数等症状,考虑是肝阳上亢引起的头痛,应当从肝论治,平肝潜阳息风,方用天麻钩藤饮加减,方可取得确切的疗效。同时要对该病辨证施治,先辨外感、内伤,疑似外感,又要鉴别风寒、风热、风湿之不同,内伤头痛又需辨肝阳、血虚、痰浊、气虚、肾虚、瘀血等病因,不同病因治则方药各异,具体问题具体分析,方能药到病除。整体观念是中医对疾病宏观的认识,辨证施治是对疾病证型的具体分析,同病异治、异病同治便是辨证施治的充分体现。例如,一个眩晕患者和一个头痛患者,除了主症外,均伴有头重如蒙、胸闷恶心、舌苔白腻、脉滑等症状,辨证均属痰浊上犯清窍所致,运用半夏白术天麻汤加减化痰祛湿均能取得满意的疗效。因此,精准辨证,精准用药,乃治病救人之核心,务必益求精,谨慎对待。

　　健康所系,生命相托,作为医生面对患者务必慎之又慎,黄老师教导我们在中医诊疗过程中一定要充分运用中医的诊疗方法,把望、闻、问、切四诊有机地结合起来,并结合现代诊断设备及实验室检查,方能准确全面地把握病情,为治疗打下坚实的基础,古人云:"望而知之者谓之神。"通过望诊,对患者的神、色、形、态以及舌质、舌苔情况做出大致的判断,而后围绕主诉及兼症进行全面细致的问诊,配合脉象,对患者的病情进行宏观上的研判,辨出主症,列出兼症,而后针对性地通过现代诊疗技术手段,全面掌握病情,做好诊疗疾病的每一个环节,诊断明确了,进入治疗环节,运用中医的理、法、方、药,分析疾病形成的病因病机,确定详细的治疗方法,针对具体治法,选好具体方药,分清主次,精准用药,标本兼治。面对具体的患者,一定要一人一策,灵活运用。例如,两个人同是胃痛患者,辨证均为肝气犯胃,均可用柴胡疏肝散加减,但一个患者兼有失眠、大便干结等不适症状,可考虑适当加入远志、酸枣仁、当归、麻仁等养血安神、润肠通便药物,方能取得更好的疗效;另外一个患者兼见乳房胀痛、口苦咽干等不适,可加入黄芩、蒲公英、郁金、青皮等清热利胆、疏肝理气的药物,疗效才更为确切。在3年的学习中,黄老师尤其擅长运用舌诊,根据舌质、舌苔变化情况,司外揣内,见微知著,分析内在的病理变化,并通过舌象变化,了解患者的病情变化,为进一步治疗提供有效依据。

在临证中,既要弄清楚中医诊治疾病的基本思路,又要在跟师学习中跟上老师的思维,善于思考,勤于思考。接触门诊患者要不厌其烦地详细问诊,认真切脉,用心记录患者的就诊信息及老师遣方组药的全过程。对于患者要先有个初步思考,思考这个患者是什么病,辨证属于什么证型,该用什么方,针对兼症应当怎样加减,然后记录黄老师是怎么认识病、证,如何选方用药,与老师之间的差距在哪儿,错在哪里,哪些药用得不恰当,时常反思自己,老师擅长的用药思路、特殊的用药经验、不同疾病同一种药物的用药剂量之差异都需要认真思考,仔细揣摩,只有理解透彻,才能有所提高,才能在自己遇到类似患者时迎刃而解,药到病除。作为中医师,一定要善于思考,勤于思考,勤求古训,博采众长,方能在医学之路上越走越远,越走越宽!

医圣张仲景告诉我们:"上以疗君亲之疾,下以救贫贱之厄。"医生面对着各类患者,应当一视同仁,视患者如亲人,同情患者疾苦、理解患者难处,设身处地地为患者着想,有时候和患者谈心、拉家常,看似无关诊疗的事,实际很重要,因为只有这样才能更好地与患者进行沟通,更全面地捕捉有效的信息,对全面掌握病情很有意义。另外,这样做,也是在告诉我们,我们面对的不仅是人的病,更重要的是生了病的人。对疾病的认识,一些内科多发病的常见病因,无外乎情志内伤、饮食不节、起居失常、劳逸失度等,只有对患者日常生活进行全面了解,才能分析具体的病因病机,才能完成诊疗过程中的每一步,才能为确立治法奠定基础。

医学事业是一个光荣且伟大的事业,国家和政府高度重视,多年来,各级领导提出中医教育要把学院教育和师承教育结合起来,在师承教育过程中,老师们言传身教,学生们颇有收获。在学习过程中,一定要勤奋,最关键的要把老师的诊疗过程详细记录下来、保存下来，只有系统完整地把老师丰富的临床经验记录在案，才能更好地学习及运用，才能为更多的患者服务。另外，可以在空余时间，把跟师记录拿出来，反复阅读揣摩，慢慢地理解其中的奥妙，领悟中医学的真谛，我们的诊疗水平才能真正提高，在临证中才能得心应手、妙手回春。尤其在黄老师治疗疑难病、罕见病时更要认真地听，多多地问，详细地记录，只有这样，才能茅塞顿开，找到打开疾病之门的金钥匙。

黄老师语重心长地告诉我们，想把中医学习好，一定要夯实基础，把中医基础理论掌握好。在黄老师的启发下，我们回归到寒窗苦读的日子，将最新版的中医四大经典著作列为枕边案头的常备书籍，茶余饭后、夜深人静的时候，认真地阅读，细细地揣摩，结合临床遇到的疑问，在经典中寻找答案。

现如今，新型冠状病毒肺炎席卷全球，夺走了无数人的生命，世界上众多医学家，倾尽全力，挽救生命。但病毒不断在变异蔓延，仍然在零星散发或集中暴发。在党和政府的正确领导下，临床工作者充分发挥中西医结合的优势，大幅地降低了死亡率和重症率，挽救了无数患者的生命，在世界抗疫史上堪称奇迹，其中就得益于博大精深的中医文化。中医药作为中华民族的瑰宝，在历代控制疾病流行中发挥着巨大的作用，这次成功的抗疫经验再次有力地证实了中医的科学性。现代中医专家，利用仲景《伤寒论》中的理论和方药，结合新冠肺炎患者的实际病症，拟定行之有效的方剂，使无数新冠肺炎患者转危为安。在这次抗击疫情过程中，通过临床筛选出有效的"三药三方"，发挥了重要的作用。"三方"是指清肺排毒汤、化湿败毒方、宣肺败毒方3个方剂，其中清肺排毒汤由《伤寒论》的5个经典方剂融合组成，主要成分有麻黄、炙甘草、杏仁、生石膏、桂枝、泽泻、猪苓、白术、茯苓、柴胡、黄芩、姜半夏、生姜、紫菀、款冬花、射干、细辛、山药、枳实、陈皮、藿香21味中药，用于新冠肺炎各型患者，经过长期的临床观察，清肺排毒汤在阻断轻型、普通型向重型和危重型发展方面有重要作用，同时在重型、危重型抢救过程中也发挥了非常好的效果。莲花清瘟胶囊源于经典名方麻杏石甘汤和银翘散，用于新冠肺炎轻型、普通型的治疗，明显缓解患者发热、咳嗽、乏力等症状，促进病毒核酸转阴。宣肺败毒方来源于麻杏石甘汤、麻杏薏甘汤等经典名方，也用来治疗新冠轻型、普通型患者，宣肺化湿、清热透邪、泄肺解毒，能明显减轻临床症状，短时恢复正常体温，缩短治疗时间。这次抗击疫情的战斗，《伤寒论》中相关理论发挥了重要作用。学习好《伤寒论》，利用好经典，真的无比重要，我们才疏学浅，务必戒骄戒躁，孜孜不倦，苦读经典，运用仲景的智慧，学习他在认识疾病、解决疾病等诸多方面的理论及实践，古为今用，有效地指导临床工作中面对的实际问题，为广大患者解除病痛。正如仲景所说，不可"孜孜汲汲，惟名利是务，崇饰其末，忽视其本，华其外而悴其内"。务必"精究方术，上以疗君亲之疾，下以救贫贱之厄，中以保身长全，以养其生"。

在黄老师的启迪下,笔者认真研读了中医学的经典著作,仅这些,还远远不够。在跟师实践中,明显感到自身基础知识的薄弱,五脏的生理特性,辨病和辨证的结合,常用中药的特殊属性,常用方剂的君、臣、佐、使,中医舌诊、脉诊的要领,中医内科常见病证型、治则、方药等,均有掌握的不全面、不牢固的情况,很后悔初学医时不够刻苦。于是再次找出中医基础理论、中药学、方剂学、中医诊断学、中医内科学等中医学教材,把生疏的地方再复习、再巩固,力求全面掌握,记牢记清,慢慢地在临证中便胸有成竹、得心应手。黄老师常说,基础知识是我们的基本功、必修课,万变不离其宗,只有把基础的东西吃透了、搞懂了,在实践中才能灵活应用。通过这3年的认真学习,笔者把经典的知识和基础的知识进行了再梳理、再提高,为治病救人夯实了理论基础。

有了相对扎实的理论基础,在跟师学习之余,笔者坚守在临床一线,忙碌在病房和门诊之间。有许多来自底层的患者需要我们,他们承受着病痛的折磨和经济的压力,看着他们渴望治愈的眼神,笔者不敢懈怠,尽最大努力给予救治。曾记得有一年夏天,来自邓州市赵集镇的秦某某,男,73岁,自诉食入即吐数月,1年前在当地医院做电子胃镜显示:贲门腺癌,中分化。家属考虑其年龄及体质原因未进行手术治疗,在医生的建议下进行了几次化疗,病情有所好转。近3个月来,患者出现呕吐痰涎较多,半日内呕吐痰涎数百毫升,吞咽不利,食入即吐,可少量进食流质食物,为求中医药治疗前来就诊。观患者形体消瘦,面容枯槁,表情焦虑痛苦,嗳气呃逆,呕吐痰涎,舌质黯,舌苔白腻,脉虚弦无力。辨证属噎膈痰气交阻证,方用旋复代赭汤加减,以旋复花10g,代赭石20g(先煎),姜半夏15g,陈皮15g,茯苓30g,焦白术15g,枳实15g,苍术15g,藿香15g,麸炒薏苡仁30g,苏梗15g等加减用药,同时给予复方氨基酸、奥美拉唑、西咪替丁等静脉注射,经近1个月的积极治疗,患者痰涎渐渐减少,吞咽梗阻感减轻,慢慢地能喝点奶粉、豆腐脑,逐渐能喝小米粥,精神状态明显好转,从无力下床行走到可以步行几百米,生活质量明显提升。患者住院治疗近1个月后,自感身体轻松,能够进半流质饮食,吞咽顺利,无呕吐等不适,遂准予出院,后间断在门诊给予中药治疗,遵照旋复代赭汤加减用药,患者病情稳定,随访5月仍然健在。成功的案例源于经典著作、经典方剂,旋复代赭汤降逆化痰、益气和胃,用于因胃气虚弱,痰浊内阻而出现心下痞硬、噫气不除、反胃呕逆、吐涎沫、舌苔厚腻等症状的患者,正好切中病机。旋复花下气消痰、降逆止呕,为君药;代赭石降逆下气,长于震摄肺胃之逆气,助旋复花降逆化痰止呕,为臣药;生姜用量较大,一来降逆止呕,二来宣散水气祛痰;半夏祛痰散结,人参、大枣、炙甘草甘温益气,健脾养胃、补中气,本方为治疗胃虚痰阻气逆的常用方。在临床中胃神经官能症、慢性胃炎、胃扩张、胃溃疡、食管癌、贲门癌等属于胃虚痰阻气逆者均可化裁运用,随证加减,都可获得较好的疗效。

曾有一位患者,因天气炎热车内空调开得温度过低,往返郑州至邓州后,出现鼻流清涕、绵绵不绝,伴见喷嚏不断,怕冷恶风,稍见凉气流涕加重,严重影响正常工作生活,自服风寒感冒类药物病情无好转,后到某医院就诊,按过敏性鼻炎治疗,给予盐酸西替利嗪片、氯雷他定等药物口服,症状无减轻,迫于无奈,遂经人引荐前来我处寻求中医药治疗。经仔细问诊,察舌苔白滑,脉浮,结合症状、病史及就诊经过,考虑为寒邪闭肺,给予温肺化饮,方用小青龙汤加减,麻黄10g,白芍15g,细辛3g,干姜12g,茯苓30g,焦白术15g,桂枝15g,姜半夏15g,五味子9g,3剂,水煎服。3剂后复诊,症状明显减轻,效不更方,继续服用3剂后病情基本痊愈,遂给予玉屏风散及六君子汤加减以益气扶正,巩固治疗。1周后来电告知,完全康复。该病症属于风寒袭表,卫阳被遏所致,用麻黄、桂枝辛温解表、干姜、细辛温肺化饮,五味子、白芍酸甘收敛,使散中有收,温化与敛肺配伍,开中有合。在临床中支气管炎、哮喘、肺气肿、肺心病、过敏性鼻炎等属于外寒内饮者均可以小青龙汤加减,都有较好的疗效。

书至此处,我们从接受学院教育到跟师教育,宗旨不变,初心不改,即为更多的患者治愈疾病,减轻痛苦。只有学以致用,书本知识和跟师实践结合起来,才能形成合力,提高临床治愈率,缩短治疗周期。我们要勤于实践,勤于运用,把所学、所闻,转化成技术成果,切实服务好人民群众。在诊病之余,还要抽时间把老师和自己的成功的经验及时总结下来,提取出精华部分,著书立说,才有利于继承发扬中医药。黄老师常说,好记性不如烂笔头,要及时总结,及时记录,不拖拉,不懈怠,只有这样坚持下去,孜孜以求,日积月累,才能积小流以成江海,积跬步以成千里。一些名医大家往往诊疗任务很重,时间很紧迫,他们总是在利用坐火车、乘飞机等闲暇的时间,一支铅笔,一张废纸,将经验记录下来,传给他们的学生,为后来人引路,为医学事业的发展壮大贡献自己的力量。老一辈医学家的治学精神、无私奉献精神值得我们学习。所以,我们也要把宝贵的经验记录好、保存好,为医学事业献出微薄之力,让更多的同仁学习到,让更多的患者得到益处。

在跟师黄老师之余,笔者也曾向国医大师唐祖宣学习请教,唐老师不仅是我们的领导,也是笔者的老师,他总是语重心长地告诉笔者,你们年轻,希望寄托在你们身上,你们都是受过高等教育的大学生,要善于学习、勤于思考,多出去参加学术交流,提高业务素质。跟师唐老,对一个患者记忆犹新。患者丁某某,女,75岁,2019年3月16日以间断性水肿10年,加重1年为主诉就诊。患者周身水肿,脚凉、水肿较甚,手肿如馒头,为指凹性水肿。水肿晨轻暮重,平时怕冷,胃脘胀满,纳差,无食欲,眠较差,大便可,小便量较少,现服利尿药。舌质淡,苔白厚腻,脉沉滞。既往有高血压、冠心病、肾病综合征病史。尿蛋白(＋＋),血清总蛋白1487g/L,白蛋白15.9g/L,腺苷脱氨酶19.0U,总胆固醇10mmol/L,甘油三酯1.95mmol/L,低密度脂蛋白 6.98mmol/L,载脂蛋白 B 2.1mg/L,钠 1324,C 反应蛋白10.0g/L。中医诊断为水肿,阳虚水寒证,治以温阳利水为主,处以真武汤加减。制附子 30g(先煎),茯苓 30g,炒白术 10g,白芍 10g,干姜 10g,桂枝 10g。6 剂,水煎服,每天 1 剂。二诊:服上方 6 剂后,食量增加,水肿稍退,恶心,咳嗽时欲吐,心慌,稍动则心搏 90 次/分,舌红,苔干黄,脉沉弦口干渴。给予制附子 20g(先煎),茯苓 30g,炒白术 6g,薏苡仁 30g,大黄 10g(后下),白芍 10g。10 剂,水煎服,每天 1 剂。三诊:服上方 9 剂,咳愈,自行抬高肢体,手部水肿渐消,恶心,呕吐,不能食。大便稀,每天 1～2 次,小便不适,热灼。舌黯,苔黄,脉沉弱。给予制附子 20g(先煎),大黄 6g(后下),党参 30g,玉米须 100g,瞿麦 30g,先煎玉米须代水煎服。10 剂,水煎服,每天 1 剂。四诊:服药后疗效明显,水肿减轻,呕吐减少,纳差,大便不稀,每天 1～2 次,一天尿量不到 400mL,饮水少。舌黯,苔黄厚,脉沉滞。给予制附子 30g(先煎),炮干姜 10g,肉桂 6g,党参 15g,黄芪 30g,茯苓 30g,防己 10g,炙甘草 6g,大黄 6g(后下)。10 剂,水煎服,每天 1 剂。唐老师告诉我们"察色按脉,先别阴阳",观此患者已入耄耋之年,又兼患肾病综合征 10 年,平素畏寒怕冷,手脚凉,精神不振,周身水肿,舌质淡,苔白厚腻,脉沉滞,辨证为阴水证。周身水肿,晨轻暮重,因白天人体可借助自然界阳气温化水湿,晚上阴气较重,水湿凝聚;纳差,胃脘胀满为阳气虚弱,水湿阻滞中焦,不能运化水谷;小便量少为阳虚气化功能失司。故以六经辨证,此为少阴病阳虚水泛证,投以真武汤加减,温阳利水。二诊加入大黄,以降上逆之胃气,且久病多瘀,血水相互影响,血不利则为水,同时大黄、附子同用,一凉一热,一攻一补,对于蕴郁结聚之邪,自能推陈出新,曲尽其用。四诊加入防己、黄芪,取《金匮要略》防己黄芪汤之意,益气去水。此患者病程较长,且有多种慢性病史,年老体衰,阳气虚弱,故病情容易反复迁延,然病机总不出阳虚水泛,故前后用方思路一贯,古云"治病如抽丝",故需要连续长时间服药。

中医药学博大精深,学无止境,在我们诊治疾病的实践中,都会遇到疑难问题,在这个时候不能知难而退,而是要多问为什么,翻阅资料,查阅文献,向老专家请教,一定要想方设法解开这个为什么,这就需要多看书、多学习,当然,医学书籍浩如烟海,我们要有选择地看一些经典的名家名著,把有限的时间利用好,有心得、有体会时,及时记录下来,遇到类似病例,及时实践,用实践来检验理论的正确性,这样才能慢慢摸索出成功的经验,在治愈疾病的同时,分析总结下来,反复阅读,逐步提高。在黄老师的敦促下,笔者截至目前已完成十余万字的病案记录。在以后的行医生涯中,一定要再接再厉,继续保持良好的习惯,勤于总结整理经验教训。

古人云:"工欲善其事,必先利其器。"我们现在门诊量不大,患者不多,有相对多的空余时间,这个时间不能白白浪费掉,要利用这个时间多学习。历代名家的医学著作,都需要一一拜读,李时珍的《濒湖脉学》,李东垣的《脾胃论》,张锡纯的《医学衷中参西录》等,要有"蚂蚁啃骨头"的精神,慢慢地咀嚼消化吸收。选择中医药事业,注定是一个艰苦攀登的过程,要不忘初心,坚持不懈,在崎岖的道路上蜿蜒而上,终会达到一定的高度,从而去帮助更多的人。黄老师常用屈原《离骚》里的"路漫漫其修远兮,吾将上下而求索"和我们共勉。

世上无难事,只怕有心人。我们肩负着患者的重托,责任重大。漫漫从医路中,理论学习和临床实践齐头并进,在实际诊疗过程中,深感自己的知识不足,临床上遇到的病症和理论有着这样或那样的差别,常常使我们不知所措!例如一个以胃痛为主诉的患者,伴见胃部恶寒喜暖,得温痛减,遇寒加重,兼夹口苦咽干、烦躁易怒,两胁胀痛、喜叹息等症状,病因病机不单单是寒邪客胃或肝胃郁热或是肝气犯胃及脾胃虚寒,这个时候要融合诸多证型、治则、方药,分清主次,兼顾主症及兼症,既要温胃散寒,又要疏肝理气,还得清泄肝胆,只有这样融会贯通,灵活化裁,寒热并投,温清并用,补泻结合,方能药证相符,治愈疾病。我们也常会遇到这样的情况,中医四诊无法满足诊断疾病的需要,这个时候要坚持中西医并重的原则,通过视、触、叩、听以及详细的体格检查,结合影像学、实验室检查结果综合分析,确诊病情,这时候考验西医基本功。在平时的行医中,需要不忘学习西医的诊断学,牢牢掌握临床体格检查,在诊断疾病时才能从容不迫,及时准确地把握患者的初步诊断和鉴别诊断,有的放矢地进行 CT、核磁共振、多普勒、心电图、实验室检查等辅助检查,全面系统了解患者的病情发展变化全貌,提供疾病有效准确的信息,为下一步开展救治提供规范、完整、便捷的治疗方案,这样才有利于患者早日康复。因此,在长期医疗实践中,要采取中西医互补,中西医并重方针,确保诊疗过程准确、便捷、高效!

我们所熟知的武汉新冠疫情,按照党中央的部署,众志成城,护佑生命,各大院校的重症医学科、呼吸科、感染性疾病科组成强大的救治团队火速奔赴前线,投入这场生命保卫战,紧接着,方舱医院投入使用,来自全国各地的中医医疗队携带大批医疗物资进驻方舱,开展了一场激烈的生与死的较量,使无数个新冠肺炎患者得到有效救治,轻症、普通型患者很快治愈转阴,有效遏制轻症患者向重症发展,大幅减少了重症率和死亡率。在生命至上、人民至上的感召下,在医护人员的顽强拼搏下。在中西医结合下,我们赢得了这场战疫的胜利,赢得了世界的关注和赞许。

中医药作为中国传统文化的重要组成部分,在此次疫情中再次显现出独特的魅力,引起世界的瞩目,我国中医药专家向其他国家和地区积极提供中医药支持,同样有效减少了病死率,中医药在全球战疫中发挥着巨大的作用。华夏几千年来,繁衍生息,战胜大大小小上百次的疫病流行,中医药功不可没,曾记得伤寒论序"感往昔之沦丧、伤横夭之莫救"以及曹操的"白骨露于野,千里无鸡鸣"的悲惨景象,激励着从医者精研医术,发奋图强,在一代代医家的不懈努力下,一次次的瘟疫得到控制,挽救了生命,推动了人类的发展。前不久,中共中央总书记习近平亲临南阳,第一站到访医圣祠,这充分体现了党中央对中医药的高度肯定以及对发展中医药事业的殷切期望。我们作为中医人,感到非常幸运,我们更应该不负使命,不负重托,敢于拼搏、砥砺前行,将中医药事业继承好、发扬好、利用好,为人民群众的身体健康保驾护航。

在临床中,面对各种疾病,我们也不可避免地遇到疑难问题,在经典和自己的学识范围内找不到突破口时,我们要多多请教,向院内同仁请教,向院外专家请教,向上级医院的专家请教,向自己的老师请教。记得两年前,患者杨某某,男,75岁,以尿血为主诉就诊,在市某三甲医院无法确诊尿血的病因,经对症治疗,病情无明显好转。患者经他人推荐抱着试试看的态度前来就诊,以求中医药治疗。患者尿血呈鲜红色,望诊见患者面色口唇苍白,血常规显示重度贫血,遂给予输血和支持治疗,病情稍有好转,但仍尿血不止,给予养血止血的中药煎服,疗效甚微,焦急万分时,我想起了黄老师,黄老师作为肾病方面的权威专家,肯定在治疗尿血方面有经验,遂电话汇报了患者的病情和舌脉情况,黄老师详细询问了患者的具体情况后认为,患者当前属于中医尿血的阴虚火旺证,可以试用知柏地黄汤加减,遂予熟地黄24g,山药18g,山茱萸15g,牡丹皮12g,泽泻15g,茯苓20g,血余炭15g,花蕊石20g,蒲黄炭15g,知母15g,黄柏10g,党参15g,黄芪30g,生地黄炭15g,茜草15g,甘草10g,每天1剂,水煎服,分两次温服。果然峰回路转,柳暗花明,奇迹出现了,患者尿液颜色从鲜红到浅红,逐渐到淡红,患者不安的心情也慢慢地归于平静。后间断向黄老师汇报病情,处方以知柏地黄汤为基础几经修改,患者尿血得到有效遏制,肉眼无血尿,尿常规可见少量红细胞,患者及家属欢天喜地、千恩万谢感激医生的救命之恩。后患者病情好转出院,出院后间断给予补肾益气、养血止血的中药煎服,随访两年病情稳定无复发,患者除偶有腰腿痛外无其他不适症状。这次成功的案例,让我更钦佩黄老师医术的高明,也告诉我们,遇到疑难病例时不要气馁,多多请教同行业的专家,往往问题会得到有效的解决。

黄老师常说,身为医生,由于自身学识有限,在遇到问题时除了要多请教别人,还要在患者诉说时用心倾听,患者看似唠唠叨叨的诉说,实际是在向医生告知患病以来详细的诊疗经过,以前的医生如何诊断,如何用药,效果如何,这些都为我们提供了有效的信息。这些信息帮助我们分析前面医师成功的经验和失败的教训,为我们判断疾病、治疗疾病提供了很大帮助,例如上述尿血的患者可能在我们的治疗下痊愈或好转,这不是我们比别的医生高明,只是我们站在前人的肩膀上。另外,学会倾听,也是医患沟通的需要,医患之间需要情感上的互动,只有我们设身处地拿患者当亲人,才能让患者减少和医生的距离感,才能更信任医生,更容易把心里话告诉医生。每个患者的家庭境遇以及收入状况,看似与疾病无关的东西,其实也很重要。例如，一个患者家境困难，经济压力较大，每天为生活苦恼、焦虑、营养不良等，有可能让医生找到症结，从而对症下药，药物治疗的同时加上家长里短的心理辅导，开导患者在困境中不要气馁，积极寻找成功的方法，慢慢地改善生活，患者打开心结并积极配合服药，效果会比较理想。有些患者存在不良的生活习惯，导致一些慢性疾病，通过医患沟通，耐心细致地交流，才能更全面地捕捉到更多有价值的信息，有利于全面分析患者病情，给予更规范的治疗措施以及心理疏导，指导患者合理地宣泄情绪和规范自己的生活习惯，避免类似疾病的发生。因此，学会倾听，学会与患者进行沟通，是诊疗中的关键步骤。

当然医路漫漫，不能局限于一城一池的得失，但我们一定要记录得与失，分析透得与失，才能在前进的路上少走弯路，少栽跟头！所以说，在诊疗每个患者时，要详细记录患者的基本情况、主诉、现病史、既往史、个人史、家族史，以及体格检查、辅助检查和实验室检查结果，中医的四诊及理法方药都要详细记录在案，日积月累，装订成册。通过一个个成功的案例，逐渐形成自己的经验，为以后治疗类似疾病提供技术支撑，疗效不好时，要多问为什么，是没诊断清楚，还是用药不准确，争取找到失败的原因，更换思路，找到更佳的诊疗方法。如果不记录下来，比较容易遗忘，不利于总结经验，只有记录下来，方能温故而知新，慢慢形成自己规范的诊疗体系，医术才能有所提高，患者才能更信任我们，也才能在医路上走得更远，为更多地患者解决实际问题，更多地战胜疾病！

在跟师学习之余，笔者坚持临床一线工作，遵守岗位职责，兢兢业业，热情、周到地对待每一个患者，望、闻、问、切，察色按脉，并结合现代诊疗设备，全面掌握患者的病情，辨证施治，遣方组药，尽力提高患者的治愈率，同时认真书写住院病历，积极配合上级医师做好三级医师查房，书写疑难病、危重病、死亡病例讨论等记录，认真踏实的工作得到了科主任和院领导的多次表扬。在门诊接诊工作时，笔者严格遵守门诊工作制度，服务好每一位前来就诊的患者。在多年的实践中，接触最多的是来自基层的老百姓，每每看到他们在饱受疾病折磨的同时，还面临着经济上的窘迫，深深感到基层群众的不易，运用医学知识帮助患者走出疾病困扰的同时，尽自己所能，减轻患者的经济负担，避免患者因病返贫、因病致贫等现象发生。经过长期的临床实践，患者的治愈率在逐年地提高，高尚的医德也得到许多患者的高度评价。

3 年来，笔者在思想和行动上，与党和政府保持高度一致，按照国家的法律法规、医院的规章制度规范自己的行为，救死扶伤，发扬人道主义精神。健康所系，性命相托，事关生命的职业，笔者丝毫不敢懈怠，不断地鞭策自己，加强自身学习，吸取经验教训，向黄老师学习，向相关专家学习，勤求古训，博采众长，尽自己最大努力提高诊疗水平。通过 3 年的跟师学习，在中医内科常见病、多发病诊疗方面获得了很多经验。

业精于勤荒于嬉,医学之路,任重而道远,通过临床诊疗,深感自己学识浅薄,在跟师学习之余,先后多次前往郑州、北京等地参加各类学术活动和培训班,抓紧学习充电,提高医疗技术水平。积极参加各项学术活动,增长见识。2019年10月,笔者参加南阳市中医院承办的河南省专业技术人才知识更新工程"南阳仲景学术流派临床应用研究新进展"高级研修班学习,来自全国的中医学界大咖云集南阳,展开了一场前所未有的医学盛宴,笔者听得认真,记得仔细,收获颇丰,一个个真实的病例让笔者再次感知中医药无穷的魅力。

国家有难,匹夫有责,2020年1月,武汉暴发新型冠状病毒肺炎疫情,南阳市与湖北接壤,南阳武汉两地来往密切,南阳市抗疫任务异常艰巨。笔者作为一名普通的医生,在平凡的工作岗位上,尽自己的微薄之力,积极投身抗疫工作,不辞辛劳,搬运抗疫物资,坚持在发热门诊值班,做好发热患者的分诊。境外疫情暴发后,面对陆续返回南阳的境外人员,做好境外返乡人员的转运、隔离工作,先后到新郑国际机场、南阳姜营机场接运从韩国首尔、柬埔寨等地的返乡人员。如今建立群体免疫之时,积极参与保障新冠疫苗接种工作,任劳任怨,默默奉献。

黄老师时常教育我们,作为一名医生要遵纪守法,爱岗敬业,培养良好的医德医风。笔者自2018年跟师学习以来,工作更加积极,对患者更加热情,在辛勤努力下,一个个患者康复出院,看到一个个患者从愁眉不展到绽放笑容,由衷地开心!回望来时路,3年的跟师学习,笔者系统掌握中医内科的基础理论知识,熟悉相关学科的理论知识,了解本专业国内外现状和发展趋势,不断吸收新理论、新知识、新技术并用于医疗实践。既能独立处理中医内科专业疾病预防诊治工作,也能参与复杂疑难病例的诊断、抢救、治疗等工作。此时此刻,感谢党和政府对中医药事业的高度重视,感谢黄老师毫无保留的言传身教!黄老师不愧为医术精湛、医德高尚的苍生大医,他视患者如亲人,淡泊名利,为中医药事业默默奉献的精神可歌可颂!我们作为学生,要学习他不求功名、只求利人的高尚情怀,学习他刻苦钻研、勇于攀登的精神,学习他一丝不苟、精益求精的治学态度。我们应该在自己平凡的工作岗位上,不辱使命,不忘重托,救死扶伤,默默奉献,为中医药事业尽自己微薄之力,让更多患者减少病痛的折磨。

(单化孜)

附篇　医论医话

第十一章　有益的回忆

求学

求学要从考学说起,也就是参加高考,屈指算来,笔者在 15～16 周岁的 1 年时间,参加了 1977 年和 1978 年 2 次高考。很明显,第一次没考过,众所周知,恢复全国高考是在 1977 年 12 月。当时连印刷考卷的纸张都困难,不得已动用了准备印《毛泽东选集》的储备纸。其实当时我只是高中二年级的在校生,不过政策允许参加高考,也就报了名。当时所在高中经过校内初选,我这一届只有 4 个人报考成功,真正目的是体验一下高考的场面和氛围。当年报考并参加考试的人,年龄、水平、阅历都参差不齐,水平高的,像 20 世纪 60 年代毕业的高考生,后来被称作"老三届"的,绝不是我们这帮毛头小孩所能比拟的。因为那时学制精简,小学 5 年,初、高中各 2 年,自己啥水平,心里很清楚。所以,被淘汰是理所应当的了。不过有趣的是,分数下来后,我竟然达到体检标准,并且接到通知后参加了县城的体检。体检结束后,才知道,所谓达到体检分数,就是达到可以被中专录取的标准。而当年招生政策是,在校生如果分数不够大专以上,则不予录取。于是,半年多后,1978年我作为应届毕业生再次参加高考。

第二次考试分数可以被录取。可惜我们一届 2 个班,只有 2 个人够线。正如老师们所说,这 2 个人也不过是"瘸子里头挑将军,瞎眼国里独眼为王"。

不管怎么说,既然分数线达标,就要报志愿。说实话,作为一个农村学生,但凡能上大学就已经心满意足了。根据家长意见,结合个人成绩,我报了师范和医学 2 个方面的专业。结果是被中医专业录取,过程仅此而已,就这么简单,一纸录取通知书,引领我踏上学医之路。

随着时间的推移,人们把 1977、1978、1979 3 年考上大学的学生称为"新三届"。现在回想,新三届学生很不错,挺幸运的,也值得骄傲。但具体到我,则殊觉惭愧。原因是天赋平平,性情愚钝,又偏内向,直到目前也碌碌无为,无所建树。但有一点,走上中医之路,并不后悔。反之,随着阅历的丰富,年龄的增长,经验教训的积累,慢慢悟出一些中医的精髓和要义,内心倒是也生出许多的慰藉。现在细思,从入门、行医到热爱,并为之努力一生,值。

行医

1983年9月,我被分配到新成立的新野县中医院工作,该院是由先前的城关镇卫生院改建而成,首任院长就是我的老师张双善。当时,初创始建,条件简陋,设备缺乏,人员也少,总共才40多名员工。尽管如此,当时大家积极性很高,每个人都充满激情,可以说是真正以院为家,记得医院的木质院牌"新野县中医院"6个大字,还是老师亲自以行楷题写,由我用复写纸镂空刻印在用白漆刷好的牌版上,再用黑漆涂描。

由于人手少,既要担任住院病房工作,还要利用休息时间出门诊、值夜班,这个夜班既包括住院部夜班,还包括门诊部轮值夜班。这样下来,我们几位刚上班的青年,基本上算是"连轴转"式工作。虽然劳累些,但都毫无怨言。现在回想,一是当时年轻,又是独身一人,更重要的是,能够接诊大量患者,热情高,干劲足,同行关系、医患关系非常融洽,心情舒畅,好像每天都有使不完的劲。

正是由于年轻时争强好胜,积极性高,很快就熟练掌握了常见病、多发病的门诊、住院诊疗常规,一旦遇到比较疑难复杂的病例,院内就有中、西医老师指点和会诊,所以,除了工作繁忙劳累一些,反而内心没有太大压力。不上班的时候,就去图书室查阅杂志书刊,自己也订阅一些专业刊物,觉得重要或感兴趣的文章经常摘录、制作卡片,抄写笔记,日积月累,竟然记了一二十本笔记。正是阅读期刊杂志,启发了写作的念头。因为20世纪80年代初期,杂志上会经常刊登专业学术会议会讯。于是,我就特别关注这些会讯,并积极收集资料,尝试着往学术会议上投稿。那时的学术会议,不像现在这么容易参加。因为投稿出去后,会议主办方要请专家审稿,筛选出质量高、符合条件的文章才予以录用并发出参会通知。有了参会通知,作者凭此请所在单位领导签字,方可前往参会。也没有会务费一说,即便后来开始收取会务费,也很少,而且给开发票,开会后回单位了,也可以报销,关键是一开始没有经验,很多投稿如泥牛入海,没有回音。随着进一步学习,积累经验,吸取教训,终于能够收到会议通知,好在那时单位关注这些的人不多,单位鼓励年轻医生投稿、参会,不做限制性规定,认为对医院是一种宣传,更重要的是让年轻医生走出去,见世面,交朋友,集经验,多锻炼。这样一来,我们就有很多机会参加学术交流会,主要是河南省内的会议比较多,全国性的也有,但较少,不过对于我来说已经很好了,毕竟堂堂正正地外出参会,总算有出门机会。

继之,开始往期刊杂志投稿。那时没有审稿费和版面费,一旦文章发表,还有几块钱稿费,先从简单的开始,其实也是先从失败开始,不懂得规范,就模仿杂志上的体例。还好,我的第一篇个案报道,被当时的《中原医刊》中医中药栏目录用并发表。当然,也有投稿不被采用或者无音信的,遇到这种情况,就要自我查找原因,审视为什么不被录用。经历失败,总结之后便可以收获成功。其后陆续在省、地级杂志上发表数篇文章,既有理论探讨的,也有临床实践的。1988 年春季,《河南中医》编辑部开始举办"中医论文写作讲习班",每期 15 天,每年 1 期,由编辑部编辑担任授课老师。征得领导同意,我报名参加了该学习班。这次学习收获颇丰,编辑部从主任到主编、编辑,人人参讲,从理论探讨、临床报道、临床研究、实验探究、学术争鸣、个案报道、文献研究、综述多个方面到选题、名词术语、论文格式、语言文字的规范化,都进行了系统、详细的阐述和讲解,甚至包括参考文献的规范化、温哥华格式、写作技巧、投稿技巧,有求必应,应讲尽讲,并且反复开展面对面互动,解疑答惑,结合论文案例。总之,这次学习成为之后论文写作的里程碑,自然而然,再写论文、投稿、被录用,便迈上一个新的台阶。

我个人体会,撰写论文的过程,首先是一个学习的过程。准备撰写,要查阅资料,了解期刊杂志动态需求,积累临床资料,独立思考,体会讨论,选题、立论、开篇、布局、结论实际是一个系统工程,成功完成一篇较有价值、有意义的论文写作,对自己来说,本身就是一次提高的机会。

由于医院业务发展需要,我于 1994 年赴南京中医药大学第一附属医院全国中医肾病中心进修学习,为期 1 年。这也缘起于我在平时接诊内科患者时,比较注重于肾病方面的研究、探索,1 年学习结束后返回医院。结合我在临床中遇到的肾病方面的难题,参考南京中医药大学附属医院院内制剂的路子,依据自己积累的实践经验,研制出肾病系列专方,计有香连六君子丸、四妙丸、慢肾康丸、2458 胶囊、爽利胶囊、黑色胶囊,疗效显著,价格低廉,填补了市售中成药相关品种的缺失,深受广大患者欢迎。值得一提的是,医院药剂科的王科长头脑灵活,富于创新,善于开拓,接到我的协定处方后,多次与我沟通协商探讨,在当时医院条件非常简陋的情况下,采取中药煎汁浓缩、炼膏、烘干,把贵细品种粉碎极细兑入,再制成胶囊,其好处是便于携带,服药量少,前述 3 种胶囊在院内药房出售,其后畅销 10 余年。随后,我跟几位年轻医师合作,以这些院内制剂为依托,开展临床经验总结、科研观察,陆续发表多篇专业论文,其中,以慢肾康丸为依托的科研项目"中西医结合治疗原发性肾病综合症临床研究",以 2458 胶囊为依托的项目"中药配合体外震波治疗泌尿系结石临床研究",分别荣获南阳市科技进步二等奖。

随着自己临床经验的逐步积累,患者来源也逐渐扩展,除相邻县市患者,湖北省、陕西省,临界地区患者经亲友介绍也陆续来诊,我个人考虑,除治疗有一定效果外,与院内制剂的使用不无关系,因为医院制剂只能在本院范围内使用。

由于平时注意收集资料,总结经验教训,参加学术交流,撰写专业论文,开展临床科研,所以到职称晋升时,硬件条件自然充足,水到渠成。1996 年参加副主任医师申报、考试、评审,结果顺利通过。同事开玩笑说,你是全县 35 岁以下晋级副高第一人。到 2002 年,又顺利晋升为主任医师。

国家中医药管理局启动第二批全国优秀中医临床人才培养项目,对照基本要求条件,我也报名参加,由于有 2003 年启动的第一批项目经验,河南省中医药管理局比较重视,于 2008 年夏季,组织报考人员集中培训,继之进行初选考试,被选上的才能参加全国统一考试。当时分别在北京、武汉、成都、南京、沈阳、西安六大城市设立考点,统一考试时间,内容包括理论试卷、病案分析试卷,病案分析又分古代案例、近现代案例。考级要求严格程度甚至超过高考、考研。最后试卷统一集中至北京批改,第二批共录取 222 人。后来参加集体培训,听相关领导在会上介绍才知道,第二批录取以考试成绩为唯一标准,不考虑各省、市、自治区名额分配平衡问题。这样的结果,自然有的地区被录取很多,个别地区又被录取很少。领导直言,要质量,不要数量。

我有幸作为河南省 15 名被录学员之一,参加了为期 3 年的研修学习,参加者普遍感到,无论从何角度来看,这样的研修方式的确高、大、上,读经典,拜名师,做临床,写作业,撰论文,淘汰制,严考核,甚至班主任老师孙光荣称此研修班是"中医黄埔军校"。尽管平时日常工作已经很忙,既要按研修要求参加每年 2 次的集中培训,还要利用休息时间完成项目要求的作业,但内心是充实、快乐的。因为,通过项目要求上传的内容,很好地复习经典,再读课程,与当年上学期间的感觉大不相同。因为能够更加紧密地联系实际,理解也比较透彻、全面、多角度、全方位,因而提高也更快一些。

顺利通过国家级考核后,根据统一安排,我还积极参加了与河南中原农民出版社合作的专著撰写。通过进一步努力,《国家中青年名医·黄志华》一书,于 2015年正式出版。这本小册子得到了该系列书主编,《光明中医》杂志主编杨建宇教授的肯定。他甚至在《光明中医》2017 年 7 月,32(13):1847 上撰文"山不在高,小册子也有大收益——《国家中青年名医·黄志华》读后"推介该书,令我十分感动。

因为南阳是张仲景的故里,千百年来,南阳中医一直名扬天下,南阳市政府迄今已连续举办了 14 届张仲景医药科技文化节。我只要人在南阳,几乎每届都参与文化节主场活动或大型义诊活动。另外,还多次受聘担任南阳市科技局组织全市及省厅委托的科技进步奖专家评委。经省科技厅推荐,分别担任河北省、陕西省、江西省科技厅异地网上评审专家库成员。

众所周知,2020 年 1 月一场突如其来的新冠肺炎疫情袭击湖北省武汉市。由于南阳毗邻湖北省,人员往来密集,自然成为疫情重灾区。南阳市中医发展局率先成立由 31 名知名医师组成的中医抗疫专家指导组,我是其中一员。南阳市中医院在第一时间根据南阳地区气候、地理特点,快速制定出第一部中医防控治疗方案——《六经为纲辨新冠肺炎》,并被市中医管理局采用,印发全市参考、试用。我所在医院党委书记任组长,我和几位同为中医抗疫专家组成员的同事,具体起草、撰写并反复修改方案。随后的实践证明,该方案在南阳市域疫情防治当中发挥了非常显著的作用,总结报告发表于《国医论坛》杂志 2020 年第 6 期。在疫情防控的关键时刻,我和 30 位中医抗疫专家组成员庄严宣誓,签字请战,时刻准备到最需要的前线去,放弃所有休息时间,全天 24 小时随时待命或亲临诊疗一线或网络、视频沟通指导,为取得防疫成功,做出了一个中医人应有的努力和贡献。

2020 年 7 月 1 日,由南阳市委人才办、市中医药发展局、市卫生健康委、市人社局联合开展的第二届中医名师评选结果揭晓,我和当年即 42 年前的老师、同学陈宇飞、李永贵等,一共 10 人被命名为第二届南阳市中医十大名师。我个人感到自己受之有愧,好像有些名不副实。因为水平如何,只有自己最清楚,自己做的还很不够。好在中医人都是干到老、学到老,继续努力,不断学习,自我充电,提高水平,才是王道。

跟师

跟师学习,现在称为"传承",意思一样。这是中医教育的传统方式,千百年来的实践证明,行之有效,效显而彰。

我的中医启蒙老师张双善,是南阳地区名医,学验俱丰。本书下一章"我的老师张双善"有专述,不在此赘叙。这里主要记录我在学习、行医、进修中跟学其他老师的片段。

1994 年春季,我受医院委派,赴南京中医药大学(原南京中医学院)第一附属医院全国中医肾病中心进修学习,为期 1 年。引荐我到那里学习的,正是该院肾病科主任医师余承惠老师。我和余老师相识于 1992 年夏季在徐州召开的江苏省暨淮海经济开发区中西医结合肾病暨风湿免疫病学术交流会上。余老师亲切和蔼,乐于助人。所有进修需要办的手续都是他帮办的。他当时主要出门诊,每天患者从不断流,一坐半天,除非不得已去一趟卫生间。余老师用药很有特点,注重辨证与辨病相结合,所开中药简而精、效而廉,深受普通市民与各地慕名而来的患者青睐。乍一看处方,平淡无奇,剂量又不大,但从复诊患者的反馈来看,绝大多数都是好转、向愈。余老师认为,无论慢性肾炎、肾病、尿路感染、肾功能不全,证属湿热内蕴、湿热下注者居多,而治疗当中,不主张大量用苦寒直折,以免败坏脾胃,损伤中气。常用八月札、六月雪、鬼箭羽、小叶石韦、墓头回、半枝莲、半边莲、白花蛇舌草、七叶一支花、苍术、白蔻仁、通草、滑石、淡竹叶、藿香、薏苡仁、石菖蒲、蒲公英、砂仁、谷麦芽,从上、中、下三焦分消疏利,清化而治。余老师暇时闲叙中常说,年轻医生在医院时多临床，多出门诊，多接触患者，并及时随诊随访，才能较多积累实践经验，即便有时疗效不理想，也好总结教训，查找原因，更精准辨证，提高才快。复诊患者，本院以及熟人推荐介绍而来的患者，是余老师患者群的主流。至于外出参加学术交流，要有目的、有针对性参加。参加一次会议，哪怕只解决一个问题，也是收获。

当时肾病科主任是熊宁宁老师。熊老师当年四十出头，风华正茂，博士毕业，思路敏捷，动作麻利，处事干净利落，雷厉风行。为了科研，保持研制一新的中成药的连续性，放弃出国深造的机会，一心扑在研发上。他的研发首先在本院制成院内制剂，记得有"甲花片""甲花胶囊""甲花颗粒"。他发现我对该研究项目感兴趣，曾让我浏览其项目相关资料。时间关系，我大致看过一部分，感觉设计研究严谨正规，不愧高、大、上。后来知道，江中制药的"黄葵胶囊"就是"甲花胶囊"系列的结果。当年熊老师设计中已考虑该方原药"黄蜀葵花"的种植扩大，质量控制，收、运、贮藏等源头问题，以及解决办法。

尽管工作很忙，熊老师照常按门诊排班，按时出诊。他用药与余老师有相近之处，尤其是主张轻药重投，例如，性味相对平和的药品，如半枝莲、石韦、薏苡仁、茯苓、山药、泽泻、白花蛇舌草、山茱萸、大腹皮、茯苓皮、六月雪、八月札、石菖蒲等，用量多在 15～30g 或 50～60g，每每取得良好疗效。熊老师的解释是，肾脏既已有恙，功能已经减退，忌用肾毒类药，少用不良反应明显的药，重用平和效卓的药，不主张大方、特方、药海战术。他的思路非常明确，特别是对肾功能不全早中期患者，很重视维护残余肾功能，力争让患者延长非透析时间等。对于患者来说，无论是经济状况优厚，抑或资金欠缺，都具有显著的社会效益和经济效益。这是十分有见地的。至少我个人认为，熊老师立法很有特色，用药很独到，以至进修结束，返回我院，还数次请教熊老师，他都非常详尽解答，寄赠资料，满足要求。我曾收集随诊医案、记录，总结归纳，撰写《熊宁宁治疗慢性肾功能衰竭经验》一文，发表于《中医杂志》1998 年 8 期。让我至今难忘的是，1994 年 6 月，我所在医院电报通知，要求进修人员返回办理入党手续。当我把电报交于熊老师，熊老师当即紧握我手："祝贺你，马上走！"立马让人接管我的患者。要知道，我进修上班才 2 个月还不到，着实让我感动。

南京进修一年，使我有机会面见或接触到很多大咖老师，例如，干祖望、俞荣青、邱茂良、徐景藩、邹燕勤、周仲瑛、江育仁、韩树人等。因为时间有限，除了在医院学术会或学术讲座上聆听他们的课程，不可能一一随诊。景仰之余，收集他们的相关著作和论文，也算忝列私淑弟子吧。这些大咖老师，因为名气大、资格老、年龄高，该院当时的年轻医师们称为"老老"，较他们再年轻一个层次的老师为"某老"。这些大咖们虽学富五车、名扬海内外，但给我的感觉是，和蔼可亲，不摆架子，更不训人，令人由衷地佩服。我更体会到我老师那句话，做事之前，先做人。

带教

还真忘记从哪一年开始给学生带教了。总之，随着阅历的丰富，经验的积累，更重要的是年龄的增长，逐渐向老，一老，便成了老师。

带教的对象主要有初上岗的年轻医生、实习医生、进修医生、跟师医生，还有像现在正在进行的青苗人才。我一直认为，带教的过程，有点逼着自己不断学习、充电的味道。你想，人家有问题，向你"请教"，一次不会，两次说不清，还有第三次吗？你什么都不会，跟你何用？一两次说不会，人家说你"低调""谦虚""实事求是"，总是这样，你羞不羞？所以说，教、学互长，共同进步；绝不是一句空谈，而是实实在在的现实。所谓老师，就像一把茶壶，你得壶中有水，斟茶时，才能倒出来，哪怕你是现装现倒，也绝对不能"空壶"。正像当年我的老师的解释，人家都知道、都懂、都经历过、都记得住的，你也行，那你算什么老师？只有别人不知道，而你知道；别人不懂，你懂；别人没有经历过，你经历过；别人没记住，而你记得清楚而准确，并且能在实践中运用自如，这样才配称为"老师"。韩愈说："师者，所以传道授业解惑也。"孔子说："三人行，必有我师。"俗话说，能者为师。我说人皆我师！哪怕是反面老师，也是师。人的禀赋各异，天资有高低，"生而知之者上"，有，但毕竟是少数。正如《伤寒杂病论》原序中所说，"自非才高识妙，岂能探其理致哉"？而才高识妙，按现在的解释，便是本身要聪明，而识妙，则是勤奋、努力、钻研的结果。当年张仲景撰写《伤寒论》，也是勤求古训、博采众方的成果。试想假若张仲景也像某些人那样，孜孜汲汲，唯名利是务，竞逐荣势，企踵权豪，崇饰其末，忽弃其本，华其外而悴其内，每日以酒为浆，以妄为常，也许就没有今天奉为经典的《伤寒论》《金匮要略》了。张仲景历两千年而为圣、为师，关键是"壶中有水"，且水为上水。

基于这些认识，在教中学，学中教，教学互长，一同提高，何乐而不为？况且，人家来学习，还有既定目标计划，你只需帮助实施。要明白，是帮助。最起码，要做到让人有所长进，有所收获。当然，能超过更好。青出于蓝，冰寒于水，后浪推前浪，教不出高水平的学生，教者水平也不高。当然，这个过程，诚如孔子所说，"学而不厌，诲人不倦"。

记得法国有一个科学家，叫作帕斯卡，说过一句名言："虚荣心在人们心中的地位如此稳固，每个人都希望别人羡慕自己，连写这句话的我，和念这句话的你，都不例外。"确实如此，常和一起学习的同学讨论，我个人认为，大可不必将虚荣心看作洪水猛兽，反之，客观地讲，也是一种动力。试想，既然都心含虚荣，而欲让人羡慕，那么，你首先得有让人羡慕的基础或资本。为了虚荣，你要不断进取向上，这岂非好事？所谓凡事都具有两面性，关键是你如何看待、理解、操作。

这么多年来，我始终遵循"学问无长幼，见者有高低"的认识，对于每一位学习的同学和同事，一视同仁，高标准，严要求，多尊重，少挑剔，为其排忧解难，一如当年我的老师对我。因之，很多学习过的同学、同事，很多年后仍保持联系、沟通，并且绝大多数卓有成就。当然，绝不是说我带教如何了得，关键是他们自我努力、勤奋钻研的结果。这其中，自然也免不了有抱怨，甚至不满的，原因是我的要求比较严苛，任何一个问题，一旦发现，务必追踪到底，完全解决。不允许存在"大概、也许、可能是，似乎、好像、不见得，估约摸、差不多"的情况。

例如本次一起学习的李士旭、单化孜两位医师，本身理论基础扎实，又有相当的实践经验积累，前者硕士毕业，术业有攻；后者是国医大师唐祖宣的弟子，且已晋升副主任医师，他们都是各自医院的业务骨干和中流砥柱，与我共同交流、沟通，相互切磋商讨，委实让我从中受益匪浅。他们谦虚、上进、操守良优、一心向学，一句话，是爱中医、搞业务的料。祝愿他们今后百尺竿头，更上层楼，不断进步，建树丰硕。

（黄志华）

第十二章　我的老师张双善

我的老师张双善先生(1925—2012年)离开我们整整10年了。十年生死两茫茫,音容笑貌依旧样。在我的潜意识里,老师没有走,永远在我心中,我们永远在一起。

我正式拜师是在1981年盛夏,邓州市卫生局,当时还叫邓县。在南阳地区卫生局领导的主持下,我们8位同学跟自己的老师举行正式拜师仪式。那时的仪式感很强,但也很简单,领导介绍过老师和学生后,同学分别向老师施鞠躬礼,并奉上一杯清茶。也太简单了! 现在想来,为什么不安排为叩首、奉上一杯美酒呢?

第一次面见老师,是在拜师仪式前3天。那一年,老师56岁,身材高大、慈眉善目、鹤发童颜、神采奕奕,给人以仙风道骨的感觉,也正好跟我内心想象中的形象完全契合。当时老师在县人民医院第二门诊应诊,第二门诊设在离医院本部不远的一个旧式小四合院里,每天患者盈门,上班之前,整个小院已挤满患者及其家属,后来才知道老师年轻时是城北四大才子之一,肄业于河南省立开封高中,家世三代业医。随着跟师生活的开始,我对老师的了解也逐渐增加。老师古文基础深厚,四书五经的经典句段随口而出。不但精通中医经典,因为有高中学习经历,同时接受现代医学知识,并融会贯通,遇到比较复杂的疑难重症时,常直接配合西医处理。老师不但字迹漂亮,流利潇洒,龙飞凤舞,外语也很了得。开西药处方,医院要求用拉丁文,老师的圆体字母一笔而成,蔚为大观。

跟师之初,主要是看老师如何诊断,抄写处方,记录病历。因为太忙,诊治中间不能提问,只好把问题记录下来,伺机请教。老师一般不马上解答,往往是让先看书,自己找答案,若仍有疑问再行串讲。现在回想,这个办法非常好,让你带着问题和疑问去看书,首先让你不养成懒惰的习惯,其次有利于开动脑筋,多问几个为什么,理论结合实际,事后记忆更深刻,学习效果也更显著。后来轮到我带教学生时,仿效沿袭这个办法,其效洵确。

辨证论治　机圆法活

老师诊病,详询病史,四诊合参,善抓主症,无论常见病、多发病,抑或疑难复杂症候,每每透过现象看本质,繁杂症群寻主因。处方用药,乍一看普普通通,似无奇巧,实则平中见奇,方出有据,处方有宗。在老师笔下,常用方如桑菊饮、银翘散、麻黄汤、桂枝汤、麻杏石甘汤、归脾汤、参苓白术散、大柴胡汤、小柴胡汤、大青龙汤、小青龙汤、大承气汤、小承气汤、参苏饮、小续命汤、真武汤、逐瘀汤系列方、地黄丸系列汤等,多是谨遵原方,略事增减,对照患者主症、病史、诊断,使我等初学者一看便知,茅塞顿开,初步感到章法不乱,理法方药一线贯通。用药每方8~12味,至多15味。时间一长,慢慢体会诊治法度严谨,有规律可循。就像后来所说的协定处方、临床路径方,你只要动脑筋、勤思考,就能领会各种机理。

重视个体化用药,因人、因时、因地三因制宜,是老师用药特点。记得一位产后贫血、心力衰竭的患者,初诊时需别人搀扶,面黄纳少,心悸难眠,便溏足肿,动则喘促。按我自己想象,当给予补气养血、利尿平喘之剂。老师诊后,却径书保和汤一方。我又不能贸然求问,只好等待复诊。孰料3天后患者再来,神清气爽,底气十足,判若两人。随后老师阐明,病情确为虚弱,理当补气养血为治,但是,目前的关键是虚不受补。所谓脾胃是气血生化之源,却并非皆可见虚直补。给予健胃醒脾,调畅中州,改善食欲,一句话,首先要让其能进食,发挥本身的抗病能力,调动主观能动性,才是最好的补法。诚如预料,再诊即以归脾汤化裁,不到1个月时间,患者恢复如同常人,诸症得除。随之仅以十全大补汤渐次善后,终至痊愈。

注重胃气　调畅中州

老师诊病,少用攻伐,尤其注重胃气调养,顾护中州安澜。无论男女老少,总要问清饮食状况,但在具体施治之时,消、补、疏、调诸法,相机而用,每忌头痛医头,脚痛医脚,拘泥胶柱。一位肺结核患者,为20多岁小青年,低热日久,形销骨立,面黄神呆,加之口服抗结核药,肌内注射链霉素,呕恶纳呆,振振欲僻地。按照常规思维,包括教科书分型辨证,要么百合固金汤,要么月华丸或者十全大补汤。老师诊脉察舌,浏览以往诊治资料,投以香砂六君子汤7剂。后请师解,老师一句话:培土生金,4个字,让我们一下子走出迷雾。证之随访,不到两月,患者面红形充,体重增加十余斤,继续抗结核治疗。半年后复检痊愈,专程来谢,感激涕零。

还有一痹证患者,西医诊断类风湿关节炎,确如《金匮要略》所载,"形羸肢肿,头倾视深,形销欲跌",年方三十出头,初诊望之,俨然一六旬老翁。我们料想,此属尪痹,要么桂枝芍药知母汤,要么小续命汤、附子汤之属。老师诊毕,开出的方子是参苓白术散方。其后以药求证,这类患者每因疼痛不堪其苦,往往长期使用解热镇痛剂、糖皮质激素或用民间药酒,日久败坏中州,损伤脾胃,譬如此患,得食而胃痛、溏泻,进补则腹胀呕嗳,故取法平调中州,健运脾胃,枢理气机,畅通上下。10日后复诊,则见纳增泻止,进食不再胃痛,肢体关节疼痛也减轻,肿胀消退。老师点拨,无论西医诊断如何,结合患者具体症情,要想到脾主肌肉,主四肢。曾总结归纳类风湿关节炎的关节表现,5个字:僵、痛、肿、畸、障,即晨僵、疼痛、肿胀、畸形、功能障碍。对照现今正在进行的中医、中西医结合执业医师实践技能考试题,竟然墨绳相照,如出一辙。惊叹现在流行使用关键词、主题词,老师干脆简化为关键字,既好记,且简单,委实不服不行。

擅用经方 平中见奇

老师平素门诊开药,善于使用《伤寒论》《金匮要略》方,用药简单,价格便宜,深受老百姓特别是农村患者欢迎,可能这也是其门诊患者太多的原因之一。起初,乍一看方子,感觉药味太少,量又不大,价格便宜得出奇,甚至怀疑有没有疗效。事实证明,这种担忧纯属多余,随着患者复诊以及我们追踪随访,结果是不但有效,并且没有不良反应。已如前述,老师最常用的麻黄汤、桂枝汤以及系列加减方,大柴胡汤,小柴胡汤,大承气汤,小承气汤,大青龙汤,小青龙汤,大建中汤,小建中汤,理中汤,五苓散,猪苓汤,白虎汤,泻心汤系列,乌梅丸方,真武汤,桃仁承气汤,抵挡汤,桂枝芍药知母汤,黄芪桂枝五物汤,四逆汤,炙甘草汤等,每每信手拈来,在我们眼中看来,就好像这些方子是提前准备好的。也曾经认为,老师是不是把《伤寒论》《金匮要略》当成自己的内科手册了。记得20世纪80年代中期,有一新野籍驻外工作人员,每次探亲返乡都要来诊,往往是因为气候、环境、时差,导致的饮食、二便、睡眠障碍等问题。老师均以小柴胡汤为主,总以两三天为限即愈。之后请教过老师,老师指出,根据《伤寒论》柴胡汤主治寒热往来之少阳病,其实质与周期相关,少阳为枢,枢为枢纽,也类如户枢,司内外开合。所以与周期、枢纽相关疾病,都可考虑使用,例如疟疾,与月经相关的病症,周期性发热等。依据这一思路我们曾用小柴胡汤合失笑散治疗女子痛经,于经前3～5日连服一周,竟获佳效。

在20世纪80～90年代,县市级医院血液透析尚未普及的情况下,慢性肾功能衰竭尿毒症主要依靠非透析疗法。很多患者呈顽固性恶心、呕吐、纳呆、便秘,老师常用大黄甘草汤,小剂量,沸水沏,每次20～50mL频饮,一般用生大黄6g,生甘草3g,用2～3天,可使大部分患者呕吐止,大便通,纳食进。

乌梅丸是治蛔厥主方,组方特点为寒热并用,补泻同施,酸甘合化,辛开苦降。按其组方法度,老师以其治疗许多顽固性病症,常获佳效,如顽固性胃痛、顽固性腹泻、干燥综合征、顽固性呕吐,根据患者个体情况,如寒热、虚实孰多孰少,孰轻孰重,调整方中补、泻、寒、热药物用量,效果显著。我早年曾整理总结其中部分经验为文,发表在《陕西中医》1986第2期。

老师用经方时,多谨守病机,遵循原方,略事加减,即便化裁变化,只会围绕病机、主症,稍微调整一两味药。初看处方,平淡无奇,普普通通,但到老师手下,施治于患者,常有意想不到、平中见奇的效果。时间既久,才逐渐悟出"学而思,思而学"的道理和重要性,才明白什么叫经验,正所谓"山重水复疑无路,柳暗花明又一村"。

博闻强识　融会贯通

　　老师读书多,阅历丰富,关键是记忆力强,又融会贯通,不钻牛角尖。一句话,读书绝非死读书,读死书。暇时交谈,常告诫我等,学而思,思而学,开动脑筋,理解精神,弄透道理,才能有所进步或者进步较快。随着时间的推移,才逐渐明白,这些听起来浅显的道理,都是《论语》等经典上的语录。

　　对于中医四大经典,老师注重在背诵重点条文的同时,加深理解要旨,平时多结合临床,结合实际。他自己在给我们讲述具体病例时,非常自然地顺口带出一两段经典条文,使我们听后既明晰道理,又不易忘记。有趣的是,还把一些中医中药相关的知识编成类似"谚语""口头禅",例如"医生肚子,杂货铺子";"肚里不空,枳壳桔梗";"紫菀百部款冬花,专治老人咳咳咯";"穿山甲,王不留,妇人食了乳长流";"痢疾痢疾,不利之疾";"人参能杀人,砒霜可救命";"冬吃萝卜夏吃姜,不找医生开处方";"白馍夹肉,越吃越瘦","黑窝头配辣椒,越吃越上膘";"要得小儿安,三分饥与寒";"胎前热似火,产后冷如冰";"疟疾之寒,虽汤火不能热;疟疾之热,虽冰雪不能寒"等,当然其中也包含有民间谚语。但于我们,却是第一次听到,既新鲜,又易记。静心思纾,虽属俚语之类,却不乏哲理蕴含其中。

　　记得很清楚的一件事,关于八角、茴香。市面上有不法分子,利欲熏心,在出售的调味料八角、茴香中掺假兑伪。有一种叫作莽草的植物,其果实酷似八角,一般人不易分辨,但却有毒。该物可用于毒杀河鱼,如果掺入调料并食入过多或单独食用,尤其是作为土单秘方,单味大量口服时,很容易导致中毒。老师就曾遇到过。他虽能识别八角和莽草,但也没有处理过这类中毒患者。但老师毕竟是老师,经过快速查阅文献,发现有关于"紫河车可解莽草毒"的记载。紫河车即人胎盘,但急需之时,又哪里去找胎盘。老师马上想到药房有胎盘组织液针剂。当时,该药使用比较普遍,于是开出处方,并让立即进行肌内注射,实际上也是试验性验证治疗。前提是,胎盘组织液本身没有什么不良反应。结果,奇迹出现,中毒患者无论症情轻重,均不同程度地症状减轻,逐渐恢复,终至痊愈。此一治法,除了知识面广,胆大心细,更重要的是老师思路敏捷,触类旁通,巧用机理,融会贯通。后来,我曾专门详细收集资料、参考文献,请教老师,整理成文"胎盘组织液抢救莽草果中毒",发表在《河南中医》杂志上。

　　老师一生,爱读书,善读书,家中案头、床头,到处都有常备的书,略有闲暇,总是一卷在手。他还非常关注医学新动向、新趋势，直到生命之终，仍每年订阅《中医杂志》《中国实用内科杂志》2本刊物，不但仔细阅读，还在书的天头地角和空白处圈点、批语、写注、谈认识，抒体会。这些都是我耳闻目睹的，回头对照我自己，很多时候懒散放任，长性不足，殊觉汗颜愧甚。

注重情志　心药同施

注重情志治疗，是老师临证的一大特点。平常接诊患者，无论男女老幼、贫富尊卑，皆一视同仁，绝不因位高财大而仰视，更不因位卑财寡而嫌弃，始终不卑不亢，平和对待。处方施药，因需而用，绝不会以生、僻、贵、冷药为由，为难病患及家属。相反，急患者所急，为患者着想，设身处地地为病家排忧解难。遇有情志不舒、抑郁不畅之人，处方之后，尤其注意调畅情志，疏解心绪症结。曾有一从领导岗位退下患者，因世态炎凉，心态不调，不但周围人等态度转换，即便亲友家人，待之也与昔日有异，加之确有疾患缠绵，日久不减，心情愈加郁闷。因系熟识，老师辨证施药同时，不直接劝导，反以诙谐幽默语言，促其自思自省，记得很清楚"勺子老了变铲子，光棍儿老了变眼子"，自然规律，要认识、得掌握，不能改变，就慢慢适应，渐次化解。果不其然，几个回合下来，该患者心情变移，渐入佳境，如从山重水复，转至柳暗花明，更加上老师精准辨治，较快康复，自然地回归到离职和退休大军队伍当中。老师常说，解铃还须系铃人，心身同病者，徒恃药石，事倍功半。

不但如此，老师还时常勉励我等，要始终保持平和心态，心平如镜，心静如水，素心若雪。在处理与同事关系时，要特别注重虚心学长，不揭人短，最忌诽谤诋毁，打压别人，抬高自己。他常说，水平再高的医生，也有治不好病的时候；相反，水平再一般的医生，也有把患者治愈的一天。这种情操，自始至终熏陶警示于我等内心深处。作为老师，他从未对我等学生恶语相向，相反，总是循循善诱，启发开化。当初才跟师时，我们几个学生总有把事办错的，不管有意无意而为，老师总是让我们自己想一想，比一比，考虑考虑，绝不会吹胡子瞪眼睛，让我们难堪，下不来台。记得师弟初学医时，老师让其读一篇文章，不知是紧张，还是疏忽，竟将"内科领域"读成"内科领或"，老师当然听得也真，俟其读完，便问，是内科什么？接下来，竟也没有责怪，只是让查一下字典，那个字念什么。待结果出来，只说了一句："字典恐怕没有印错吧！"

时光无情，日月催人。老师退休了，但退而不能休，依然病患盈门，依然平和对待，从容应诊。老师八十大寿那一天，我把提早请书法家裱写的"精诚至善，德艺双馨"牌匾奉上，老师取出珍藏多年的琼浆茅台，席间，我等借花献佛，敬祝恩师"福如东海长流水，寿比南山不老松"。老师兴致满怀，与众徒觥筹交错，渐至微醺。

　　老师是名医,是名师,也会有病。偶染小恙,总是电话叫我,让我诊治处方,我想这既是对我的信任,同时更是对我的考试。我当然不敢怠慢。直抒己见,开写处方,再请老师校正、修改。师生情谊,至于此矣。一日之师,终生为父,斯言不谬。

　　毕竟岁月不饶人。尽管老师当年有名的健美挺拔,身体素质上乘,心态平和,操守高洁,八旬之后,尤其"八五"之后,身况不似从前,血压、血糖易有波动,但一经调治休养,却总能较快复常。一生从医,对于自己,对于生死,老师也照样身体力行,无论从心态,抑或药石,调治仍如对待病患一样,客观、从容、大气。老师书法漂亮,一笔好字,我建议老人家拿起毛笔,每日玩书几十、若干个字,老人欣然同意,且真的照办。来人见而索取,慷慨赠予,并且认真钤印盖章。

　　惟于八十八岁之年,某月某日,米寿前夕,凌晨寅时,老师于榻前案上,笔记本中,留字若干,大意是,我要走了,一切从简,你们也不要伤心。父字于某月某日凌晨4点。约1小时后,待师弟张向发现之时,老人家已寿终正寝,归入仙列。张向急呼我至,亲临其侧,感佩之至,悲痛至极。

　　高山仰止,景行行止。虽不能之,心向往之。

　　全受全归,我师永在。

(黄志华)

第十三章　我认识的孙光荣老师

认识孙光荣老师,是在 2009 年春天的北京,第二批全国优秀中医临床人才研修班开学典礼上。孙老师是研修项目的班主任,给人的第一印象就是不同凡响。老师中等个头,红光满面,和蔼可亲,讲话声音洪亮,口齿清晰,略带湖南乡音的普通话,能让人听得清楚明白。出口成章,少有闲言,用词精准,恰如其分。这使我一下就想到了任应秋教授。记得四十年前的 1981 年,任老回川公干,中途应邀在南阳稍停。当时医圣祠尚未修葺,不成样子。任老参观后很不高兴。在当时的地委小礼堂做了 1 个多小时的讲演,他直言不讳地说出了自己的不高兴。我有幸聆听了那场演讲,第一感觉,首先是任老演讲声如洪钟,直抒己见,专业讲解清楚明白,经典引录,顺口即出。如今,孙老师用同样洪亮的声音,第一次指出:我们的全国优秀中医临床人才研修项目,就是中国中医的"黄埔军校",勉励各位学员珍惜得来不易的学习机会,争取通过研修,有所建树,脱颖而出。他身体力行地告诉大家:对此,我充满信心,目的一定要达到,一定能够达到。言毕,自豪爽快地大笑,笑声朗朗,感人肺腑。开班礼毕,很快进入正式讲座,让人惊叹其办事效率之高。每位老师授课前,孙老师总是热情介绍,告知大家,我把某老从前线请来,专程给你们传经送宝,全是干货,不带水分。其言不欺,亲临聆听著名中医大师的讲课,恍然大悟,如醍醐灌顶或思路拓展,茅塞顿开,委实是一种享受。每位老师课毕,孙老师会当场给授课人颁发事先准备好的精美"感谢状",以表谢意。身临其境,用河南话说,让人由衷领略到孙老师情商很高,令人感觉真情实意,毫不做作。

随着研修项目的全面实施,按照预定方案,3 年内每年举行 2 次全体人员的集中培训,每次 1 个城市,为期 2 周。孙老师呕心沥血,辛勤操劳,虽然也有手下人等奔波、实操,但都要由他策划、定夺,东奔西走,南下北上,他本人已全然忘记自己已是古稀老人。还真是,从孙老师言行举止,确实给人一种意气风发、老当益壮之感,声如钟,行如风,站似松,腰板挺直,风纪从容。

孙老师也在集中培训中亲自授课。后来得知,他的课件都是自己撰稿,自己制作。购得第一台计算机,他能废寝忘食,全身心投入,研究使用方法,探索运用技巧,很快熟练上手,令很多年轻人刮目相看,叹为观止。孙老师古文基础坚实,文献研究深厚,无论古文今文,驾轻就熟。课件深入浅出,启发诱导,诙谐幽默,妙趣横生,让人有一种不想让其结束的感觉。其知识之渊博,记忆之精准,令我等后生望其项背,顿生景仰。

时间到了 2010 年前夕。由世中联和孙老师门人等,发起的纪念孙光荣教授诞辰 70 周年活动筹备、征文正式开始。出于内心的崇仰,我也冒昧撰文,积极参与其中。

我写的是:

仿水调歌头　不老松

喜闻孙老师华诞将至,歌以敬贺之。时在己丑仲冬。

> 一位老英雄,
> 两袖携清风。
> 三坟五典融贯,
> 四季犹躬耕。
> 五尺钢躯铸就,
> 六十崎岖人生,
> 七旬正年轻。
> 八方群贤至,
> 九州赞光荣。
>
> 坐如佛,
> 行似电,
> 声若钟。
> 岐黄承启大事,
> 寤寐挂膻中。
> 甘霖滋润橘硕,
> 心血浇灌杏红,
> 满腔不了情。
> 勋业炳天地,
> 共勉效孙翁。

2010 年 4 月,优才集中培训在成都举办。一日课间休息,有一工作人员电话通知我,让到某号楼某层某号孙老师住室见孙老。我不敢怠慢,也不知就里,如期而至。敲开房门,孙老师热情迎接,紧握我手,直呼我名。随即让人取来一袋、一盒,亲手递交于我,并告诉我,你的征文被录用于书中,送你一只中国红瓷的茶杯。我当然高兴之至,面示感谢。回到自己房间,展现在眼前的是一只精美的茶杯,造型美观大方,上边印有孙老师书法"中医万岁"4 个烫金大字;另一册新书《明医——孙光荣教授走过来的七十年》,中国中医药出版社出版,封面是鲜花丛中孙老师的笑颜。展卷开启,我的拙作位于该书第 25 页,位置靠前。我恭读全书,珍藏匣橱至今。

也正是通过这本书,使我对孙老师的认识更加深一步,才知道他的不易——走过了颠沛流离的童年,贫寒困苦的少年,艰苦奋斗的中年,伏枥千里的老年。也正如习总书记所说,辉煌和成就是奋斗出来的。

心目中的孙光荣老师,学富五车,英俊潇洒,身材中等,十分高大。

(黄志华)

第十四章 《中医杂志》伴随我前进

....

作为一名普通的基层工作者，我参加工作已经 30 多个年头了。30 多年来，订阅《中医杂志》已成常规。每当杂志到手，先从头到尾通读一遍，然后对重点和感兴趣的文章研读再三，也早已成为习惯，甚至连杂志上刊登的插页、消息、广告都不愿轻易错过。现在，杂志已发展成半月刊，以前每月 1 期，月月期待。一瞥见郭沫若先生手书的"中医杂志"4 个大字，那种亲切感便情不自禁地油然而生，正如久未谋面的老朋友再相见一般。

回想当年，再看现在，自己从一个单纯幼稚的青年学生，逐渐成长为高年资的主任医师，《中医杂志》的指引、帮助伴随我前进的每一步。事实上，我相信，多少青年医生因为有了《中医杂志》这个良师益友，理论水平不断提高，实践经验日益丰富，业务技能逐渐日臻完善，成名成家者也大有人在。我虽无所成就，但工作中每取得一点成绩，喜悦之余，总忘不了《中医杂志》这个老朋友、好老师。《中医杂志》是专业期刊中的领头雁、大哥大，在人们心中有着重要地位。

当今，我们从《中医杂志》封面所看到标示的种种荣誉、奖牌，这种权威名副其实。在 20 年前，《瞭望》新闻周刊 1995 年 10 期曾刊载谷伟的文章"让世界了解中医——中医杂志社长黄宏昌一席谈"，文章中说，"在发行量连年下跌，像一个驱之不去的阴影，压得报刊的社长、总编辑们喘不过气来的今天，一份专业性很强的学术月刊，竟能连续近 30 年稳定地吸引国内外几十万订户，不能不说是件很了不起的事情"。《中医杂志》的长盛不衰，其魅力由此可见一斑。

说到黄宏昌老师，不由得想到早年的一件事。那是 1988 年，我刚参加完《河南中医》编辑部举办的为期 2 周的中医论文写作讲习班。正好我的老师陈定生要写一篇文章，因为他是西医，曾经西学中，又听说我才参加过学习班，便征求我的意见，并让我帮助修改、投稿。他文章的题目是白虎加人参汤治疗严重饥饿症。我看后眼前一亮，当即建议径投《中医杂志》。结果，投稿不久，很快就收到回复：有录用价值，需进一步修改，并详细提出修改意见。随信寄来的还有黄宏昌老师的一张名片和短信。短信中说，他有一个朋友或亲戚，正好也是严重饥饿症，与陈定生老师文中所描述十分相符，便跟陈老师商讨如何治疗，并请其开处方。这才知道黄宏昌老师是陈老师文章的责任编辑。最后，陈定生老师的文章发表在《中医杂志》1989

年第5期。当时,还真不知道黄宏昌老师就是《中医杂志》的社长,他的名片上只显示了编辑这一职称。那时的《中医杂志》每篇文章末尾还不署责任编辑姓名,版权页也不署社长、总编辑的名字。况且,我们也想不到,"社长"会亲自做编辑文章的具体工作。及至后来,还是在《中医杂志》的消息栏目中,我看到了黄宏昌老师逝世的消息。虽然陈定生老师与我都和黄老师素不相识,仅仅的一次投稿之交,但惊悉噩耗,仍然悲叹交集久之。现在想来,编辑老师与作者之间的互尊互信,确是至真至诚。

后来我在工作之余,根据读书笔记、学习心得及跟师体验,撰写了《从〈经方实验录〉看曹颖甫治学思想》《熊宁宁治疗慢性肾功能衰竭经验》两篇习作,分别发表于《中医杂志》1996年第5期和1998年第8期。巧合的是,前一篇在我1996年晋升副高,后一篇在我2002年晋升正高期间,均作为鉴定论文提交上报,都得到了评委的认可,顺利通过评审。我个人体会,写作文章的过程,要查阅文献,收集资料,撰写文稿,投寄期刊,再经编辑老师筛选、修改、指正,确实是一个学习、提高的系统工程。能够得到编辑老师的认可、录用、发表,也就意味着这个工程通过了合格验收。其中,固然有作者自己的努力,更有编辑老师的辛勤劳动和无私奉献。

到了2008年,国家中医药管理局启动"第二批全国优秀中医临床人才研修"项目。经过推荐和严格考试、考核,我有幸入选。此前,第一批研修项目进行时,《中医杂志》就已经专门开辟"读经典做临床"专栏,以供研修学员投稿。二批项目启动时,已经有多名学员发表了很有价值的高水平文章。我也怀着试试看的心态,写了一篇题为《经验集腋诚可贵,教训得来弥足珍》的文章,投寄编辑部。没有太久就收到了《中医杂志》编辑部8号编辑老师的修改指导意见。老师通过电子邮箱同我沟通、交流,使我如醍醐灌顶,收益颇丰。后来这篇文章被发表在《中医杂志》2010年第3期,也是"读经典做临床"栏目的最后一篇文章。收到赠刊才知道,原来8号编辑老师就是李春梅副总编辑,她是我文章的责任编辑。我再次感受到,在《中医杂志》辛勤的编辑老师们,好传统亦代代相传。2009年春天,第二批国优项目启动仪式及第一批培训班在北京京东宾馆举办,此地离《中医杂志》编辑部不远,当时,我曾想冒昧前去,看一看未曾谋面的编辑老师们,看看他们的工作地点,看看他们在怎样的"为他人做嫁衣"。但转念一想,老师们那么辛苦、繁忙,又加之学习时间紧张,最终还是打消了这个念头。

时光如梭,第二批优才研修项目早已圆满收官。项目结束后,遵照项目领导及老师的指导、要求,我又积极参与了研修项目成果汇报丛书个人专辑的撰写。目前已由中原传媒集团、中原农民出版社定稿,不久即可付梓。

值此良师益友《中医杂志》花甲华诞之吉,除了诚挚的衷心祝愿,更要向《中医杂志》的编辑老师们再说一声:"谢谢您们,辛苦了。"

(黄志华)

第十五章　《伤寒论》学习浅谈

历代医家崇奉《伤寒论》"为医门之规矩""治病之宗本""方书之祖""南阳活人书",无不对其高度评价与珍视。

正因为如此,以研究或阐发张仲景《伤寒论》的辨证论治、理法方药为主要课题的众多医家,形成一个大医学流派,即伤寒学派。迄今为止,这个学派的伤寒著作有千余种、七百余家之多,影响很大。

究其原因,主要是《伤寒论》这部书具有很高的理论意义和实践价值,以及历代注家不断的充实与发挥。

《伤寒论》自序:"余宗族素多,向余两百。建安纪年以来,犹未十稔,其死亡者,三分有二,伤寒十居其七,感往昔之沦丧,伤横夭之莫救,仍勤求古训,博采众方,撰用《素问》,《九卷》,《八十一难》,《阴阳大论》,《胎胪药录》,并《平脉辨证》,为《伤寒杂病论》合十六卷。"据此可见,《伤寒论》的学术理论源于古医经家,其治法方药源于古医方家,并通过作者自己的临床观察而成。

《伤寒论》的研究对象与实践基础,虽然是外感伤寒病,但它提供的辨证论治原则,则具有普遍意义。它总结汉代以前的医学成就,把古代理论医学与临床医学结合起来,理法方药比较完备,内容详细而系统,在中医学的发展过程中,具有承前启后的地位。

(1)华佗读而善之曰,此真活人书也。　　　　　　　　《医史·张仲景补传》

(2)孙思邈也有"江南诸师秘仲景药方不传"之语。　　　　　　《千金翼方》

(3)曹颖甫强调"仲景后的方书卑不足道"。　　　　　　　　《伤寒发微》

(4)国医大师唐祖宣发表关于《伤寒论》的论文100多篇,著书16部。1000多万字。代表文章如下:

论文:茯苓四逆汤的临床运用经验。　　　　《中医杂志》1965年第1期发表

论文:治疗脱疽的经验体会。　　　　　　《中医杂志》1965年第9期发表

书山有路勤为径　医海无涯苦作舟　　　　　《上海中医药杂志》发表

其中,《唐祖宣医学文集》分两大部分,第一部分是伤寒经方的临床新用,第二部分是周围血管病研究治疗的心得体会。

由上可知,历代医家通过学习、整理、编次、校刊、注释,把自己的临床经验和认

识,融入伤寒研究之中,从而使伤寒学说的内容不断丰富,应用范围不断扩大,学术水平不断提高。纵观历史沿革,可以说伤寒学说的研究过程,百花齐放,百家争鸣,仁者见仁,智者见智。由于各个医家不同的实践经验,产生了不同的认识。

需要明确的是,一般不存在谁是谁非的问题。相反,正是因为有了诸家论争,客观上成为伤寒学说不断发展的推动力。

我认为,近现代有六大疾病与千年前不同:

(1)老年性疾病、社会性疾病。过去没有老龄或很少,中华人民共和国成立前我国人均(年龄)寿命40多岁,所以出现老年性疾病。

(2)慢性病。与社会发展相关。

(3)代谢性疾病。与生活条件的改善和提高相关。

(4)心源性疾病。与心理压力增大相关。

(5)医药源性疾病。与抗生素、激素等化学药物之滥用相关。

(6)瘟疫。特点为全球性,一夜之间可传遍全球。

经方是指"汉张仲景的《伤寒论》《金匮要略》中的方剂,与宋元以后出现的时方相对"。从其产生至现代,凭借严谨的组方思维、缜密的临证思维、显著的临床疗效,一直受到古今医家的尊奉与推崇。

归纳伤寒经方的特点:①明确的原则性;②高度的灵活性。

后世诸多大家,每多以经方起沉疴、愈顽疾,不惟理法谨严,学有渊源;而且圆通活变,别具匠心。

纵观现代相关研究历程,随着现代化研究方法的介入,经方的研究思路与方法在继承与创新中交错进行,其深度和广度都有了一定的提高。

表15-1～表15-4通过对近20年经方研究领域相关学术论文的统计分析,发现该领域发文量稳步上升,尤其是近6年发文量大幅增长,说明该领域受到越来越多研究者的关注,这不仅与研究者自身的兴趣有关,还与国家对该领域的基金资助力度有关。在基金来源方面,国家级基金占很大比重,且资助项目逐年增加,这与国家大力推进古代医家学术思想和临证经验的继承与创新息息相关。

表 15-1　经方研究文献核心期刊载文情况

（载文量排名前 10）

文献名	文献量	总被引频次
河南中医	90	210
中华中医药杂志	73	241
中医杂志	68	369
光明中医	65	60

文献名	文献量	总被引频次
中医药通报	61	86
新中医	60	146
中国中医药现代远程教育	52	108
辽宁中医杂志	44	102
中国中医基础医学杂志	39	87
中国中医急症	37	40

表 15-2　经方研究文献研究机构发文情况
（发文量大于或等于 20）

单位	文献量
北京中医药大学	88
河南中医药大学	88
广州中医药大学	74
南京中医药大学	65
中国中医科学院广安门医院	65
湖北中医药大学	59
浙江中医药大学	47
天津中医药大学	45
山东中医药大学	43
陕西中医药大学	30
辽宁中医药大学	24
上海中医药大学	21

表 15-3　发文量排名前 5 经方研究文献作者发文情况

作者	单位	文献量	总被引频次
王付	河南中医药大学	64	149
李赛美	广州中医药大学	20	44
傅延龄	北京中医药大学	18	123
仝小林	中国中医科学院广安门医院	16	205
冯世纶	中日友好医院	15	68

表 15-4　经方研究文献高频关键字统计

（频数大于或等于 20）

关键字	频数	频率(%)
经方	785	11.84
伤寒论	412	6.21
张仲景	204	3.08
临床应用	199	3.0
金匮要略	172	2.59
验案	142	2.14
伤寒杂病论	140	2.11
中医药治疗	94	1.42
方证对应	87	1.31
辨证论治	70	1.06
方药用量	70	1.06
小柴胡汤	63	0.95
配伍规律	59	0.89
名医经验	58	0.87
消渴	35	0.53
不寐	33	0.50
半夏泻心汤	32	0.48
方剂	31	0.47
桂枝汤	30	0.45
六经辨证	30	0.45

近年来经方的研究热点集中在以下 3 个方面。

（1）理论方面：针对张仲景经方的文献研究、张仲景学术思想探讨、六经辨证理论分析等内容。

（2）临床方面：针对经方名医临床应用、经方使用心得体会的研究。

（3）经方现代化研究方面：主要是针对名医经验规律性探析，方药用量、药对配伍规律性探析。

例如：

1）炙甘草汤。

《伤寒论》：脉结代，心动悸，炙甘草汤主之。

本条是关于心血不足,心阳不振的证治。结代之脉,皆有歇止。结脉是止后复来时稍数,代脉是止后复来时稍迟,皆属里虚。心动悸,是心血不足,心阳不振,故用炙甘草汤主治之。

先考查脉象。

结脉。

《脉经》:结脉,往来缓,时一止复来。

《濒湖脉学》:

结脉缓而时一止,独阴偏胜欲亡阳。浮为气滞沉为积,汗下分明在主张。(体状诗)

结脉皆因气血凝,老痰结滞苦沉吟。内生积聚外痈肿,癥瘕为殃病属阴。(主病诗)

结脉的出现,往往因气血凝滞而致。但是,临床可常见到因为血气渐衰,精力不继的疾病或虚劳病,出现脉来断而复续,续而复断的结脉,这是属于阴阳虚损一类的病变,应该加以注意。否则,只知道结脉是气血凝滞而致,在临床就会犯片面性的错误。

代脉。

张仲景:代脉,动而终止,不能自还,因而复动。

吴氏:脉至还入尺,良久方来。

所谓代脉,就是脉搏动到一定的至数,必然要歇止一次,再行搏动。但是,代脉的歇止有两个特点,第一,前后歇止的距离是均匀而有定数的,非常规则;第二,歇止的时间比较长,即所谓的"良久方来"。血液流到寸口,总是首先经过尺泽,再经过关部,再到寸部,也就是由内向外的。当它歇止的时候,血液好像是还流入尺泽里似的,所以三部都没有脉搏的跳动了,这就是"脉至还入尺"的意思。凡脉歇止以后,再来时能极快地连续搏动 2 次,这就叫作"脉能自还",颇有自行补偿的能力。如果歇止一次后,再来时仅仅是照常的搏动,只是减少了一次,没有自行补偿的能力,就叫作"不能自还"了。

《濒湖脉学》:

动而终止不能还,复动因而作代看。病者得之犹可治,平人却与寿相关。(体状诗)

数而时止名为促,缓止须将结脉呼。止不能回方是代,结轻代重自殊涂。(相类诗)

代脉都因元气衰,腹疼泻痢下元亏。或为吐泻中宫病,女子怀胎三月兮。(主病诗)

主症:心动悸,又名心悸和怔忡,是指患者自觉心中悸动,惊惕不安,甚则不能自主的一种病症。临床上多呈阵发性,常因情志波动或劳累过度而发作,每与失眠、健忘、眩晕、耳鸣等症同时出现。心动悸的病位主要在心,也与其他脏腑功能失调有关。其发病常由于心虚胆怯、心血不足、心阳衰弱、水饮内停、瘀血阻络等因素所致,但以心虚证多见,也可由虚致实,虚实夹杂。西医学中各种原因,诸如心动过速、心动过缓、期前收缩、心房颤动或扑动、心功能不全、神经官能症等引起的心律失常,均属心动悸的范畴。

原方:炙甘草4两,生姜3两,人参2两,生地黄1斤,桂枝3两,阿胶2两,麦冬半斤,麻仁半斤,大枣30枚(擘)。

上九味,以清酒七升,水八升,先煮八味,取三升,去滓,内胶烊消尽,温服一升,日三服。一名复脉汤。

本方为通阳复脉、滋阴补血之剂。以炙甘草为主,用之以养脾胃,补中气,以人参、生地黄、阿胶、麦冬、麻仁滋阴补血;用生姜、大枣调和脾胃;甘寒之药,本得阳而始能化育,所以必助桂枝以通心阳,更以清酒通经络则脉道利,动悸自止,故本方又称复脉汤。

刘景源:炙甘草、人参、生姜、大枣、桂枝、清酒补气通阳,以复脉中之阳,阳复则脉复。又辅以生地黄、麦冬、阿胶、麻仁,一以滋阴养血润燥,一以制约补气通阳药物之刚燥,使方剂刚柔并济,温而不燥。因其有使结代脉恢复正常搏动之功,故方名复脉。

统观以上方解,皆中肯綮。仔细审查,方中用量最大者并不是炙甘草,而是生地黄。我们来看生地黄,甘、苦、寒,归心、肝、肾经。功效:清热凉血,养阴生津。常用量9～30g,鲜用加倍。但是我们必须明白,张仲景撰写《伤寒论》,本于《神农本草经》。考《神农本草经》生地黄项下:"主折跌绝筋,伤中,逐血痹,填骨髓,长肌肉,……除寒热积聚,除痹。"

案例:孙某某,男,37岁,农民。1992年6月26日初诊。

主诉:心动悸,畏寒乏力6个月余。

半年前因过于劳累,出现心悸,畏寒乏力,易疲劳,伴胸闷,眩晕,易惊,呈阵发性,每于劳累或情绪不佳时即发作。在当地医院查心电图诊断为心律失常,房室传导阻滞Ⅱ型。心率44次/分,血压126/70mmHg,住院后给予阿托品、山莨菪碱及活血化瘀中药静脉滴注,曾一度好转,但心率最多升至48次/分。出院后以阿托品片0.5～1.0mg,每天3次,口服,诸症无明显好转。继以中药天王补心丹、丹参片、朱砂安神丸等口服,收效甚微。渐至畏寒加剧,稍动则气不接续。辗转数个医院,反复治疗无明显疗效。曾建议赴上级医院起搏治疗,因家庭条件限制,未能成行。

现症:面色㿠白,头晕耳鸣,心悸频作,稍动则乏力加剧,胸闷气急,动则汗出,胃纳不佳,夜寐不安,情绪低落。就诊时为夏初,仍着毛线衣,外套呢子上衣,下身穿保暖裤。查心率 48 次/分,血压 110/70mmHg。舌质淡紫,苔薄白,脉沉细迟。综合判断,乃气阳不足,阴血亏耗,心脉凝滞。

治法:益气养血,温阳复脉。

方以炙甘草汤:炙甘草 30g,党参 15g,桂枝 10g,生姜 10g,麦冬 10g,生地黄 30g,阿胶 10g(另包,烊化),麻子仁 10g,肉桂 6g,大枣 10 枚(擘),制附子 10g(另包,先煎),黄酒 200mL。

炙甘草汤的主症是"脉结代,心动悸",但心动悸、脉结代的成因不一,非本方所能统治。《伤寒论译释》指出:本证(指炙甘草汤证)的结脉是气血虚弱,精力不继,必须峻补气血,待真气恢复,脉象才能恢复正常。但也有因为邪气阻隔在经脉中间,气血流行受到影响而发生的。如痰食阻滞、瘀血凝结之类,只要祛除病邪,邪除则脉自复。因此,临床见到结脉,尚需结合其他症状,才能做出属虚属实的诊断。此外,也有禀赋异常,生平常见结脉,而身体并无疾病的,不可不知。代脉是气血衰竭的危候,但当霍乱吐泻之后或怀孕数月的时候,也每可见到代脉。由此看来,代脉也不一定全属于死候。至于心动悸,除本条与结代脉同见,属于气血衰竭外,尚有中阳虚弱或水气凌心等原因,都可见到心悸。如茯苓甘草汤证的饮水多而心下悸,桂枝甘草汤证汗出阳虚的心下悸,小建中汤证阴阳俱虚的悸而烦。但它们都没有脉结代的现象,可资鉴别。

方中炙甘草为君药(四两),日本丹波元坚:"尤重用炙甘草一味,主持胃气,以资脉之本源。"

甘草具有"通经脉,利血气"之功能,载于陶宏景的《本经别录》。

方中大枣,无论中外医家,多忽而不谈,不知此方用大枣至 30 枚之多,绝非偶然。在《伤寒论》《金匮要略》诸方中,大枣用量居多者惟此方为最。而本方中药味用量之中堪与比肩者,唯生地黄 1 斤。考大枣,《神农本草经》主"补少气,少津液"。可互证此义者,在仲景十枣汤用 10 枚,煎送甘遂等峻药。皂荚散、葶苈大枣泻肺汤,也用枣膏,大枣量很重,都是恐怕峻药伤津,为保摄津液而设。生地黄《神农本草经》主"伤中,逐血痹",《本经别录》主"通血脉,利气力"。因而大枣、生地黄为协助甘草"通经脉利血气"之辅药无疑。

本方以胶、麦、麻、地、草、枣补益营血,以参、姜、桂、酒补血和卫,使阳行阴中,脉得以复,其中,用阴药则大其量,而阳药用量反而不及其半,是其关键。阴药不重用,则仓促间不能生血补血。但阴本主静,无力自动,必须凭借阳药主动者,以推之、挽之而激促之,才能上入于心,催动血行,使结代之脉去,动悸之证止。假令阴阳之药平衡,则濡润不足而燥烈有余,如久旱之禾苗,仅得点滴之雨露,立见晞干,又如何能润枯泽槁?本方煮服法中,以水酒浓煎,取汁多气少,其用意显而易见。

炙甘草汤的功用已如前述,后世滋补剂大多从此方化裁而来,如吴鞠通《温病条辨》中的加减复脉汤、一甲复脉汤、二甲复脉汤、三甲复脉汤均是,可见其影响之深远。

曹颖甫《经方实验录》曰:"阳气结涩不舒,故谓之结,阴气缺乏不续,故谓之代,代之为言,贷也,恒产告罄,而称贷以为生,其能久乎?固知《伤寒·太阳篇》所谓难治者,乃专指代脉言,非并指结脉言也。"

炙甘草汤原方中载明"以清酒七升,水八升"同煎,是取清酒以宣通百脉,流行血气,使经络流贯,引诸药更好地发挥作用。但近世医者多不注意及此,因而影响疗效,应引起重视。

2)当归四逆汤治疗脱疽。

案例:付某,女,61岁,农民。2011年6月24日初诊。

主诉:双下肢凉痛4个月余,左下肢为甚。

患者两年前患宫颈癌,手术后行放、化疗,初期效果良好。但近4个月来双下肢冷痛,自觉得热则舒,在当地医院查血管超声示血管闭塞性脉管炎,给予活血化瘀、抗炎、抗凝等治疗略有减轻,但冷凉感渐加重,尤以左下肢为甚。双下肢及足之皮色不变,无红肿青紫,触之皮温低于正常皮肤。就诊时仍着秋衣裤、厚棉袜。现症:舌质淡紫,苔薄黄,脉沉弦。证属寒凝经脉,血瘀络阻。立法以温经通脉,化瘀活络。方以当归四逆汤加减:

处方:当归30g,白芍40g,赤芍15g,桂枝15g,细辛3g,甘草10g,制附子15g(先煎),肉桂6g,干姜10g,生地黄30g,大枣10g,水蛭6g,全蝎10g,木瓜30g,忍冬藤15g。7剂,水煎服,每天1剂,分2次服。制附子先煎30分钟。

2011年7月2日二诊:自觉双下肢冷凉感依然,但较前痛已减轻。脉似沉弦,舌象无明显变化。思其久病气血不足,是其根本,故方中入益气补血之属。

处方:黄芪30g,党参30g,制附子20g(先煎),白术15g,薏苡仁30g,桂枝10g,肉桂6g,干姜10g,细辛10g,水蛭6g,通草6g,红花10g,全蝎10g,忍冬藤15g,生地黄30g。7剂。

2011年7月10日三诊:上方服后自觉下肢冷凉感明显减轻,热敷之已感温暖。询之并无热象滋生。前方制附子加至30g。7剂。

2011年7月14日四诊:自诉服此药后双下肢及两足冷凉感已减大半,痛亦基本控制,行走较前有力且跛行减轻。因前接诊医师告知如保守治疗不减,将来可能行截肢术,故结合此次中药治疗显效,益增加治疗信心。综其症情,虽值炎夏,服大热之剂,附、桂、姜反而渐舒,足见阴寒凝固之剧。上方加制附子至40g,另包先煎40分钟。14剂。

2011年7月30日五诊:舌脉无明显变化,自诉无显著不适,无热象滋生迹象。守方30剂,继服。

按语:脱疽寒凝经脉,血瘀络阻,余无他症,给予大辛大热、温经通脉之剂于化瘀通络之伍,加入虫类通剔可增其效。不可因季节炎热而畏用热剂。故脱疽之寒凝经脉症情深痼者,虽时值炎夏,温阳通脉之剂,依然可投。

3)温经散寒、益气化瘀治疗消渴脱疽。

案例:方某,男,66岁,农民。2010年3月10日初诊。

主诉:消渴、尿频5年,下肢发凉疼痛2个月,坏疽1周。患糖尿病5年,服用中、西药间断治疗,血糖经常维持在正常水平。近半年来时常头晕耳鸣,腰膝酸软,四肢不温而乏力,夜间尿多,小便清长。2010年1月右足出现发凉、麻木、剧烈疼痛,皮色苍白,肌肉萎缩。服用复方丹参片等中、西药物治疗,未见疗效。1周前右足第二、第三趾颜色变黑,夜尿频多,每夜8次左右。现症:形体消瘦,表情痛苦,面色萎黄。右足趾发凉、麻木、剧烈疼痛,右足第二、第三趾颜色发黑,劳累后加重,双下肢足背、胫后动脉搏动均消失。舌质淡,苔薄白,脉沉细。微循环检查血管数目减少,模糊不清,排列紊乱,微循环障碍明显。证属阳虚瘀阻之消渴脱疽。西医诊断为糖尿病性坏疽,Ⅲ期1级。治宜温经散寒,益气化瘀。

处方:制附子(先煎)、红参各10g,茯苓、泽泻、丹参各12g,桂枝、白芍、何首乌、当归各30g,山茱萸、山药各15g,黄芪60g,生地黄24g。10剂,每天1剂,水煎服,分3次服。禁烟酒,低脂、低糖饮食。

3月20日二诊:右足趾发凉、麻木、疼痛明显减轻,夜间睡眠良好,右足第二、第三趾颜色逐渐转为黯红,腰膝酸软,四肢不温症状略减。前方继服,20剂。

4月10日三诊:腰膝酸软、四肢不温等症状基本消失,夜尿次数明显减少,每夜3～4次,疼痛减轻,舌脉同前。前方继服,30剂。

5月12日四诊:足趾发凉、麻木症状消失,四肢有力,全身症状消失,体温正常,右足第二、第三趾颜色转为红润。继服10剂,诸症皆消。微循环复查明显好转。

按语:脱疽因糖尿病引起者,在控制血糖同时,扶正祛邪兼顾,温经散寒与益气化瘀同施,方可渐次收功,或可免于截肢。本案患者就诊时已至中后期,对中期患者,在阴阳双补的同时用清热养阴之品。血糖控制很重要,控制良好才有转机。糖尿病并发症甚多,重在视其情况变化而决定治疗原则,多为急则治其标,缓则治其本之法。配合清创及中药外洗也有较好效果,庶可加快疗效,以免截肢之苦。

(黄志华)

第十六章　六经为纲辨治新型冠状病毒肺炎

《伤寒论》辨治外感热病肇始，确立六经辨证体系。六经辨证，不独伤寒，实可为百病立法，后世温病诸家创立温病学说，也是在此基础上发展而来。借鉴历代医家辨治瘟疫之理论与实践，本文旨在探讨"六经为纲，病机为目"救治新冠肺炎的可行性，并总结其经验。

新冠肺炎为感受疫疬之气所致，病位在肺，多以发热、咳嗽、乏力等症状为主，症状相似，传染性强，传变较快，有些出现喘证甚至厥脱危证。南阳市新冠肺炎中医救治专家组借鉴《伤寒论》六经辨治外感热病的理论实践，结合本次瘟疫发病特征湿、热、毒、瘀等不同，在制定《南阳市新冠肺炎中医药临床诊疗方案》时，确立了"六经为纲，病机为目"的辨治原则，取得了比较好的治疗效果，报告如下。

一、疫情发病之特征

新冠肺炎属于中医"瘟疫"范畴，具体属于湿疫、寒疫、湿温哪一种，各地区是有一定差异的，国内部分中医专家基于对武汉早期患者的观察，认为本次疫病属于寒湿疫。通过我们早期对南阳市患者的观察，很多早期表现温邪犯肺的特征，如发热、咽痛、口渴、咳嗽、舌质红、苔薄黄等；湿浊阻肺的特征，如往来寒热或身热不扬、头身困重、乏力或胸闷呕恶、苔白腻或黄腻等；中期或湿或热或湿热夹杂等证候较为明显，表现为邪热壅肺、疫毒闭肺或脾虚湿胜的发病特征，并不主要表现为寒湿证候，这种不完全一致的发病特征认为可能和南阳的气候以及患者的迁徙流动、就诊前用药干预及临床中的治疗等因素有关。

二、"六经为纲，病机为目"之认识

《黄帝内经》曰："根于中者，命曰神机，神去则机息；根于外者，命曰气立，气止则化绝。"《黄帝内经》把疾病产生的根源高度概括为气立为病和神机为病，气立为病主要由风、寒、暑、湿、燥、火外感六淫引起，神机为病是指内脏虚损或功能失调。张仲景《伤寒杂病论》在太阳、阳明、少阳、太阴、少阴、厥阴三阴三阳与六气对应的层次上，分析揭示具体症状与疾病之间的联系，形成了严谨的证治体系，开拓了六经辨证论治的先河。明清温病诸家，注重温热之气的致病作用，是属于气立，倡导卫气营血和三焦辨证,是为神机。

柯琴:"仲景之六经,为百病立法,不专为伤寒一科,伤寒杂病,治无二理,咸归六经之节制。"通过六经辨证,可统领百病,瘟疫也不例外。新冠肺炎属中医瘟疫,为异气所感,属气立为病,人体对"气立"系统的调节主要是通过肺来实现的,因为肺主气、主治节,故"温邪上受,首先犯肺",此次新冠肺炎也主要表现为肺的受损,病位在肺。因为湿、热、瘀等疫气所感,迅速表现阴阳气血、脏腑功能失衡,更由于多种因素,包括治疗因素,如西医的干预治疗,病情的发生、发展、演化不全像历代医家所言表现的那样典型。无论风热、风寒、湿热、寒湿还是湿浊、寒热错杂,都应遵照仲景"观其脉证,知犯何逆,随证治之"之原则。辨别六经,分析病机,因人、因地、因时制宜,辨证施治。例如,温邪犯肺,自然要用太阳凉散;邪热壅肺则要用阳明寒泻;湿浊阻肺,邪聚膜原,宜从枢转少阳而治;脾虚湿胜,则从太阴燥湿健脾、化湿去浊而治,内闭外脱治从少阴,回阳固脱等,纲举目张,才能够动态把握疾病矛盾的主要方面和发展转归。

三、诊治方案之内容

(一)初期

(1)太阳病之温邪犯肺,治以疏风清热,以银翘散加减,若见恶寒、发热、无汗、头痛、肌肉关节疼痛,为外感风寒湿邪所致,则以荆防败毒散加减。

(2)少阳病之湿浊阻肺,治以化湿解毒、宣肺透邪,以藿朴夏苓汤合小柴胡汤加减。

(二)中期

(1)三阳合病之邪毒壅肺,治以清热解毒、宣肺透邪,以麻杏石甘汤合达原饮加减。

(2)阳明病之疫毒闭肺,治以宣肺解毒、泻热通下,以宣白承气汤、葶苈大枣泻肺汤、解毒活血汤加减。

(3)太阴病之脾虚湿蕴,治以燥湿健脾、化湿去浊,以升阳益胃汤加减。

(三)极期

少阴病之内闭外脱,治以回阳固脱,以参附汤加味,送服安宫牛黄丸或苏合香丸。

(四)恢复期

(1)瘥后之气阴两伤,治以益气养阴去邪,以生脉饮、沙参麦门冬汤加减。

(2)瘥后之肺脾两虚,治以健脾益气祛痰,以参苓白术散、补肺汤加减。

四、临床疗效之评价

南阳市累计确诊病例 156 例,中医药参与确诊病例治疗 154 例,中医药参与治疗率 98.7%。其中,温邪犯肺型占 23.3%,湿浊阻肺型占 29.8%,邪毒壅肺型占 28.5%,疫毒闭肺型占 5.5%,气阴两伤型占 4.5%,脾虚湿胜型占 8.4%,故其发病特征突出表现为湿和热或湿热夹杂,常见证型为湿浊阻肺、邪热壅肺及温邪犯肺等,而初期主要表现为温邪犯肺和湿浊阻肺,中期主要表现为邪热壅肺、脾虚湿胜及疫毒闭肺,恢复期多见气阴两伤。

从临床治疗情况来看,一是轻症患者服用中药后,遏制了向重症转化,降低西药不良反应,提高免疫力,缩短了疗程,据统计,我市使用中医药参与治疗患者,无一例转为危重症;二是重症患者服用中药,对于稳定病情,防治病情进一步恶化起到了重要的截断作用;三是有利于恢复期的巩固,防止病情复发或反弹。其中有位 98 岁患者朱某某,中医药第一时间全程参与治疗,患者最终痊愈出院,该患者是目前全国治愈最高龄的新冠肺炎患者。

五、体会

中医药在此次抗击新冠肺炎中的作用是显著的,无可争议的。我们认为,从《伤寒杂病论》到中医温病诸家,无论从理论抑或实践,其实质是一脉相承的。一部《伤寒杂病论》,主要内容从治疗热病肇始,实则奠定整个辨证论治体系的基石。中医药对瘟疫的研究横跨几千年的历史,有系统的理论和丰富经验可资我们借鉴。六经为纲,善于从不同症候群中提纲挈领,把握疾病发生发展及转归,同时结合病机分析,如阴阳气血偏胜偏衰、湿热毒瘀等病理产物之不同,动态把握疾病实质,从而更好地发挥中医药辨证施治、个体化治疗的优势。另外,在我们用中医药救治新冠肺炎的过程中,时刻注意顾护胃气,保护阳气,以期去邪而不伤正,避免或减少包括西药的不良反应。应用该方案在治疗中取得了较好的效果,实践证明是可行的。

(黄志华)